实用眼科手术技巧

主　编　李绍伟　唐仕波

副主编　林振德　林　丁　彭绍民　杨积文　范金鲁

编　著　（按姓氏笔画排序）

丁　雪	卜立敏	于佳鑫	马利波	王　勇	王文娟	王育红	毛　进
厉　君	叶　波	叶长华	叶应嘉	白　杰	兰丽霞	毕大光	毕伟康
刘　畅	刘　勇	刘　斐	刘学群	孙　青	孙大卫	杜　薇	李　雪
李　静	李绍伟	李思珍	李秋梅	杨　艳	杨积文	吴作红	吴建华
何曼莎	谷　威	宋春媛	张　帆	张　伟	张　军	张　丽	张少冲
张钊填	张洪涛	张静琳	陆秀兰	陈　韵	陈海松	武哲明	武博文
苗　源	范　瑞	范文学	范金鲁	林　丁	林　江	林英杰	林振德
金　晶	周激波	郑伟涛	赵　平	赵　敏	赵　琳	赵婷婷	莒瑞红
胡建斌	胡晨曦	俞阿勇	涂惠芳	姜　剑	高　岩	高小明	高丽涛
唐　琰	唐仕波	唐琼燕	曹向荣	梁　军	梁先军	梁伟彦	彭绍民
彭满强	焦　峰	窦泽夏	薛　旻				

人民卫生出版社
·北　京·

图书在版编目（CIP）数据

实用眼科手术技巧 / 李绍伟，唐仕波主编. —北京：
人民卫生出版社，2023.7（2023.12 重印）
  ISBN 978-7-117-35096-9

  Ⅰ.①实… Ⅱ.①李…②唐… Ⅲ.①眼外科手术
Ⅳ.①R779.6

  中国国家版木馆 CIP 数据核字（2023）第 143123 号

| 人卫智网 | www.ipmph.com | 医学教育、学术、考试、健康，购书智慧智能综合服务平台 |
| 人卫官网 | www.pmph.com | 人卫官方资讯发布平台 |

实用眼科手术技巧

Shiyong Yanke Shoushu Jiqiao

主　　编：李绍伟　唐仕波
出版发行：人民卫生出版社（中继线 010-59780011）
地　　址：北京市朝阳区潘家园南里 19 号
邮　　编：100021
E - mail：pmph @ pmph.com
购书热线：010-59787592　010-59787584　010-65264830
印　　刷：人卫印务（北京）有限公司
经　　销：新华书店
开　　本：889×1194　1/16　印张：16
字　　数：472 千字
版　　次：2023 年 7 月第 1 版
印　　次：2023 年 12 月第 2 次印刷
标准书号：ISBN 978-7-117-35096-9
定　　价：158.00 元

打击盗版举报电话：010-59787491　E-mail：WQ @ pmph.com
质量问题联系电话：010-59787234　E-mail：zhiliang @ pmph.com
数字融合服务电话：4001118166　　E-mail：zengzhi @ pmph.com

序 一

欣闻李绍伟教授、唐仕波教授主持编撰的《实用眼科手术技巧》即将付梓出版，并邀我为本书作序，拜读书稿后我深感此书对眼科医生帮助甚大，自然是欣然应允。

没有想到作者创新编写形式，各章节主要不是描述完整的手术过程，而是针对各种眼科手术过程中的关键步骤，提供一种或几种操作技巧。比如对过熟期白内障的撕囊介绍了染色、液化皮质的释放或吸出、双撕囊等技巧。对小瞳孔的白内障手术也介绍了很多的方法和技巧。尤其是白内障与其他疾病的联合手术技巧很丰富，颇受启发。其他手术也同样有很多值得学习的技巧，比如泪道内镜手术，几乎对每一个步骤都给出了关键技巧。角膜病和眼底病手术的技巧也非常丰富、实用。

本书篇幅不大，但是针对常见手术的技巧通过丰富的手术图像无私地奉献了作者们的宝贵经验，配以精彩的手术视频，对于有一定手术基础的眼科医生很有帮助，是一本视角独特、实用价值很高的专业著作。

在本书中，我们可以体会和学习到作者创新、务实的精神，也希望本书可以在提高眼科医生临床诊疗和手术水平方面发挥较大的作用。

姚 克

浙江大学

二〇二三年七月六日

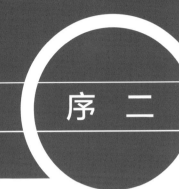

序 二

术业有专攻！治病救人当然是以德为先，但一定得有扎实的功夫，也就是技术要好！俗语有道："打铁还需自身硬！"绍伟教授、仕波教授和一众爱尔医院眼科专家将他们在长期的临床工作中积累、摸索总结出来的各种手术技巧、手术难点整理成了《实用眼科手术技巧》一书，内容丰富，形式新颖，通俗易懂，令人耳目一新！

书中的各章节内容皆为眼科临床常见问题的手术技巧，很多是手术难点或容易出问题的技术要点，通过简要的文字介绍，展示手术过程截图，清晰明了，并辅以手术视频，使读者读起来不至于枯燥乏味。本书没有像教科书那样面面俱到，但也已涵盖了主要的常见眼病，包括白内障、青光眼、眼底病、角膜病等，对整形、泪道、屈光、斜视手术技巧也做了详细的介绍。这虽然不是"满汉全席"，但也是一桌"海鲜盛宴"！

授人以鱼不如授人以渔！绍伟教授和仕波教授等诸位专家倾囊相授，目的不仅仅是教会读者如何做手术，更多的是启迪读者的思路，使读者能够举一反三，融会贯通，达到在规则的基础上游刃有余！

我赞赏作者们在繁重的临床工作之余，腾出宝贵时间，将自己长期积累的宝贵经验和认识与同道们分享，本书无疑将是广大眼科临床工作者的案上良品，枕边益友！

马志中

北京大学第三医院

二〇二三年七月十四日

前 言

眼科手术是治疗眼部疾病的主要方式之一，手术医师的操作技巧对手术结果有着不同程度的影响。良好的手术技巧可以减少手术创伤，缩短手术时间，提高手术质量。这些技巧是在标准手术操作步骤的基础上，由眼科医生们不断总结实践经验，运用自己的聪明才智，不断改进而得来，已成为他们的"绝招"，且能为患者带来满意的手术效果。这些"绝招"若要青年医生自己在实践中去摸索，可能要花费大量的时间和精力。

基于以上想法，我们邀请了爱尔眼科医院集团各学组组长、各专业手术经验丰富的专家，以及部分爱尔集团以外的专家，历时四年多终于完成了这本《实用眼科手术技巧》。本书共八章五十一节，收集了各种手术技巧及其具体步骤近一百八十个，手术录像一百三十余个，图片约七百五十幅。本书的特点是简明扼要，重点突出眼科手术某些关键步骤的技巧，而非展示某种疾病的完整手术过程。结合手术技巧，我们还配以高清的手术录像和病例分享，扫描书中二维码即可观看。

本书凝结了眼科各领域资深手术专家多年的智慧和心血，相信会对广大眼科同道有所启发和帮助，为大家开辟一条提高手术水平的捷径。当然，本书介绍的经验和技巧不一定就是手术成功的标准答案，难免存在不足之处，甚至会有不同意见。每一位医生在临床实践中都有自己独到的见解，如果大家能够积极分享这些经验和技巧，将会极大提高眼科医生的手术水平和医疗质量。我们希望本书能够抛砖引玉，激发更多优秀的同道奉献自己的经验，共同促进眼科手术水平不断提高。这也是我们编写此书的目的和意义所在。

此书的每一位作者都奉献了自己宝贵的手术经验。几位主编和副主编除了亲自撰写和无私分享最宝贵的经验之外，还积极参与组织协调工作。各学组的秘书和助手也积极参与其中。北京爱尔英智眼科医院的作者和研究生们做了大量的文字校对、图片整理和视频剪辑工作，付出了辛勤的汗水。没有大家的努力和付出，就不可能有这本书的面世。在此致以最衷心的感谢！

李绍伟　唐仕波

二〇二三年七月十四日

目　录

视频目录

第一章　眼整形手术技巧

第一节　内眦成形手术技巧

一、改良 Z 成形术及倒 V 松解术在内眦成形术中的应用

（一）概述

随着对内眦赘皮研究机制的深入,大多数学者认同其发病机制为内眦部垂直向皮肤较水平向皮肤相对不足,及内眦部异常的眶隔前眼轮匝肌肥厚和错构所致。由此,内眦部皮肤切口的设计及皮瓣的利用显得尤为重要。利用更小的皮瓣切口、更小的切口张力达到矫正内眦赘皮的目的是优化手术设计的趋势。根据笔者经验,改良 Z 成形术及倒 V 松解术均获得了良好的手术效果。

（二）手术方法

1. 改良 Z 成形设计　实际内眦点体表投影点标记为 A 点,内眦赘皮在上睑的消失处标记为 B 点,内眦赘皮与下睑相交的点标记为 C 点,经 C 点平行下泪小管做延长线近下睑缘标记为 D 点,连接 BC 顺延的蹼状皱襞及 AB、CD（图 1-1-1）。

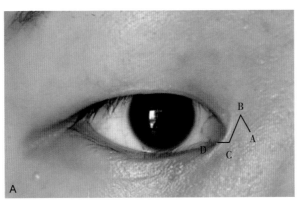

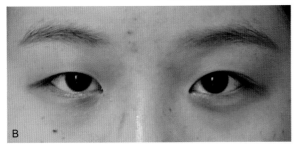

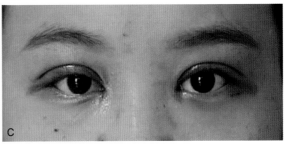

图 1-1-1　改良 Z 成形术手术效果

A.改良 Z 成形设计;B.术前照;C.术后一周照。

2. **倒 V 松解设计**　内眦处向鼻侧牵拉皮肤暴露实际内眦缘,在内眦缘顶点水平线近鼻侧 1.0 ～ 1.5 mm 处标记为 A 点,在实际内眦点对应皮肤面标记出新内眦点 A',内眦赘皮在上睑的消失处标记为 B 点,经过 B 点的重睑弧线与连线 AA' 相交为 C 点,取弧线 BC 的中点为 D 点,连接 DA、DA'。其中 DA、DA' 即为内眦部手术切口(图 1-1-2)。

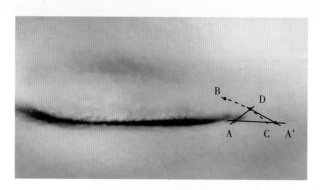

图 1-1-2　倒 V 松解设计

(三)关键点

1. 改良 Z 成形术 ABC 皮瓣转移至下睑 CD 处时酌情修剪猫耳,较适用于上睑型内眦赘皮。
2. 倒 V 松解术考虑皮肤本身弹性和张力因素而设计,该式式基本无皮肤组织的去除。
3. 倒 V 松解术切口更短小隐蔽,较适用于合并中央型及倒向型内眦赘皮(图 1-1-3)。

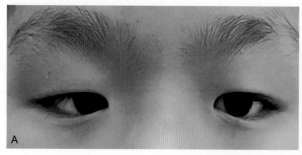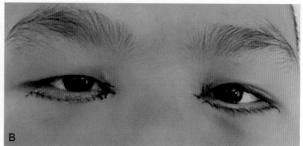

图 1-1-3　倒 V 松解术手术效果
A. 术前照;B. 术毕即刻照。

二、内眦部眼轮匝肌的松解在内眦成形术中的应用

(一)概述

近年来,内眦赘皮的解剖学成因已不仅局限于皮肤层的研究,内眦韧带浅头及眼轮匝肌所发出的纤维与内眦部皮肤相连,以及眶隔前眼轮匝肌的肥厚和错构也参与了内眦赘皮的发生。因此单纯切口皮瓣的设计不能同时解决切口下张力的问题,唯有同时松解下方肌肉张力才能进一步减轻局部瘢痕的产生和降低复发率。

(二)手术方法

彻底松解错构、异位的轮匝肌浅头,必要时去除部分轮匝肌,显露内眦韧带。对于内眦韧带明显松弛的患者可行折叠缩短,使浅层组织能达到基本无张力对合(图 1-1-4)。

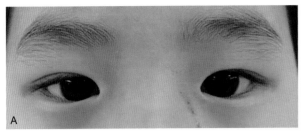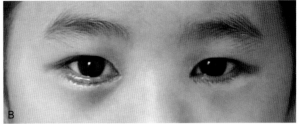

图 1-1-4　内眦部眼轮匝肌松解手术效果

A. 术前照；B. 术后一周照。

（三）关键点

1. 松解局部肌肉时注意勿损伤泪小管。

2. 内眦部减少电凝的使用。

（王育红）

· 推荐阅读资料 ·

［1］XIE A，CAO Y，YU D. Combined transverse incision and pouch incision for the correction of medial epicanthus. The Journal of craniofacial surgery，2019，30（5）：1499-1502.

［2］YANG F，ZHANG J，GU C，et al. Medial epicanthoplasty using a lower palpebral margin incision combined with a tiny triangular flap. Aesthetic plastic surgery，2021，45（3）：1056-1063.

第二节　多行睫手术技巧

毛囊切除治疗局部多行睫

（一）概述

多行睫是正常睫毛根部后方睑板腺开口处异生出另一排睫毛，有时可呈多排排列，其常见原因有先天发育异常或获得性损伤。这种病例通常眼睑处于正常位置，因此行睑内翻倒睫矫正术效果不理想甚至无效。电解倒睫往往很难彻底破坏毛囊，多次电解还会导致局部瘢痕挛缩，造成睫毛乱生。而拔睫毛、眼部润滑剂、佩戴软性角膜接触镜及胶带粘贴法，常需反复操作，且均不能从根本上解决问题。所以此类病例治疗起来较为棘手。笔者从十余年前即开始采取睫毛毛囊切除术矫正多行睫，临床效果显著，特介绍如下。

视频 1-2-1

毛囊切除治疗
局部多行睫

（二）手术方法

1. 局部浸润麻醉，消毒铺巾。

2. 用睑板腺夹夹住预切除睫毛部分的睑板。

3. 用尖刀沿倒睫根部，平行切开，勿损伤毛囊或切断睫毛。

4. 剪掉睫毛毛囊，尽量减少周围组织切除量。

5. 10-0 尼龙线缝合睑缘切口，将线头拉到皮肤面，远离角膜面（图 1-2-1）。

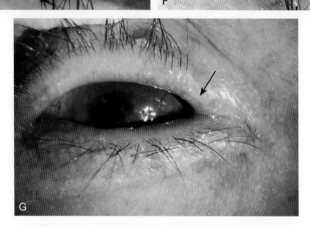

图 1-2-1　毛囊切除治疗局部多行睫手术步骤

A.裂隙灯下上睑睑缘部位多行睫(箭头);B.手术显微镜下上睑睑缘部位多行睫(箭头);C.用睑板腺夹固定眼睑;D.沿多行睫根部切开,切开后仔细检查毛囊位置;E.逐个切除毛囊(箭头);F.用 10-0 尼龙线缝合,注意线结要拉到靠皮肤一侧;G.术后局部愈合较平滑,无明显瘢痕及缺损(箭头)。

（三）关键点

1. 尽量沿着要切除的睫毛根部平行切开，尽量靠近毛囊，最好第一刀即可暴露毛囊，以便剪除，切勿切除过多睑缘组织。

2. 睑板腺夹的应用可固定睑板位置且有效减少术中出血。

3. 尽量不做楔状切除，而是逐个切除毛囊。

4. 10-0 尼龙线缝合后线头应拉向皮肤面一侧，防止刺激角膜。

（李绍伟 梁伟彦）

· 推荐阅读资料 ·

［1］刘家琦, 李凤鸣. 实用眼科学. 2 版. 北京: 人民卫生出版社, 2005: 35.

［2］熊蕾, 刘子瑶, 韩娟婧, 等. 儿童先天性双行睫矫正术的疗效观察. 国际眼科杂志, 2019, 19（3）: 503-505.

［3］KIRKWOOD B J, KIRKWOOD R A. Trichiasis: characteristics and management options. Insight, 2011, 36（2）: 5-9.

［4］RUBAN J M, BAGGIO E. Surgical treatment of congenital eyelid malposition in children. Journal francais d ophtalmologie, 2004, 27（3）: 304-326.

第三节 睑内翻手术技巧

一、睑板部分切除术（HOTZ法）矫正瘢痕性上睑内翻

（一）概述

瘢痕性睑内翻是由于各种原因引起睑结膜、睑板瘢痕性收缩牵拉，造成眼睑内层相对缩短，从而导致睑缘内卷、睫毛内倒的异常状态。多由严重沙眼、炎症性结膜病变、结膜睑板的化学伤、热灼伤及肿瘤术后瘢痕形成等原因引起。

手术切除部分肥厚的睑板以恢复睑缘的位置，特别是对沙眼性睑内翻效果好，主要用于上睑。

（二）手术方法

1. 近睑缘部做尖端向结膜面的睑板楔形切除，切除宽度一般在 2 ～ 3 mm。

2. 皮肤用 5-0 丝线做 3 ～ 5 根固定缝线，由皮肤切口的下唇穿入，在睑板切口上唇横穿一针，再由皮肤切口上唇穿出（图 1-3-1）。

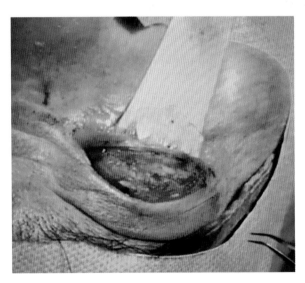

图 1-3-1 睑板楔形切除

（三）关键点

1. 个别乱睫可术中行电解。

2. 睑板楔形切除宽度视内翻程度而定,避免过宽或过窄。

(范　瑞　李　雪　高丽涛　于佳鑫　张　军)

二、眼轮匝肌部分切除加固定联合皮肤切除双重缝合矫正先天性下睑内翻

(一)概述

先天性下睑内翻主要发生在婴幼儿,多为下睑近内眦部,多数由内眦赘皮牵拉,肥胖及鼻根部发育不饱满所致(图1-3-2)。轻者可随年龄增长而消失,严重者可引起角膜的损害,需要手术解决。以往的缝线法及眼轮匝肌部分切除单层缝合术后短期瘢痕明显,在下睑形成双重皱褶,往往不被家长所接受,从而延误了患儿的最佳手术时机。

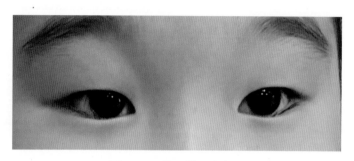

图 1-3-2　先天性下睑内翻

为探寻既可以手术解决下睑内翻同时术后近乎无痕的手术方法,笔者采用眼轮匝肌部分切除加固定联合皮肤切除双重缝合矫正先天性下睑内翻。部分严重的患儿可联合内眦赘皮矫正,术后效果明显。

(二)手术方法

1. 切除部分轮匝肌,并将眼轮匝肌固定于睑板下缘或眶隔(图1-3-3)。

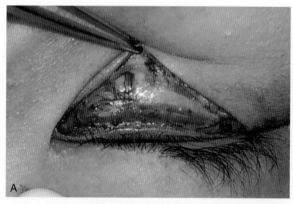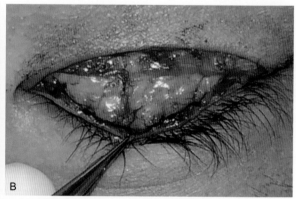

图 1-3-3　眼轮匝肌部分切除加固定
A.切除部分眼轮匝肌;B.将眼轮匝肌固定于睑板下缘或眶隔。

2. 切除过剩皮肤,连续缝合皮肤切口(图1-3-4、图1-3-5)。

(三)关键点

1. 切除皮肤应适度,避免切除过多导致外翻。

2. 缝线采用6-0可吸收线。

3. 部分严重的患儿可联合内眦赘皮矫正。

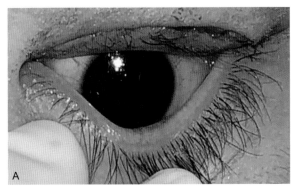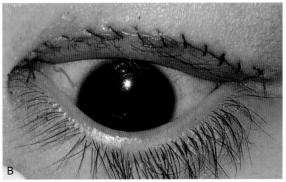

图 1-3-4 切除过剩皮肤（A）；连续缝合皮肤（B）

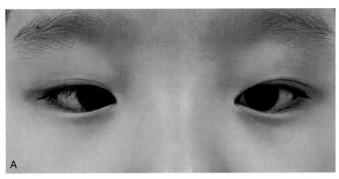

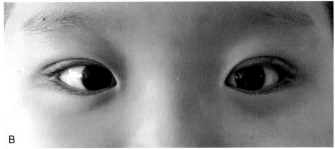

图 1-3-5 手术效果

A. 术前照；B. 术后照。

（范 瑞）

三、分离下睑缩肌、去除下睑多余皮肤及内眦赘皮矫正下睑内翻倒睫

（一）概述

手术中下睑缩肌收缩、过多皮肤堆积及内眦赘皮的矫正是下睑内翻倒睫手术成功的关键。

（二）手术方法

1. 下睑缩肌收缩明显者，切除睑板中下前轮匝肌，暴露睑板下缘，从下缘下分离下睑缩肌复合体与结膜面，根据睑缘内卷的范围分离相应范围的下睑缩肌复合体，分离的程度以可以看见内卷的睑缘向外翻转为准。

2. 下睑有多余皮肤者，将下睑皮肤平铺，如为局部麻醉，嘱患者向上看，将超过切口下缘的多余皮肤切除。

3. 内眦赘皮将内侧睑缘向上、向内牵引明显者，应行内眦赘皮矫正术，将内侧牵引的力量消除。

4. 为美观及减轻瘢痕，使用双层缝合，用可吸收缝线将切口上唇皮下组织与睑板下缘交叉褥式缝合,可见睑缘向外翻转,倒睫矫正,并查看睑缘弧度是否良好,皮肤可用蛋白线及美容线对位缝合,减轻瘢痕(图1-3-6)。

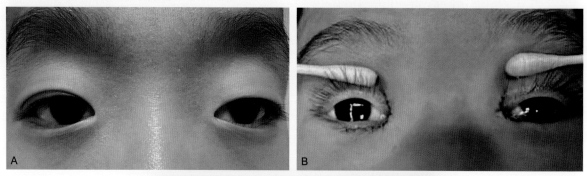

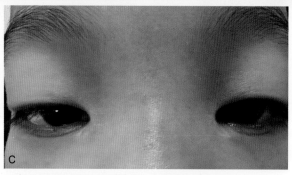

图1-3-6　下睑内翻倒睫手术效果
A.术前照;B.术后照;C.术后4个月照。

(三)关键点

下睑皮肤不可切除过多,否则易出现睑外翻。

(焦　峰)

四、下睑轮匝肌增强术矫正老年性睑内翻

(一)概述

随着年龄的增长,轮匝肌发生退行性改变,眶隔前肌向上移位至睑板前肌之上;下睑缩肌松弛,使睑板下缘向外旋转;睑板由于退化性改变,失去其固有硬度,发生弯曲,使上缘内翻多于下缘外翻;眼睑水平方向皮肤松弛,眶脂肪萎缩也加重了睑内翻的出现。下睑轮匝肌增强可有效提高老年性睑内翻手术成功率。

(二)手术方法

1. 于睑板前中下缘取游离轮匝肌条,轮匝肌条薄厚均匀,折叠4～6 mm,固定于睑板下缘,重叠量不超过6 mm。

2. 手术时,眶隔松弛明显,术中看见眶脂肪向上向前涌出,找到下睑缩肌复合体,将其褥式缝合固定于睑板下缘。

3. 眼睑缩短后术中出现睑板松弛堆积时,尤其是外侧睑板悬浮时,将外侧睑板切断,沿灰线全层劈开睑板,尤其注意要刮除睑结膜面上皮组织(图1-3-7)。

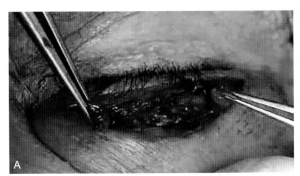
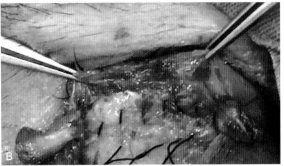
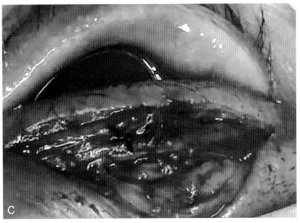

图 1-3-7　下睑轮匝肌增强手术步骤

A. 下睑轮匝肌缩短;B. 下睑缩肌复合体褥式缝合固定于睑板下缘;C. 下睑轮匝肌折叠。

（焦　峰）

📖 推荐阅读资料

[1] LIN P,KITAGUCHI Y,MUPAS-UY J,et al. Involutional lower eyelid entropion:causative factors and therapeutic management. International ophthalmology,2019,39（8）:1895-1907.

[2] MAMAN D Y,TAUB P J. Congenital entropion. Annals of plastic surgery,2011,66（4）:351-353.

[3] SANT'ANNA A,SANT'ANNA É,OSAKI T H,et al. A new option for treatment of severe cicatricial entropion in patients with Stevens-Johnson syndrome. The ocular surface,2021,22:80-82.

[4] TAKAHASHI Y,IKEDA H,ICHINOSE A,et al. Congenital entropion:outcome of posterior layer advancement of lower eyelid retractors and histological study of orbicularis oculi muscle hypertrophy. Orbit（Amsterdam,Netherlands）,2014,33（6）:444-448.

第四节　睑外翻手术技巧

游离植皮术在瘢痕性睑外翻中的应用

（一）概述

瘢痕性睑外翻主要与受损的上睑或下睑垂直方向的缩短有关。病因主要包括机械性外伤、热烧伤、化学伤、爆炸伤，以及肿瘤切除、眼睑手术操作不当等遗留瘢痕。瘢痕收缩牵引使睑缘离开眼球，睑结膜部分或全部向外翻转。严重者可出现暴露性角膜炎、角膜溃疡（图1-4-1）。游离植皮术是矫正瘢痕性睑外翻最常用的方法。一般采用全厚皮片，供皮区多采用上睑、耳后、锁骨上区。

切除瘢痕组织，松解对皮肤的牵引，从而使外翻的眼睑与眼球相贴，最大限度地恢复眼表的功能；用游离的皮片修复缺损区，恢复眼睑的解剖完整性，进一步达到改善功能与美容的效果。

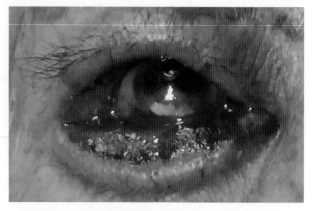

图1-4-1　上下睑瘢痕牵引导致外翻，暴露性角膜炎

（二）手术方法

1. 距离睑缘2～3mm处平行睑缘切开皮肤，此时要彻底松解并切除瘢痕，以防瘢痕进一步挛缩影响手术效果（图1-4-2）。

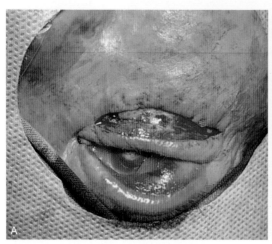
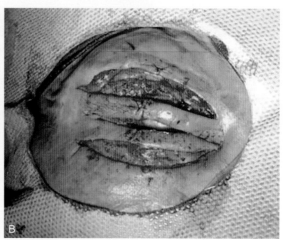

图1-4-2　距离睑缘2～3mm处平行睑缘切开皮肤，彻底松解并切除下睑瘢痕（A）；距离睑缘2～3mm处平行睑缘切开皮肤，彻底松解并切除上睑瘢痕（B）

2. 如眼睑松弛需要做眼睑里层、外层缩短，里层做尖向穹窿的三角形切除，外层做方形的皮肤肌肉组织切除（图1-4-3）。

3. 在上下睑中央2/3长度做睑缘粘连术或做睑缘临时缝合（图1-4-4）。

4. 选择合适供区（上睑、耳后、锁骨上区为佳），切取皮片，范围比缺损区大约20%（图1-4-5），以防皮片收缩植片不够用。

5. 皮片与受皮区创面缝合，特别注意尖角缝合（图1-4-6）。

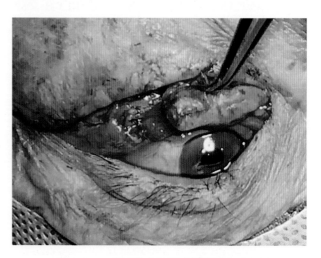

图1-4-3　外层做方形的皮肤肌肉组织切除

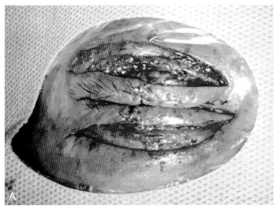
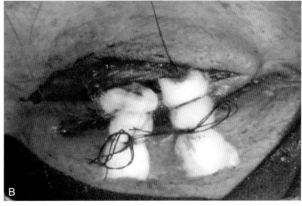

图 1-4-4　在上下睑中央 2/3 长度做睑缘粘连术（A）；睑缘临时缝合（B）

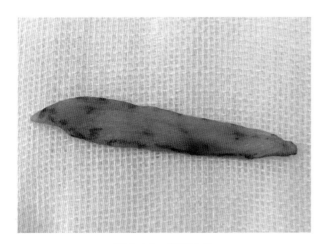

图 1-4-5　耳后皮片

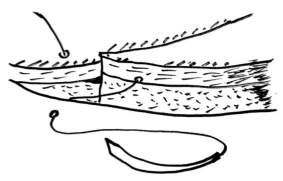

图 1-4-6　尖角缝合示意图

（三）关键点

1. 皮片上的脂肪和皮脂腺要彻底清除，同时用大头针刺许多小口利于植床的渗液排出（图 1-4-7）。

2. 缝合皮片后做包堆加压，压出积血，减少渗液，便于皮片存活（图 1-4-8）。

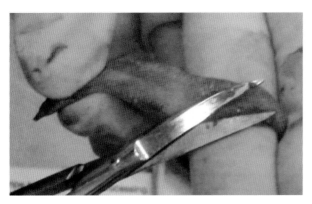

图 1-4-7　去除皮片上的脂肪和皮脂腺

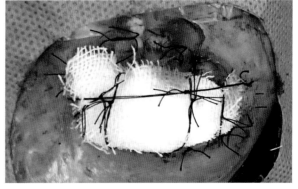

图 1-4-8　包堆加压

3. 术后不宜过早换药，一般在术后第 5 天第 1 次换药，术后 10～14 天拆除缝线。

4. 睑缘粘连需要术后半年行睑裂切开，睑缘临时缝合于术后 2 周拆线。

（范　瑞　李　雪　高丽涛　于佳鑫　张　军）

· 推荐阅读资料 ·

BERGGEN J，CASTELO N，TENLAND K，et al. Reperfusion of free full-thickness skin grafts in periocular reconstructive surgery monitored using laser speckle contrast imaging. Ophthalmic plastic and reconstructive surgery，2021，37（4）：324-328.

第五节 上睑下垂手术技巧

一、先天性上睑下垂上睑提肌缩短术

Ⅰ 改良上睑提肌截断位置可减少术中出血

视频 1-5-1

改良上睑提肌截断位置以减少术中出血

（一）概述

上睑提肌腱膜起始于睑板中上 1/3 处，上睑下垂做上睑提肌缩短时，常规是从睑板上缘切断上睑提肌腱膜＋米勒肌（Müller 肌）复合体，因睑板上缘有深层睑缘动脉弓，极易出血，影响上睑提肌腱膜的分离，也使手术时间延长，笔者在距睑板上缘 5 mm 处截断上睑提肌腱膜，避开了睑缘动脉弓，避免了出血，可以清晰地辨认上睑提肌，避免将上睑提肌分离不全，影响上睑提肌肌力而影响手术效果。

（二）手术方法

结膜面注射局部麻醉药时将结膜和 Müller 肌分离，距睑板上缘 5 mm 处平行睑缘剪断上睑提肌腱膜＋Müller 肌复合体直至结膜，再分离结膜与上睑提肌腱膜＋Müller 肌复合体（图 1-5-1）。

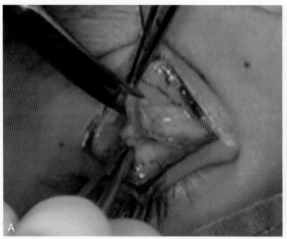
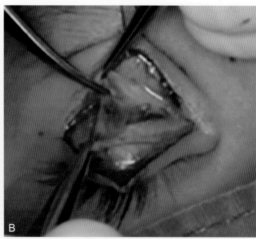

图 1-5-1 距睑板上缘 5 mm 剪断上睑提肌腱膜（A）；分离上睑提肌腱膜基本不出血（B）

（三）关键点

睑缘动脉弓位于睑板上缘与上睑提肌之间，解剖时可见睑板上缘与上睑提肌腱膜和 Müller 肌之间有丰富的血管网，因此笔者在距睑板上缘 5 mm 处剪断上睑提肌腱膜与 Müller 肌复合体，可有效避开血管网，避免了损伤动脉弓导致出血影响手术操作及效果。

Ⅱ 保留 Müller 肌的高位前徙缩短上睑提肌

（一）概述

Müller 肌有提起上睑 2 mm 的功能，对于中重度的上睑下垂，上睑提肌发育不良，保留 Müller 肌可以增加上睑提肌缩短术的效果。

（二）手术方法

将上睑提肌前表面分离出来后，距睑板上缘约 12 mm 处平行睑缘切断上睑提肌，然后分离上睑提肌与结膜，游离上睑提肌，再将其按设计量缩短，将上睑提肌腱膜与 Müller 肌复合体平铺在上睑提肌与结膜之间，进行缝合。

（三）关键点

保留 Müller 肌可以减少上睑提肌的缩短量。做上睑提肌缩短时要将上睑提肌腱膜与 Müller 肌平铺在上睑提肌与结膜之间，术后才能使 Müller 肌起作用。

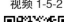

保留穹窿悬韧带以预防上睑下垂术中术后结膜脱垂

Ⅲ 保留穹窿悬韧带可预防上睑下垂术中术后结膜脱垂

（一）概述

中重度先天性上睑下垂做上睑提肌缩短时因分离位置比较深，极易导致结膜脱垂，分离上睑提肌与结膜时保留穹窿悬韧带可预防上睑提肌缩短矫正上睑下垂时的结膜脱垂。

（二）手术方法

分离上睑提肌与结膜面到穹窿部时尽量贴着上睑提肌分离，不剪断结膜穹窿悬韧带分离。

（三）关键点

结膜面注射麻醉药时注射到结膜与 Müller 肌之间，不能进入肌肉内；分离至穹窿部时不能剪断穹窿悬韧带。

视频 1-5-3

上睑提肌筋膜鞘矫正中重度先天性上睑下垂

Ⅳ 如何识别上睑提肌筋膜鞘

（一）概述

用上睑提肌筋膜鞘矫正中重度先天性上睑下垂目前是比较理想的方法，但识别上睑提肌筋膜鞘是手术能否成功及术后是否复发的关键。

（二）手术方法

1. 分离上睑提肌与结膜面到穹窿部时，可以看见上睑提肌表面有白色反光带，且用镊子夹住牵拉时有一定的弹性，还有一定的韧性，为上睑提肌筋膜鞘（图 1-5-2）。

2. 牵拉筋膜鞘，观察眼球是否有运动及眼球是否下转，若有，可能带着上直肌，需重新分离。

3. 将上睑提肌筋膜鞘固定缝合在睑板中上 1/3 处，调整睑缘高度及弧度至满意（图 1-5-3）。

（三）关键点

1. 识别白色反光且既有韧性又有弹性的筋膜鞘。

2. 既不能损伤上睑提肌，也不能损伤上直肌，否则将导致斜视和重影。

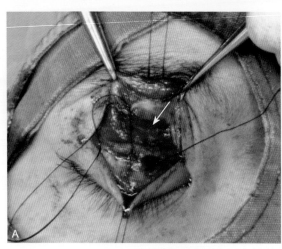
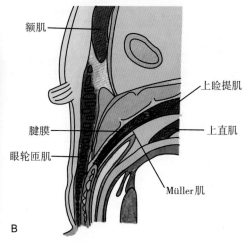

图 1-5-2　上睑提肌筋膜鞘（A，箭头）及上睑提肌解剖示意图（B）

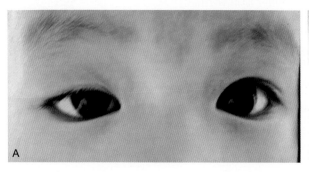
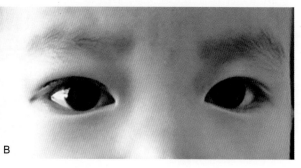

图 1-5-3　上睑下垂矫正前后对比
A. 术前照；B. 术后照。

二、用硅胶套管固定硅胶条悬吊矫正神经麻痹性上睑下垂

视频 1-5-4

（一）概述

对于神经麻痹性上睑下垂，常规的手术方式为额肌悬吊术，以往用的硅胶条悬吊部分因硅胶条宽，且硅胶条固定额肌上的接头容易滑落，导致上睑下垂易复发，笔者改为将硅胶条接头处用硅胶套管连接，然后将其固定在额肌及相应的额骨膜上，避免了硅胶条的滑脱。

用硅胶套管固定硅胶条悬吊矫正神经麻痹性上睑下垂

（二）手术方法

1. 将巩膜外加压术用的硅胶条一剖为二，使其宽度约为 1 mm，两端剪成斜形，将硅胶条用 9×24 号圆针穿上。

2. 将硅胶条固定在内外侧角巩膜缘对应睑板中上 1/3 处。

3. 分别从眶隔与轮匝肌之间穿到眉上两个切口，再分别穿至中央切口。

4. 用弯止血钳将 3 mm 宽硅胶套管撑开，将两个硅胶条断端套入套管内，牵拉硅胶条至睑缘到达预期的高度和弧度，距套管外 1 mm 剪断硅胶，并将套管固定于额肌及相应的额骨膜上（图 1-5-4）。

（三）关键点

1. 硅胶条的深度是在眶隔和轮匝肌之间，不能太浅和太深。

2. 到眉下时深度为额肌和真皮下之间，硅胶套管的宽度 3 mm 即可，并将其固定在额肌上，硅胶条

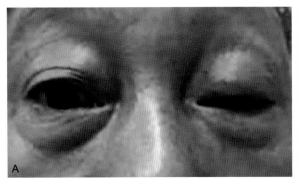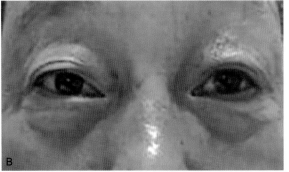

图 1-5-4　用硅胶套管固定硅胶条悬吊矫正神经麻痹性上睑下垂

A. 术前外观照；B. 术后 1 个月外观照。

在套管内较紧，不易滑脱，而且后期还可以进行调整。

（涂惠芳　张　丽）

·推荐阅读资料·

［1］BANSAL R K, SHARMA S. Results and complications of silicone frontalis sling surgery for ptosis. Journal of pediatric ophthalmology and strabismus, 2015, 52（2）: 93-97.

［2］CHOI Y M, KIM N. Frontalis sling using a silicone rod for ptosis in third nerve palsy: cosmesis versus safety. Korean journal of ophthalmology, 2022, 36（2）: 159-167.

［3］FINSTERER J. Ptosis: causes, presentation, and management. Aesthetic plastic surgery, 2003, 27（3）: 193-204.

［4］LIU N, HE A, WU D, et al. Modified maximal levator palpebrae superioris shortening in correcting congenital severe ptosis in children. Annals of plastic surgery, 2021, 87（5）: 523-527.

第六节　眼睑松弛手术技巧

一、改良肌皮瓣术式在下睑松弛中的应用

Ⅰ　术前设计与保留卧蚕的技巧

（一）概述

传统的肌皮瓣法在切除皮肤和肌肉的同时也破坏了卧蚕的形态，皮瓣法在去除多余皮肤时对明显泪沟的改善并不明显，笔者用改良肌皮瓣术式兼顾了皮瓣法和肌皮瓣法两种传统术式的优点，既可以保留卧蚕的自然生理弧度，还可以明显改善下睑皱纹及泪沟。

改良肌皮瓣术式的皮肤切口线既可避免术中伤及睫毛毛囊，又可使术后切口瘢痕被睫毛遮挡减少暴露，同时避免术后瘢痕牵引导致上睑外眦部下移，造成外眦角畸形。睑板下缘 4～5 mm 切开轮匝肌可以保留卧蚕的正常形态。

（二）手术方法

1. 以下睑缘最下一排睫毛为标志，以距其 1～1.5 mm 为标准，由下泪点下方开始，横向平行最下一排睫毛，由内向外，直达外眦角部，然后转向外眦角外下方，顺鱼尾纹方向延伸 5～8 mm，画出主线。

2. 沿切口线皮下剥离直到睑板下 4～5 mm 处，卧蚕边缘处剪开眼轮匝肌全层，之后做眼轮匝肌下剥离（图 1-6-1）。

（三）关键点

1. 画线时，在内眦下泪点处应稍向内下倾斜，以防止术后因切口瘢痕牵扯导致泪点外翻，造成溢泪现象，而在外眦部，切口线斜向外上方时不能超越外眦角隐沟。

2. 为了做出眼轮匝肌堆积隆起的效果，不要在睑板前做轮匝肌切开，而要在其下方位置做切开。睑板前眼轮匝肌的内侧部分在瞬目和泪液流

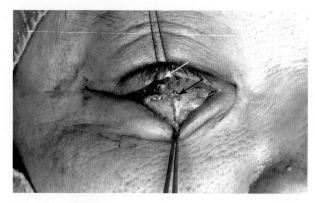

图 1-6-1　在睑缘下方 1～1.5 mm 做皮肤切口（白色箭头），在睑板下方 4～5 mm 处做眼轮匝肌切开（黑色箭头）

通、湿润眼球的过程中有着重要作用，因此，手术中一定要确保此处免受损伤，如果切开肌肉的位置过于靠上，就可能损伤下睑板动脉弓。

Ⅱ 泪沟处理技巧

（一）概述

能让眶脂肪释放后平整铺于泪沟处。

（二）手术方法

1. 若需要眶脂肪释放转移填充泪沟，可事先在脂肪隆起处以及待填充的凹陷处做好标记。

2. 打开眶隔释放脂肪，寻找凹陷部位的投影点，泪沟处骨膜上的组织连接紧密，分离时要紧贴骨膜操作，突破至弓状缘下方（图 1-6-2）。

视频 1-6-1

眼袋术中泪沟的处理技巧

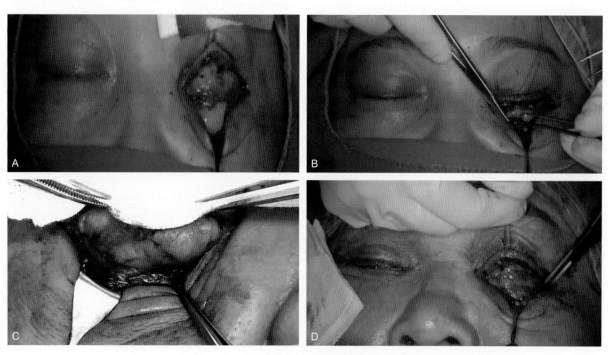

图 1-6-2　泪沟处理技巧

A. 打开眶隔释放脂肪；B. 将脂肪平整铺于泪沟处；C. 眶隔缝合；D. 眶隔缝合后效果。

（三）关键点

由于皮肤最后会向上拉,实际固定点可根据情况较术前标记点略偏下 2～3 mm,眶隔缝合可依据实际情况进行加固。

Ⅲ 下睑轮匝肌切除与缝合技巧

（一）概述

避免下睑轮匝肌去除过多出现术后下睑外翻,或去除过少出现堆积现象。

（二）手术方法

1. 切除部分下睑轮匝肌时,将轮匝肌向外上方稍拉紧,再让患者尽量张口向上看,使轮匝肌自行回缩,并估算多余的轮匝肌量,以切口基本对合为准。

2. 连续缝合不要太紧,由于术后的肿胀缝线会绷紧,影响血供,不利于伤口恢复(图 1-6-3)。

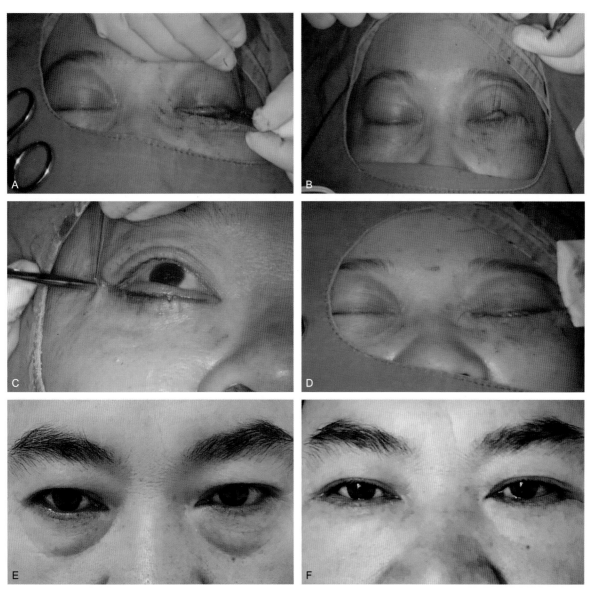

图 1-6-3　下睑轮匝肌切除与缝合

A. 眼轮匝肌向外上稍拉紧;B. 下睑皮肤松弛;C. 去除多余皮肤;D. 术后即刻照;E. 术前照;F. 术后照。

（三）关键点

切除肌肉宁少勿多，可以少量多次修剪，外眦处转折点缝合一针，建议错位缝合，可以使眼轮匝肌向外偏移 2～3 mm，起到紧致效果，但勿错位过多导致下睑外翻，缝合这一针后让患者做张口向上看的动作，若无外翻可继续向内侧缝合眼轮匝肌，若有轻度外翻，只用拆除这一针，减少偏移的量再缝合即可。

（赵　敏）

二、带蒂脂肪瓣的平铺在眼袋术中的应用

（一）概述

老龄患者在出现下睑眶脂肪膨出的同时常伴泪沟及颧颊沟凹陷，严重影响外观，传统的单纯去除膨出脂肪的方法缩小了眼袋膨出区及周边凹陷区的差异，但远期难以达到下睑平整均匀的外观。凹陷区的脂肪填充能进一步优化手术效果，使下睑平整度更佳。笔者采用下睑带蒂脂肪瓣平铺于泪沟及颧颊沟凹陷区的方法，取得了良好的手术效果。

（二）手术方法

在术前标记好的凹陷区，在肌皮瓣下暴露分离出膨出脂肪后，于平行眶缘处剪开眶隔膜并制作带蒂的脂肪瓣，松解平铺行缝线固定，去除仍然膨出的脂肪；坐立位观察平整度良好，再进行后续操作（图 1-6-4）。

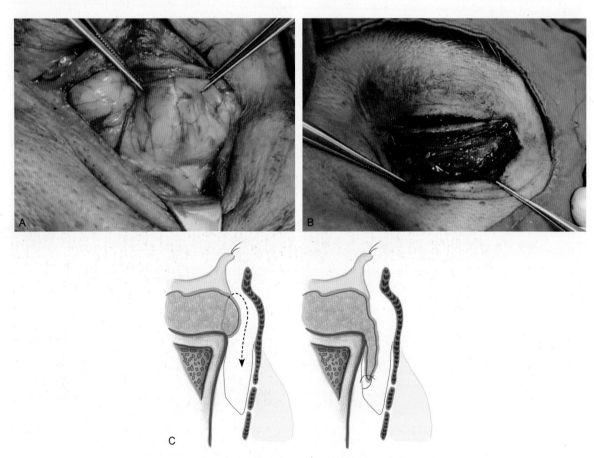

图 1-6-4　带蒂脂肪瓣的平铺
A.带蒂脂肪瓣；B.缝线固定；C.带蒂脂肪瓣移植示意图。

（三）关键点

1. 术前应在坐立位标记泪沟及颧颊沟凹陷区，以便术中定位参考。

2. 制作带蒂脂肪瓣注意勿损伤粗大血管及下斜肌。

3. 脂肪瓣移植于凹陷区后需缝线固定,避免移位。

三、外眦韧带的固定及轮匝肌瓣的悬吊在眼袋术中的应用

(一)概述

视频 1-6-2

外眦韧带加固

老龄患者的眼袋主要表现为眶脂肪的袋状膨出,其机制主要为皮肤、轮匝肌及其支持结构的松弛,部分患者甚至合并有轻度睑外翻。去除部分膨出的脂肪和松弛的皮肤一定程度上减少了牵拉下睑外翻的垂直向力量,但没有从根本上解决水平向眼睑的松弛。对此笔者采用外眦韧带的外侧骨膜固定及轮匝肌瓣的悬吊,取得了良好的手术效果。

(二)手术方法

1. 在处理完眶脂肪后,在外眦角处找到松弛的外眦韧带与下方睑板连接处,轻微斜向上方褥式缝合固定于外侧眶缘骨膜,牵拉睑缘至张力适中。

2. 将肌皮瓣颞侧轮匝肌悬吊固定于外侧眶缘处周围韧性结缔组织(图 1-6-5、图 1-6-6)。

(三)关键点

1. 外眦韧带的斜向上固定角度不宜过大,否则造成外眦角过度上扬影响外观。

2. 外眦韧带固定松紧应适中,确切固定于骨膜,否则容易发生移位松脱。

3. 轮匝肌瓣的固定宜在去除皮肤之后进行。

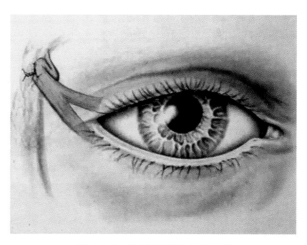

图 1-6-5　外眦韧带固定于骨膜

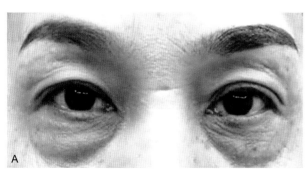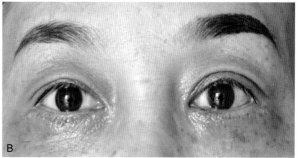

图 1-6-6　外眦韧带固定手术效果
A. 术前照;B. 术后照。

(王育红)

·推荐阅读资料·

[1] 郭伶俐,邢新,李军辉,等. 带蒂眶脂肪瓣在中老年人泪槽和睑颊沟畸形整复术中的应用. 中华整形外科杂志,2013,29(4):3.

[2] JIANG L,DENG Y,LI W. Application of orbital septum fat flap stuffing to correct inferior orbital sulcus deformities. Plastic and reconstructive surgery global open,2019,7(12):2561.

第七节　重睑手术技巧

一、上睑提肌腱膜复位联合眶脂肪释放矫正上睑凹陷畸形和多重睑

（一）概述

伴有上睑凹陷畸形和多重睑的患者来做双重睑，如果按常规的埋线或切开做重睑，可能导致重睑不易形成，即使重睑形成，但上睑凹陷不解决，达不到满意效果，笔者用上睑提肌腱膜复位联合眶脂肪释放来矫正，达到满意效果。

视频 1-7-1

腱膜复位 + 眶脂肪释放

（二）手术方法

按常规重睑切开后，分离一条睑板前轮匝肌，在睑板上缘打开眶隔，释放出眶脂肪，暴露出上睑提肌腱膜，将腱膜固定在睑板中上 1/3 处，6-0 丝线进行皮肤 - 腱膜 - 眶脂肪 - 皮肤间断缝合（图 1-7-1、图 1-7-2）。

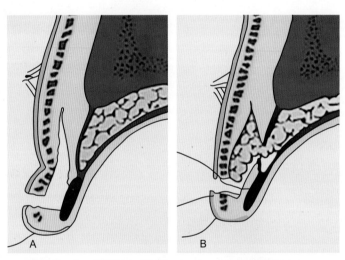

图 1-7-1　重睑切开后，分离一条睑板前轮匝肌（A），在睑板上缘打开眶隔，释放出眶脂肪并充分游离眶脂肪将其铺垫在上睑提肌腱膜前使上睑饱满（B）

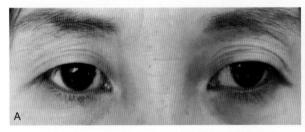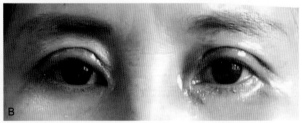

图 1-7-2　重睑手术效果
A. 术前照；B. 术后照。

（三）关键点

在睑板上缘打开眶隔，释放出眶脂肪并充分游离眶脂肪将其铺垫在上睑提肌腱膜前使上睑饱满，且隔断了上睑提肌腱膜与上睑皮肤的多重粘连，形成单一重睑。

（涂惠芳）

二、腱膜及板层睑板固定在重睑形态维持中的作用

（一）概述

部分欲行重睑成形术的患者存在上睑皮肤松弛，眼睑皮肤下垂堆积睑缘造成重睑不易显露，不易形成重睑甚至形成重睑后短期内重睑容易消失。去除部分松弛的皮肤和上睑臃肿的脂肪能有效地减轻上睑的堆积，根据笔者的经验，在缝合的技巧上采用板层睑板的固定能使重睑形态得以持久地维持。

视频 1-7-2

轮匝肌与优势
腱膜固定重睑
成形法

（二）手术方法

1. 对于皮肤松弛程度较轻的患者，采用切口前唇 - 腱膜及板层睑板 - 切口后唇的缝合技术间断缝合（图 1-7-3）。

2. 对于眉骨较高，皮肤松弛程度较重的患者，在缝合时采用切口前唇皮下轮匝肌 - 腱膜及板层睑板间断内固定缝合 3～4 针；皮肤层采用切口前唇 - 腱膜及板层睑板 - 切口后唇的缝合技术间断加固缝合（图 1-7-4）。

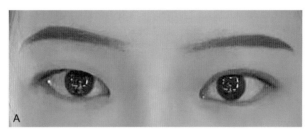

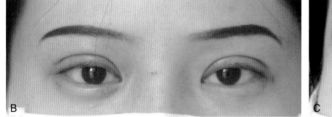

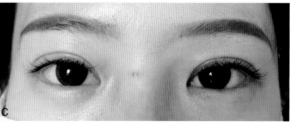

图 1-7-3　皮肤松弛程度较轻患者术后效果
A. 术前照；B. 术后一周照；C. 术后一年照。

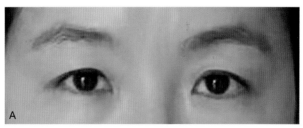

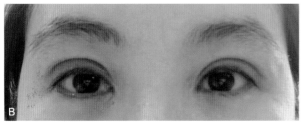

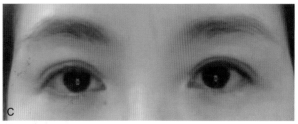

图 1-7-4　皮肤松弛程度较重患者术后效果
A. 术前照；B. 术后一周照；C. 术后一年照。

（三）关键点

1. 在缝合之前，均匀地去除目标睑板固定处的轮匝肌组织，以暴露腱膜前组织。

2. 缝合的高度以切口高度自然达到的睑板处为准；深度不能穿透睑板。

（王育红）

· 推荐阅读资料 ·

CHEN L,ZHOU Y,ZENG J,et al. Rejuvenation surgery through blepharoplasty incision for mild to moderate upper eyelid sagging in older Asian patients. The journal of craniofacial surgery,2013,24（5）:1731-1733.

第八节　眼睑缺损、畸形手术技巧

一、硬腭黏骨膜移植联合绷带镜代替睑板重建眼睑内层缺损

（一）概述

眼睑新生物如睑板腺癌等手术切除后，睑板缺损，寻找合适的替代材料是修复眼睑缺损的关键，以往取耳软骨、脱细胞异体真皮、异体巩膜等材料，移植后还须做结膜瓣覆盖，均不能完全代替睑板及结膜层。硬腭黏骨膜不仅有一定的硬度，且有黏膜层，所以是睑板结膜层理想的替代材料，虽然其上皮为角化鳞状上皮，对角膜有一定的刺激作用，但术毕戴角膜绷带镜可以很好地保护角膜，至非角化上皮代替角化上皮止。

（二）手术方法

按预估睑板缺损大小取硬腭黏骨膜（图 1-8-1），修剪掉脂肪及腺体组织备用。切除睑板病变组织，冰冻病理切片保证边缘无病变细胞后进行重建，将硬腭黏骨膜移植，与残存睑板缝合，上睑上端与上睑提肌腱膜缝合，下睑与下睑缩肌缝合，以保证眼睑正常的启闭功能和上、下睑正常的位置，术毕戴绷带镜保护角膜，结膜囊内涂抗生素眼膏包眼（图 1-8-2）。

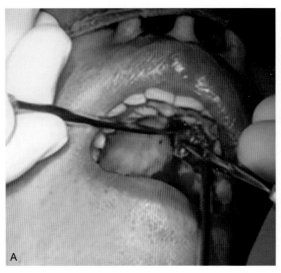
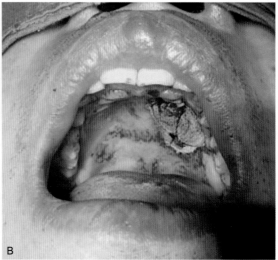

图 1-8-1　取硬腭黏骨膜（A）；凡士林纱枕填入硬腭黏骨膜区（B）

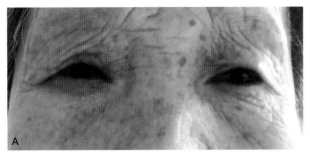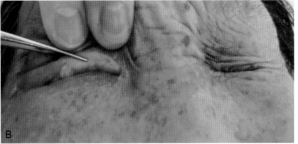

图 1-8-2　硬腭黏骨膜移植术后效果

A.硬腭黏骨膜移植三年;B.存活的硬腭黏骨膜。

(三)关键点

1.硬腭黏骨膜取出后要修剪掉脂肪及腺体。

2.缝合完毕后戴绷带镜保护角膜。

二、真皮脂肪垫矫正下睑凹陷畸形

(一)概述

泪道激光、外伤或眼袋术后导致的下睑凹陷畸形,非常影响外观,矫正凹陷,可使其恢复正常外观和功能(图 1-8-3)。采用真皮脂肪垫矫正下睑凹陷畸形,获得满意效果。

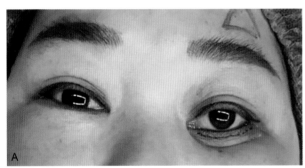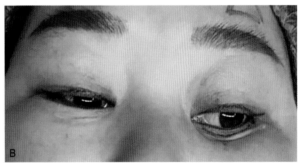

图 1-8-3　下睑凹陷畸形术前照

A.术前睁眼;B.术前闭眼。

(二)手术方法

1.**取真皮脂肪垫**　根据下睑凹陷的程度和范围,放大 1/3 取上臂内侧或左下腹皮下真皮脂肪垫备用。先用剪刀去掉表皮层,再将真皮层游离,取脂肪垫时脂肪垫范围超出真皮层约 5 mm,取出后用湿生理盐水纱布包盖备用。供区双层缝合。

2.**下睑恢复正常解剖位**　于下睑板下缘处平行切开轮匝肌,做肌皮瓣并分离至眶下缘下 5 mm,切除瘢痕组织,松解并充分游离眶下缘粘连的组织,使眶隔与轮匝肌之间形成腔穴,此时下睑缘应位于角膜下缘处且呈均匀水平位,下睑活动度恢复常态。

3.**填充真皮脂肪垫**　将真皮脂肪垫脂肪面朝下,植入腔穴内,观察凹陷矫正情况,原则上应高出下睑皮肤平面 2 mm 左右,6-0 可吸收线将真皮层上方固定在睑板下缘,下方固定在下方眶骨膜上,轮匝肌缝合,皮肤 7-0 尼龙线间断缝合;3-0 丝线从穹窿结膜进针穿真皮脂肪垫至皮肤面出针行褥式缝合,垫棉垫结扎,避免真皮脂肪垫移位(图 1-8-4、图 1-8-5)。

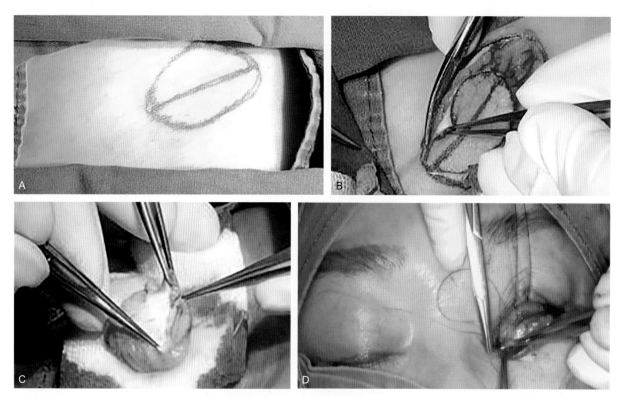

图 1-8-4 真皮脂肪垫取出及植入
A.取真皮脂肪垫标记;B.取真皮脂肪垫;C.去掉表皮;D.植入真皮脂肪垫。

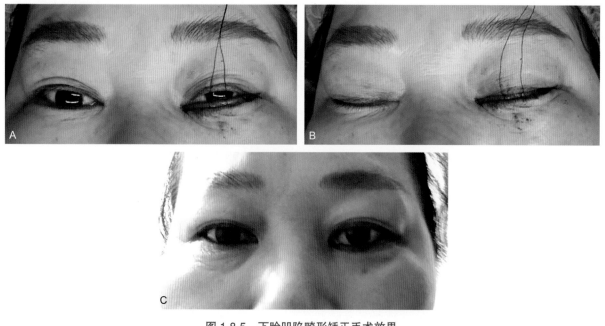

图 1-8-5 下睑凹陷畸形矫正手术效果
A.术毕睁眼;B.术毕闭眼;C.术后三个月睁眼。

（三）关键点

1. 去掉表皮。

2. 脂肪垫要超出真皮约 5 mm。

3. 瘢痕要切除、松解并充分游离至眶下缘，并在眶隔与眼轮匝肌之间形成腔穴，能使脂肪垫很好地植入。

4. 须过矫 2 mm 左右。

（涂惠芳）

推荐阅读资料

[1] MANDAL S K, FLEMING J C, REDDY S G, et al. Total upper eyelid reconstruction with modified cutler-beard procedure using autogenous auricular cartilage. Journal of clinical and diagnostic research, 2016, 10（8）: C1-C4.

[2] MANDAL S K, MAJUMDAR B, GANGULY P, et al. Total or subtotal replacement of tarsal plate by novel silicone plate for upper eyelid reconstruction in malignant tumors. Indian journal of ophthalmology, 2021, 69（10）: 2788-2795.

第九节　眼睑肿瘤手术技巧

褥式缝合联合外眦切开预防睑缘新生物摘除术后眼睑畸形及内翻倒睫

（一）概述

当新生物侵及睑缘时要全层眼睑切除，切除缝合后有时可导致缝合处睑缘成角畸形，有时因睑缘变短后眼睑太紧而导致局部睑内翻倒睫，用褥式缝合联合外眦切开可避免睑缘畸形和内翻倒睫的发生。

（二）手术方法

1. 将新生物以楔形或五边形完整切除，切口要至睑板上缘，用镊子拉拢切口缘，若张力过大，则剪开外眦，分离伤口两侧皮肤层和睑板结膜层，分层缝合睑板层和皮肤肌肉层，睑缘灰线处缝合。

2. 距睑缘 3 ~ 4 mm，两边切口 1.5 mm 处行褥式缝合，垫棉垫结扎，可见睑缘平整无畸形，睫毛方向正常（图 1-9-1）。

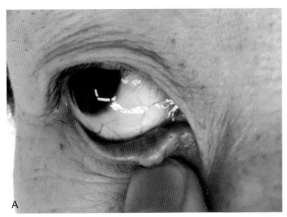
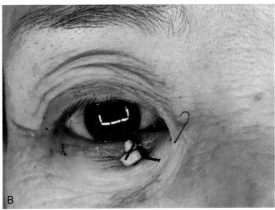

图 1-9-1　楔形全层切除联合褥式缝合手术效果

A. 术前照；B. 术后即刻照。

（三）关键点

缝合时要无张力,切开外眦长度要至缝合时无张力,必要时可切断外眦韧带,褥式缝合切口两边等距离、等高,结扎时将睑缘缝线扎在棉垫下,避免缝线刺激角膜。

（陆秀兰）

📖 **推荐阅读资料**

THALLER V T,MADGE S N,CHAN W,et al. Direct eyelid defect closure:a prospective study of functional and aesthetic outcomes. Eye(London,England),2019,33(9):1393-1401.

第十节　眼眶手术技巧

一、轻压眼球寻找眼眶下方眶内肿物

（一）概述

部分眼眶下方眶内肿物,坐位时明显,用手触摸时可触及,稍按压或卧位时触摸不到,手术时因卧位、手术麻醉的影响、眶内脂肪的遮挡,可能经常找不到肿物,过度侵扰眶内,可引起眶内出血,甚至损伤视神经导致严重并发症,因此可能出现未取出肿物而关闭伤口的情况。笔者采用轻压上眶缘与眼球间隙,使眼球向后下移位的方法,更容易找到肿物。

（二）手术方法

先在坐位时触及肿物,标记好部位,然后卧位情况下左手在上眶缘与眼球间隙对应部位按压,右手在下睑标记处触及肿物后在上方标记。手术打开眶隔后让助手按压上睑,可见隆起的肿物,轻轻分离眶脂肪即可见肿物,游离后取出肿物(图 1-10-1)。

（三）关键点

按压力度适中,否则肿物可能到更深的眶内而暴露不出来;手术时视野清晰,尽量不去除眶脂肪,避免双眼不对称。

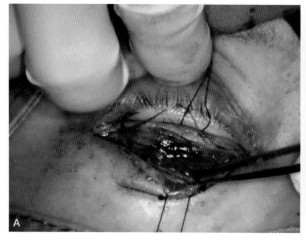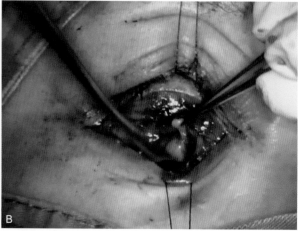

图 1-10-1　轻压上眶缘与眼球间隙（A）；摘除肿物（B）

二、沿瘘管、息肉和瘢痕寻找眶内异物

(一)概述

因外伤致异物进入眶内,虽然眼眶 CT、MRI 可大致判断异物的位置,但植物性异物,特别是小的异物,CT、MRI 有时显示不明显,有时未立即取出,而且小的伤口很快愈合,不久就出现眼睛红肿、息肉增生伴分泌物增多再次就诊。如何找到异物是手术的关键,笔者沿着瘘管、息肉和瘢痕可较为容易地找到眶内异物。

(二)手术方法

仔细阅读 CT 片,预估异物位置,然后检查眼睑、结膜或穹窿部是否有瘘管、息肉或瘢痕,如果有,可顺着瘘管方向、息肉的根部寻找,瘢痕处仔细分离瘢痕,不要切除瘢痕,术中充分止血,找到异物后顺着通道取出,防止二次损伤(图 1-10-2)。

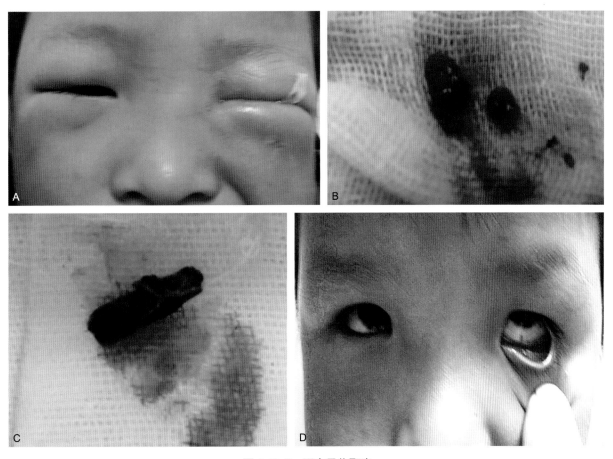

图 1-10-2　眶内异物取出
A. 取出异物,放置引流条;B. 取出的息肉;C. 取出的异物;D. 术后三天,伤口愈合。

(三)关键点

沿瘘管、息肉及瘢痕处寻找,手术时视野要清晰;取异物时要顺通道方向,防止二次损伤。

三、眼眶肿瘤摘除术中视神经的保护

（一）概述

眼眶肿瘤摘除术中最严重的并发症是视神经损伤导致失明,笔者采用在直视下牵引游离的方法保护视神经,避免视神经的损伤。

（二）手术方法

暴露出肿瘤后,先游离肿瘤周围,近视神经端不游离,然后用组织钳夹住肿瘤壁,徐徐向外牵引,如果是巨大囊肿,则先放出内容物,然后用组织钳夹住囊膜,徐徐向外牵引,边牵引边在直视下游离周围粘连条索,严禁器械接触视神经,也严禁推移视神经。

（三）关键点

严禁盲目游离视神经端,严禁器械接触视神经,也严禁推移视神经。

（涂惠芳　杜　薇）

推荐阅读资料

KANDA T, MIYAZAKI A, ZENG F, et al. Magnetic resonance imaging of intraocular optic nerve disorders: review article. Polish journal of radiology, 2020(85):67-81.

第二章　泪道疾病手术技巧

第一节　鼻内镜下鼻腔泪囊吻合术中减少出血的相关技巧

一、减少鼻腔黏膜出血的技巧

（一）概述

鼻腔黏膜切开是泪囊造孔术中发生出血较多的步骤，减少此步骤的出血，可给后续的操作创造良好的条件。

（二）手术方法

1. **棉条制作与填塞**　取普通棉球 2～3 个，浸泡于盐酸丙美卡因 3～5 ml+ 等量盐酸肾上腺素注射液内，挤出多余药液，拉成棉条，填塞在中、下鼻道，3～5 分钟后取出（图 2-1-1A）。

2. **鼻黏膜浸润麻醉**　用皮试针头在鼻丘或中鼻甲与鼻腔外侧壁间、下鼻甲上方及这两点之间注入含肾上腺素的利多卡因注射液约 1 ml（肾上腺素和利多卡因比例为 1：100 000），至鼻腔黏膜苍白为宜（图 2-1-1B），再次填塞盐酸丙美卡因 + 盐酸肾上腺素的棉条于注射部位，放置 1～2 分钟。

视频 2-1-1

鼻腔黏膜浸润麻醉

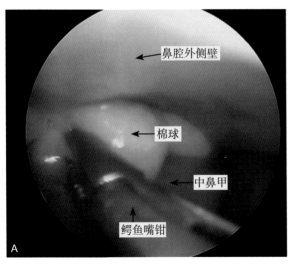
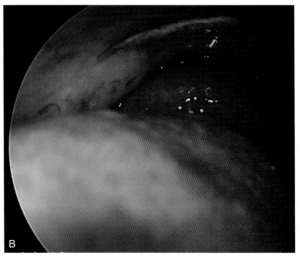

图 2-1-1　棉条填塞及取出
A.棉条填塞中鼻道至鼻孔；B.鼻腔黏膜浸润麻醉后填塞棉球，棉条填塞 1～2 分钟取出。

（三）关键点

1. 针头要进入黏膜与骨壁之间，多点分散注射至黏膜苍白。

2. 鼻腔黏膜浸润麻醉后，要再次填塞盐酸丙美卡因＋盐酸肾上腺素棉条。

二、骨孔制作时减少出血与疼痛的技巧

（一）概述

在制作骨孔时，咬骨钳喙进入上颌骨与泪骨之间时，患者会因为咬骨钳的挤进，而有撕裂样疼痛，咬骨钳顶破前组筛窦时会大量出血。

（二）手术方法

1. **泪囊内注药**　在咬骨钳制作骨孔前，在泪囊中注入 1 ~ 1.5 ml 盐酸丙美卡因＋等量 0.1% 盐酸肾上腺素注射液（注意肾上腺素使用禁忌者慎用），可以在咬骨钳制作骨孔时起到对泪囊的镇痛、收缩泪囊黏膜血管的作用。

2. **棉球止血**　咬骨后可应用盐酸丙美卡因＋等量 0.1% 盐酸肾上腺素注射液棉球挤压前组筛窦，而起到压迫止血的作用，让出血远离操作部位（图 2-1-2）。

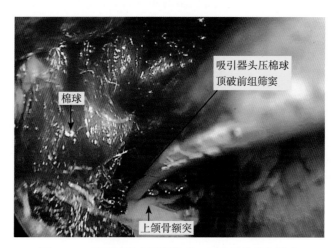

图 2-1-2　用吸引器头压紧棉球，压迫部分前组筛窦

三、减少膨胀海绵取出时出血的技巧

（一）概述

泪囊切开后，保持造孔开放，是手术成败的关键。膨胀海绵充填造孔区，支撑造孔，在一定的时间内取出，可能更有利于造孔的永久性开放。但是，放置时间过长，新生血管长入海绵膨胀后的孔内，取出时常伴有出血，组织再次修复使造孔闭锁。笔者采取了膨胀海绵上涂药膏、短期内取出，更换膨胀海绵的方法，降低了造孔闭锁的发生率。

（二）手术方法

1. 泪囊切开后，将裁剪成适当大小的膨胀海绵涂满妥布霉素地塞米松眼膏，用鳄鱼嘴钳快速放置于泪囊造孔区。膨胀海绵遇到液体立即开始膨胀，达到压迫泪囊止血的效果。

2. 术后 3 ~ 5 天，在新生血管大量长入之前用同样方法更换膨胀海绵。可减少膨胀海绵取出时出血，降低造孔闭锁率（图 2-1-3）。

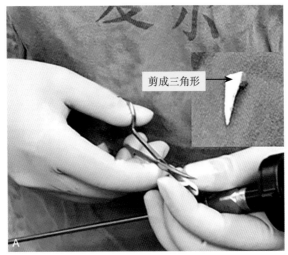

剪成三角形

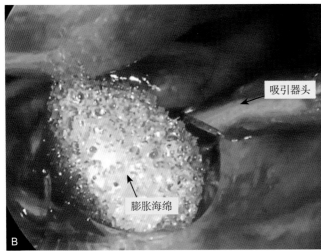

吸引器头

膨胀海绵

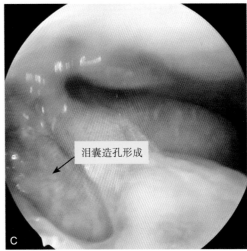

泪囊造孔形成

图 2-1-3　膨胀海绵置入及取出
A. 膨胀海绵剪成三角形；B. 造孔内置入膨胀海绵；C. 3～5 天取出膨胀海绵。

（三）关键点

1. 膨胀海绵填塞前涂满眼膏，抑制其膨胀的速度。

2. 膨胀海绵在造孔内的放置时间不能超过 5 天，3～5 天时新生血管长入膨胀海绵不多，此时更换膨胀海绵效果最佳造孔区注满眼膏后再次置入膨胀海绵。

第二节　鼻内镜下鼻腔泪囊吻合术的相关技巧

一、准确确定泪囊造孔位置的技巧

（一）概述

准确定位泪囊位置，对于鼻腔内镜下泪囊造孔术的成败起决定性作用，传统方法都以鼻丘部为手术定位，这对正常鼻腔结构定位比较容易，但鼻丘入路常受气房的影响，准确定位存在一定困难，通过"上颌骨鼻腔黏膜线"定位相对较准确。

（二）手术方法

在图 2-2-1A 的区域内做切口，一般都可以找到泪囊与鼻泪管，如果钩突、筛泡均增生，将中鼻甲推移到后方，按照箭头所在的范围做切口，则可以找到泪囊。图 2-2-1B 是鼻腔内镜下泪道造孔手术的"上颌骨鼻腔黏膜线"，定位更准确。

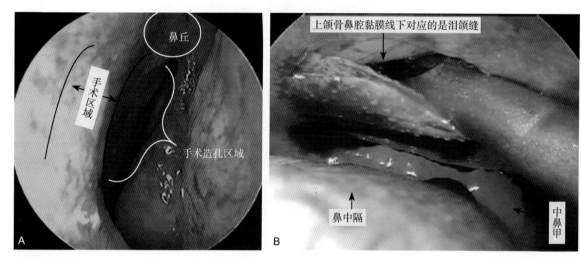

图 2-2-1　定位泪囊位置
A. 正常鼻腔结构；B. 鼻腔外侧壁黏膜切开后可暴露对应的泪颌缝。

（三）关键点

1. 钩突、筛泡增生，将中鼻甲推移到后方，但是"上颌骨鼻腔黏膜线"不变。

2. "上颌骨鼻腔黏膜线"是起于下鼻甲上缘，上颌骨与泪骨连接时形成的黏膜脊（因泪骨薄上颌骨厚而形成的黏膜凹凸），只要定位了这条线，手术中就容易找到泪囊。

二、咬骨钳"城墙垛"样快速制作骨孔的技巧

（一）概述

咬骨钳制作骨孔时，一般喙宽是 3 mm，制作一个（0.8～1 cm）×（0.5～0.8 cm）的骨孔需要多次咬骨。此方法利用咬骨钳的宽度、咬骨的部位，使骨孔的制作时间短、咬骨的次数减少。

视频 2-2-1

咬骨钳制作骨孔

（二）手术方法

咬骨钳喙分别在预制作骨孔的上、下端各咬一个上颌骨额突骨板孔，使两者之间形成"城墙垛"样骨突，然后，咬骨钳进入"城墙垛"样骨突部，咬、掰下该骨板（图 2-2-2）。

（三）关键点

1. 上下两端先各咬一口，确定骨孔的大小，并且用泪道探针摆动，验证是不是泪囊。

2. 上下两口咬骨后，形成了"城墙垛"样骨突（一般不小于咬骨钳喙的宽度，即 3 mm），咬骨钳充分进入，利用咬骨钳收紧后压出的骨面痕迹，用向上掰的力量即可将"城墙垛"样骨面离断。

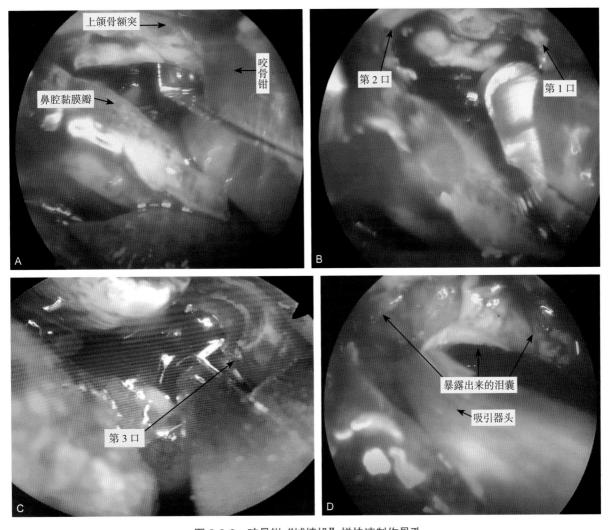

图 2-2-2 咬骨钳"城墙垛"样快速制作骨孔

A. 咬骨钳喙插入泪颌缝咬第 1 口；B. 上下咬两口中央形成"城墙垛"样；C. 咬骨钳进入"城墙垛"区咬第 3 口；
D. 骨孔制作完毕，泪囊暴露充分。

三、鼻泪管造孔术中判断泪囊与鼻泪管交界点的技巧

（一）概述

准确定位泪囊位置，泪囊只是一个贮存泪液的黏膜袋，手术只要在泪囊与鼻泪管移行处或鼻泪管上方进行即可，没有必要过多损伤泪囊黏膜。由于泪囊与鼻泪管黏膜没有明显的标志性分界线，因此不容易判断鼻泪管的位置。笔者经过反复验证，发现泪囊通常有液体贮存，而鼻泪管很少。

（二）手术方法

1. 抗生素眼膏注入法判断位置 造孔的位置尽量接近下鼻甲上缘，泪囊暴露后，向泪囊中注入水溶性抗生素眼膏，可见泪囊区饱满，而鼻泪管部没有变化（图 2-2-3）。

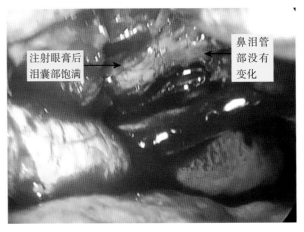

图 2-2-3 泪囊注射眼膏后饱满

2. 切开探查法 如果不能使泪囊饱满改变,可以在造孔的最低处用穿刺刀切开一个 2 mm 左右的切口,有眼膏、脓液溢出,说明是泪囊,应该向下扩大造孔,然后再扩大黏膜切口。

3. 按压法 也可以按压皮肤处的泪囊窝,按压有液体溢出,说明该处是鼻泪管开口;黏膜切开是从下向上的,开始没有液体,再扩大后有液体溢出,说明鼻泪管与泪囊交界处已经切开。

(三)关键点

1. 造孔在下鼻甲上缘向上做,暴露泪囊、鼻泪管后,清理干净其表面的血迹,再注入眼膏。

2. 从鼻泪管向泪囊上方做黏膜切开,一旦切口中有液体溢出即停刀。

四、泪囊黏膜整齐切开的技巧

(一)概述

泪囊黏膜切开整齐是鼻腔泪囊吻合手术成功的关键因素之一,用一次性的白内障手术刀可获得完整、整齐的黏膜切口。

(二)手术方法

传统泪囊切开使用镰状刀,虽然其可以反复消毒使用,但是反复使用后刀刃不锋利,切开黏膜时,部分是被撕拉开的,黏膜组织损伤大、出血多、切口边缘不整齐。使用 3.0 mm 的白内障穿刺刀,在泪囊做"U"形、"十"字形等切口,一刀只用一次,做出的切口边缘整齐,有利于将泪囊瓣膜与上下鼻黏膜瓣贴附吻合。切开泪囊时,有"落空感"马上停止,再利用白内障隧道刀的双刀刃向两边延伸扩大切口。

(三)关键点

1. 镰状刀不是非常锋利,弧形切开泪囊黏膜时,应利用弯弧内的刀刃挑切,有"落空感"立即停止,避免损伤切口对侧的泪囊黏膜及泪道中的异物、息肉、肿瘤等。

2. 穿刺刀较锋利,两面有刀刃,可以切开一点,有"落空感"马上停止,然后改用白内障隧道刀向两边延伸扩开,隧道刀头为圆弧形,可以防止初学者使用穿刺刀刺通对侧泪囊黏膜,导致眶脂肪脱出,操作熟练后可以使用穿刺刀完成泪囊切口的全部切开动作。

五、泪囊与鼻腔黏膜快速吻合的技巧

(一)概述

泪囊切开后,利用吸引器吸走出血的同时,将泪囊瓣膜与鼻腔黏膜瓣边缘吸附拉拢贴近,便于一针缝合两个黏膜。

(二)手术方法

1. 泪囊切开后,用吸引器一边清理泪囊黏膜周围出血,一边使泪囊黏膜瓣与鼻腔黏膜瓣拉近、边缘贴附,一针缝过鼻腔与泪囊黏膜(图 2-2-4)。

2. 在鼻腔外打结,缝线打结时利用内镜头压住缝线,另外一只手持持针器夹住尾线靠近打结根部送入鼻腔,持内镜的手握紧缝线,持针器顺势下滑,两手均衡用力,打紧第一个结,再将内镜放入鼻腔,找到尾线,拉到鼻孔外打结,同法送入鼻腔,内镜压住缝线,拿持针器的手抓住尾线,打紧第二个结。

(三)关键点

1. 在开始制作鼻腔黏膜瓣前,初步计划好泪囊黏膜瓣的形态,根据鼻腔空间情况适当裁剪鼻腔黏膜瓣,鼻腔黏膜瓣修整至与泪囊黏膜瓣等高或略低于泪囊瓣 1 ～ 2 mm 为宜。

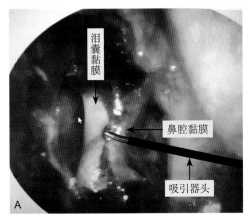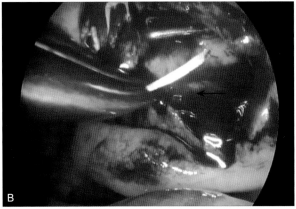

图 2-2-4 泪囊与鼻腔黏膜快速吻合

A. 吸引器头将泪囊与鼻腔黏膜拉近；B. 铲针缝合泪囊与鼻腔黏膜瓣，箭头所指为泪囊腔。

2. 尽量拉近鼻腔黏膜瓣与泪囊黏膜瓣的距离，使用 5-0 或 6-0 的铲针缝线缝合较好。

3. 使用加长的带锁扣的持针器，有利于稳定持针、准确地缝合。

第三节 泪道肿物、异物、结石相关手术技巧

一、鼻泪管中残留异物清理技巧

（一）概述

泪道异物的来源，与患者曾经接受过的治疗方法相关；一些插管因为年久氧化、老化，易破裂，做泪囊造孔手术时，鼻泪管不能被窥视，如不能清理鼻泪管内的异物，即可形成鼻泪管异物残留，引起鼻泪管阻塞、炎症反应，随着泪囊造孔的向心性修复，在造孔口以下鼻泪管形成一个贮液池，炎症刺激泪囊及鼻腔黏膜，而出现造孔闭锁。术中可根据鼻泪管的直径，用棉条拉、刮出鼻泪管异物。

（二）手术方法

1. 常规鼻腔内镜下泪囊造孔手术，切开泪囊黏膜，清理干净泪囊内的异物。

2. 确定鼻泪管内有异物存在后，用 9 号带钢丝内芯的探针探进鼻泪管，在下鼻道拉出部分钢丝，根据探针进入时的感觉，制作一个适合的棉条，1 号丝线结扎棉条，导入钢丝环，逆行由鼻泪管开口拉进泪囊造孔区。

3. 在泪囊造孔区用生理盐水冲洗棉条上的异物，然后再反向拉回棉条，再次冲洗棉条上的异物，至棉条上没有异物。

（三）关键点

1. 注意棉条进出鼻泪管时的大小，防止棉条部分残留。

2. 牵引过程必须在内镜的监视下进行，防止异物被带进泪囊上方。

3. 棉条进入鼻泪管之前用生理盐水浸湿，避免棉丝残留。

二、泪囊息肉或泪囊结石、异物防遗漏技巧

（一）概述

鼻腔内镜下泪囊造孔手术是治疗泪囊炎的常规手术，每个医生的造孔位置不同，有时泪囊中有肉

芽、异物、结石存在,但当造孔位置较低时暴露困难,导致异物等残留,术后仍然存在溢泪、溢脓等问题。

(二)手术方法

常规泪囊造孔手术泪囊切开后,按压皮肤面泪囊区。如果有异物、结石、肉芽等出现,在取出异物、清理结石后再次按压泪囊窝区,至只有气泡,没有其他异物、结石出现为止(图 2-3-1)。

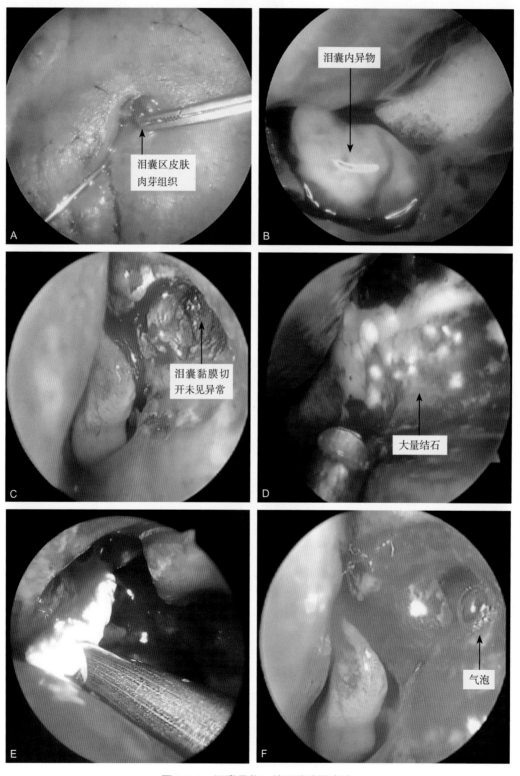

图 2-3-1 泪囊异物、结石防遗漏方法

A. 泪囊区皮肤肉芽组织;B. 按压泪囊窝,泪囊中脱出异物;C. 未按压前泪囊切口未见异常;
D. 按压后大量结石涌出;E. 按压后脱出的结石;F. 反复按压只有气泡。

（三）关键点

1. 泪囊窝的按压要成为手术医生的常规动作。

2. 对于泪囊息肉，术中需取组织送病理检查，以防恶变可能。

3. 按压至只有气泡，没有异物、肉芽组织、结石等出现，方可进行后续手术。

三、泪小管结石清理技巧

（一）概述

泪小管的开口与结膜组织相延续，如与之相延续的结膜组织存在炎症，泪液中较多的致病菌可诱发泪小管炎症，多数与放线菌有关。结石可以由碳酸钙和磷酸钙沉着于异物周围形成，也可以由细胞和无定形物质构成，多数是复合性有钙质的结石。

视频 2-3-1

泪小管炎结石
清理

（二）手术方法

1. 表面麻醉后，用双孔泪道探针进行水分离——让泪小管壁上的结石脱离泪小管。

2. 可用剥离子顺着泪小管走行排结石，结石排到泪小管壶腹部时，尽量用剥离子"兜"出全部结石，而不是挤出结石，然后再进行水分离，再排结石。

（三）关键点

1. 与患者沟通好需要多次进行排结石治疗。

2. 部分结石黏附于泪小管内壁较紧密，可多次用探针注入生理盐水进行水分离后，再排结石。

3. 剥离子头部改造成有适当弧度，便于操作（图 2-3-2）。

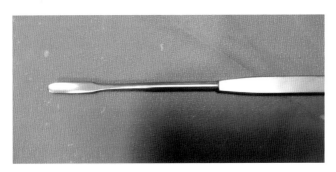

图 2-3-2 经过改造的剥离子

第四节 泪道手术其他相关技巧

一、高眉弓与眶脂肪少的患者鼻泪管探通时的技巧

（一）概述

眶脂肪减少、眉弓高的患者，眼球及眼睑位置相对向后，因角度问题，不能常规垂直进针，笔者改变探针形态，完成探通操作。

（二）手术方法

常规泪道插入探针，探针尾部上转 90° 时，因前额眉弓较高，探针无法前进，此时不可强行推进，标记探针在泪点部的位置，撤出探针，弯至一定角度，再次试着插入探针。探针在水平位置向上转时眉弓阻碍上转,在探针头与眉弓接触探针部位之间的 1/2 或下 1/3 处弯制探针(图 2-4-1)。

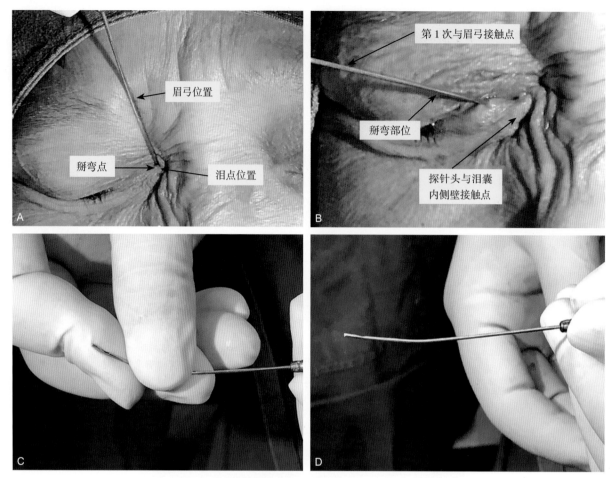

图 2-4-1 鼻泪管探通手术步骤

A. 阻碍点掰弯探针的位置;B. 眉弓阻碍探针垂直时的弯制点;C. 将探针掰弯;D. 掰弯后的探针。

(三)关键点

1. 探针转角在 15°~60° 内者,探针弯制点在眉弓与探针头之间的中央部位;如果探针转位在 60°~90° 之间受阻,则探针弯制点选择在泪点部。

2. 探针由泪囊进入鼻泪管时,当感知探针遇到较大阻力,这时候不可暴力强行通过,应顺着泪道走行撤出探针。单孔探针容易折断,为避免单孔探针折断,可将单孔探针换成双孔探针,防止折断部分残留在泪囊内,导致医源性异物。

3. 单孔探针在进入下泪小管时孔朝向下方,进入上泪小管时有孔一侧朝上,以防探针边缘有毛刺、破损时将泪点、泪小管损伤。

二、防止可吸收透明质酸酯辅料铺黏膜时皱缩成团的技巧

(一)概述

可吸收透明质酸酯辅料铺在造孔的泪囊黏膜与鼻腔黏膜之间,留出一部分空间,让黏液、脓液、泪液由此引流,促进泪囊与鼻腔黏膜的上皮化速度。在使用其覆盖泪囊、鼻腔黏膜时往往可吸收透明质酸酯辅料还没有到达预覆盖的部位,就已经皱缩成一团,影响手术的速度及可吸收透明质酸酯辅料的使用效果。通过将可吸收透明质酸酯辅料剪成 3 mm×6 mm 左右的大小,持可吸收透明质酸酯辅料的器械

先浸水,利用水润后摩擦系数减小来防止其卷缩成团。

（二）手术方法

将可吸收透明质酸酯辅料裁剪成 3 mm×6 mm 左右的长方形,鳄鱼嘴钳先浸一下生理盐水,然后轻轻夹在长方形的中央,将其送至造孔口处,鳄鱼嘴钳再浸生理盐水,然后铺平可吸收透明质酸酯辅料。用剥离子送可吸收透明质酸酯辅料前也先浸一下生理盐水,剥离子上留少许生理盐水,将可吸收透明质酸酯辅料横放在剥离子头前的平面,送入造孔区贴于泪囊与鼻腔黏膜的中央。

（三）关键点

1. 可吸收透明质酸酯辅料遇水易溶解,所以夹持器械附着水分不能太多,让可吸收透明质酸酯辅料接触夹持器械后,湿而不溶解。

2. 可吸收透明质酸酯辅料在进入鼻腔前,要把鼻腔内的血、液体吸引干净,未到达造孔口周围时,尽量避免碰到鼻腔黏膜,避免遇到液体缩成团状。

3. 使用剥离子时,要有一个轻轻地压迫可吸收透明质酸酯辅料的动作,防止将已经贴附好了的可吸收透明质酸酯辅料又带出鼻腔。

三、筛前神经阻滞麻醉技巧

（一）概述

筛前神经阻滞麻醉时,眶内出血、泪小管及泪总管损伤是常见并发症。笔者改用 5 号皮试短针头,经泪阜径路进针,避开泪小管、泪总管,注射后叠层纱布压迫止血。

（二）手术方法

采用泪阜与结膜交界处进针,接近眶内壁时绕眼球进入筛前,深度约 1.5 cm,回抽无血,注入麻醉药液 1～2 ml,拔出针头后,纱布呈叠层倒锥形压迫止血（图 2-4-2）。

视频 2-4-1

筛前神经阻滞麻醉

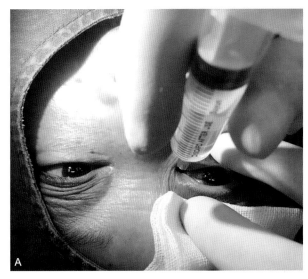
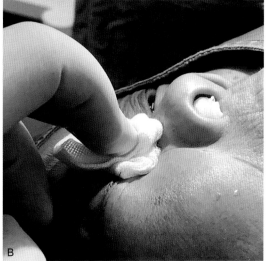

图 2-4-2 经泪阜进针（A）；纱布叠层倒锥形压迫止血（B）

（三）关键点

1. 5 号皮试针针头短,操作准确。

2. 在压迫止血时尽量将压迫的纱布折叠三道左右,呈倒锥形,适合眼、鼻根部、眼眶的形态,压迫面受力均匀。

四、下泪小管断裂寻找鼻侧断端技巧

(一)概述

下泪小管在泪液导流中占重要的作用,所以即便术后出现瘢痕性狭窄,也要尽可能进行吻合。外伤原因、损伤程度、就诊时间等因素不同,断端寻找的困难程度亦不同。当下泪小管断裂在眼科显微镜下寻找不到时,可采取鼻腔内镜辅助气泡法寻找鼻侧断端。

(二)手术方法

1. 自上泪小管常规插入双孔 9 号泪道探针,鼻腔内镜下观察到鼻泪管开口处出来的探针后,拔出探针。

2. 用 1 ml 注射器自上泪小管注入妥布霉素地塞米松眼膏,边注入边后退,至泪道水平部时停止注射眼膏(泪小管内不注射)。更换一个泪道探针插入上泪小管,在手术显微镜下注射空气。助手在鼻侧泪小管断端部先滴一滴生理盐水,观察到气泡后,用显微有齿镊标记位置。然后再次注入气体,用另外一把显微镊精确定位。助手用棉球清洁伤口,基本可以找到鼻侧断端,然后径直插入泪道探针,鼻腔内镜下观察探针的位置是否在鼻泪管的出口,确定无误后可常规进行吻合。

(三)关键点

1. 肿胀明显的患者,不急于手术吻合,可等 2～3 天组织肿胀减轻后再吻合。

2. 妥布霉素地塞米松眼膏注射到鼻泪管,阻塞了鼻泪管,探针阻塞了上泪小管,注射气体只能由断端出来,断端部有液体,气体吹动液体就会出现气泡,单纯的下泪小管断裂可以通过此类方法找到断端,但是泪囊破裂、泪囊破裂合并鼻旁窦骨折,则气体、眼膏会进入其他组织,所以,手术前要明确是否存在泪囊、鼻旁窦损伤。

3. 泪囊破裂、鼻旁窦骨折者,不适用该方法。

4. 本方法只适合 I 期泪小管断裂患者。

五、泪道阻塞性疾病手术后造孔闭锁的处理技巧

(一)概述

使鼻腔内镜下泪囊造孔手术后闭合的造孔重新开放。

(二)手术方法

1. 表面麻醉　取 1 号丝线 10 cm 左右,无菌棉球一个,0.1% 丝裂霉素溶液 1 ml,将棉球制作成纺锤形,丝线在中央打结,对折棉球成圆锥形,去除棉球表面毛絮,在棉球圆锥形头部蘸取丝裂霉素。

2. 常规泪道探通　探针在闭合的造孔黏膜区顶起黏膜,然后用刀切开黏膜,探针内的钢丝推至鼻孔外,穿进丝线,丝线与钢丝之间涂妥布霉素地塞米松眼膏,将探针、钢丝退出泪点外,再用止血钳拉丝裂霉素棉条进入鼻腔黏膜 - 泪囊,鼻腔内涂妥布霉素地塞米松眼膏,在泪点处剪断丝线。5～7 天在内镜下拉出棉条,冲洗泪道(图 2-4-3)。

视频 2-4-2

丝裂霉素棉球
拉入法

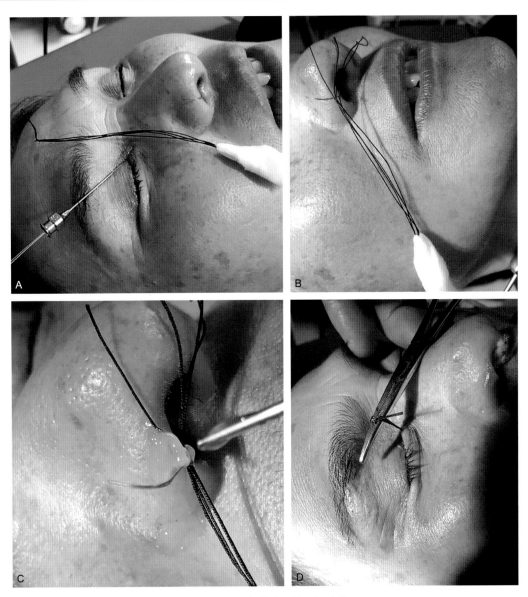

图 2-4-3　泪囊造孔闭锁再通步骤

A.准备好丝裂霉素棉条;B.丝线导进探针钢丝内;C.导线与钢丝涂妥布霉素地塞米松眼膏;D.止血钳拉紧棉条。

（三）关键点

1.治疗前充分与患者沟通,治疗期间溢泪、溢脓会加重,严格按照医嘱要求按时复查。

2.拉进泪道的棉条既要够紧,又不能从泪点拉出,否则会造成泪点撕裂。

（范金鲁　金　晶）

推荐阅读资料

[1] 范金鲁,郑颖洁.鼻腔内镜下泪道微创手术学.北京:科学技术文献出版社,2016.

[2] 韩德民.鼻内镜外科学.2版.北京:人民卫生出版社,2011.

第三章 眼表角膜疾病手术技巧

第一节 眼睑及结膜相关手术技巧

一、睑腺炎的处理技巧

（一）概述

外睑腺炎是儿童最常见的一类眼睑疾病。是睫毛囊、Zeis 腺或 Moll 腺的感染。该病很多情况下不能控制进展,最后形成脓肿。若待其自行破溃或单纯切开,比较容易留下瘢痕,影响外观,严重的会造成倒睫,引起角膜损伤甚至影响视力。因此,笔者采取局部切开清创,显微缝合的方法,最大限度减少了瘢痕形成,减少对儿童外观及心理的影响。

（二）手术方法

1. 局部麻醉,年龄小不配合者可行全身麻醉,消毒铺巾。
2. 睑板腺夹固定脓肿部位,防止出血。
3. 显微镜下于病变中央部位,平行于睑缘切开溃烂皮肤,彻底清理脓肿和坏死组织。
4. 10-0 尼龙线显微缝合切口,局部涂抗生素膏包眼。

（三）关键点

1. 显微镜下切开时,要尽量保留皮肤,切口应平行于睑缘。
2. 应用睑板腺刮匙和显微剪刀彻底清除坏死组织。
3. 用 10-0 尼龙线仔细缝合,跨距要大一些,缝到相对健康的组织,防止豁开。

（四）病例示范

患儿,男性,5 岁。上睑外睑腺炎 1 周,局部皮肤面破溃,行皮肤面切开清创缝合术,术后 1 周时切口愈合良好,拆除缝线。术后 1 个月复诊仅可见轻微痕迹(图 3-1-1)。

二、防止结膜瓣脱落技巧

（一）概述

自体结膜瓣覆盖术对控制角膜感染,促进角膜溃疡愈合具有非常重要的临床价值。首先,结膜瓣覆盖起到了机械性保护创面的作用,避免瞬目时眼睑摩擦角膜,有助于加速修复过程。其次,结膜含有丰富的血管和淋巴管,可将营养物质和生长因子运送到角膜表面,提高局部抗感染能力及上皮愈合能力。对于感染性角膜炎,结膜还可促进药物进入角膜基质,提高病灶中的药物浓度。但如果手术方法不当,术后很容易发生结膜瓣后退或脱

视频 3-1-1

结膜瓣

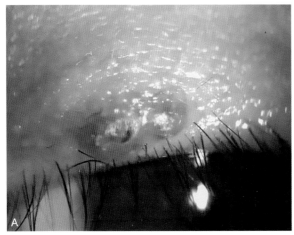
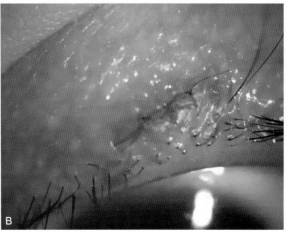
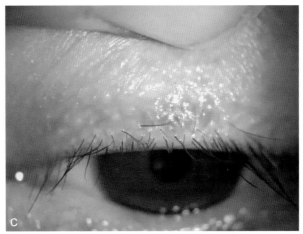

图 3-1-1　睑腺炎外观及手术效果

A.从皮肤面破溃的睑腺炎；B.切开清创 10-0 尼龙线缝合后 1 周,愈合良好；C.拆线后早期效果,仅可见轻微痕迹。

落,影响治疗效果。此处总结了一些关于结膜瓣覆盖术的实用手术技巧,可以有效减少结膜瓣脱落和后退的发生,提高结膜瓣覆盖术的成功率。

（二）手术方法

1.常规术前准备,局部麻醉,消毒铺巾。

2.清除角膜感染灶表面的坏死组织,制作创面。

3.根据病变位置及大小选择邻近结膜组织制作结膜瓣,分离结膜与筋膜囊,充分松解游离结膜瓣,使其无张力。

4.用 10-0 尼龙线将结膜缝合于角膜创面,将线头包埋至角膜基质内,局部加压包扎 3 天以上,使之恢复血运。

5.血运恢复后,开放点眼治疗。

（三）关键点

1.清创,刮除病变区角膜上皮及坏死病变组织,暴露出周边相对健康的角膜组织,这样结膜瓣较容易与角膜愈合。

2.结膜瓣要充分松解游离,能够无张力放置在病变区域,然后再缝合。

3.尽量制作成桥状结膜瓣,其血运较舌状瓣更好,成活率更高。

4.分离结膜瓣要薄,尽量不带筋膜囊,以尽快恢复血运,促进愈合。

5. 采用 10-0 尼龙线,以减少对角膜本身的损伤。

6. 缝合跨距应相对大一些,并从较健康的角膜出针,防止坏死的角膜豁开。

7. 线结要打紧并包埋到角膜基质内,否则会出现局部糜烂、线结松脱、结膜后退等情况。

8. 术前应告知患者术后早期可能影响外观。

(四)病例示范

患者,女性,30 岁。左眼神经麻痹性角膜炎,长期暴露,下方角膜溃疡迁延不愈合。视力 0.1,矫正不提高,行左眼结膜瓣覆盖术。术后 2 个月溃疡灶完全愈合,患者视力恢复至 0.25(图 3-1-2)。

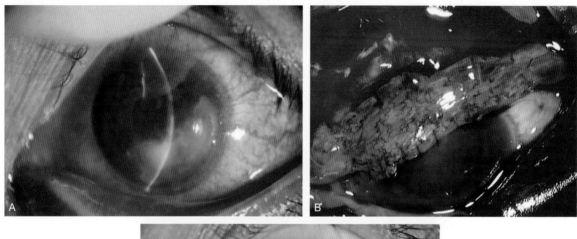

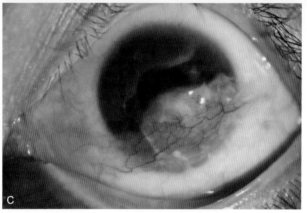

图 3-1-2 结膜瓣覆盖手术效果

A. 下方及颞侧角膜溃疡;B. 利用桥状结膜瓣覆盖病变角膜;C. 术后 2 个月,结膜瓣在位,变薄。

(李绍伟 刘 畅 梁伟彦)

📖 推荐阅读资料

[1] 葛坚. 眼科学. 北京:人民卫生出版社,2002:184.

[2] 李凤鸣. 眼科全书. 北京:人民卫生出版社,1996:1018.

[3] KHODADOUST A,QUINTER A P. Microsurgical approach to the conjunctival flap. Archives of ophthalmology,2003,121(8):1189-1193.

[4] ZHONG J,WANG B,LI S,et al. Full-thickness conjunctival flap covering surgery combined with amniotic membrane transplantation for severe fungal keratitis. Experimental & therapeutic medicine,2018,15(3):2711-2718.

第二节 羊膜移植手术相关技巧

一、防止羊膜脱落技巧

(一)概述

羊膜覆盖术是临床上治疗角膜病变的常用手术方式,能达到促进角膜溃疡或缺损愈合,减轻炎症反应,减轻角膜血管化、瘢痕化,预防感染的治疗效果。为充分发挥羊膜的治疗作用,一般要求羊膜在角膜表面覆盖 5 ~ 7 天。但是,以往的间断缝合或透明角膜的连续缝合均易发生羊膜提前脱落,起不到治疗作用。笔者将缝合方法改为结膜表面连续缝合,延长了羊膜覆盖时间,效果良好。

视频 3-2-1

羊膜覆盖术

(二)手术方法

1.常规术前准备,局部麻醉,消毒铺巾。

2.取合适大小羊膜平铺于角结膜表面,上皮面向上,基质面向下。

3.用 10-0 尼龙线在角膜缘后约 3 mm 处结膜表面进行连续缝合并打结固定。

4.结膜囊涂抗生素眼膏,加压包扎 3 天。

(三)关键点

1.连续缝合时应缝合到筋膜囊,便于将缝线拉紧。

2.缝合时进出针均应穿过羊膜,要在羊膜范围内连续缝合。

3.缝合时要形成较密的环形连续缝合,增加固定范围。

4.将缝线拉紧后再打结。

5.眼表条件较好,结膜无水肿的患者,术后可佩戴绷带镜,直接点眼,无须包扎。

(四)病例示范

1.患者,男性,33 岁。碱烧伤 1 周,结膜水肿增生,角膜灰白混浊,部分基质溶解,视力手动 1 m。行羊膜覆盖术治疗,连续缝合,羊膜组织贴附好(图 3-2-1)。

2.患者,女性,38 岁。左眼异物感伴视力下降一个半月,一个半月前曾行双眼 SMILE 术,术后第二天自觉异物感明显,应用妥布霉素地塞米松眼膏、人工泪液、抗生素、抗病毒药物治疗,无好转,4 天前加

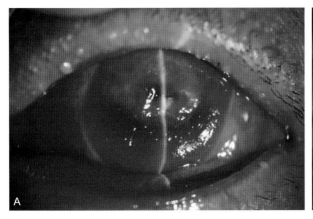
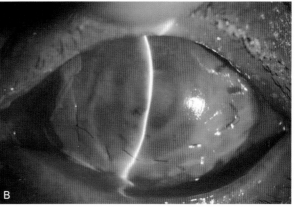

图 3-2-1 前节照相

A.结膜水肿增生,角膜基质有溶解;B.羊膜覆盖,连续缝合。

重来诊。诊断为"左眼药物毒性角膜炎"。行羊膜覆盖术治疗,术后1个月余角膜透明,上皮光滑,视力1.0 (图3-2-2)。

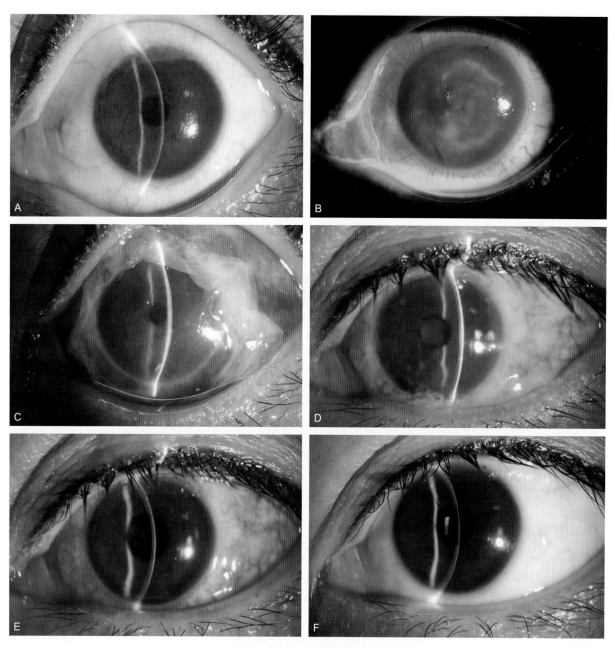

图 3-2-2 羊膜覆盖术后效果

A. 全角膜上皮粗糙混浊;B. 荧光素染色可见大片不均一着色,视力0.02;C. 羊膜覆盖术后第1天,羊膜贴附良好,连续缝线在位;D. 术后1周,羊膜在位,几近溶解;E. 拆除羊膜,角膜透明,上皮光滑;F. 术后第41天随访。

（李绍伟 刘 畅 梁伟彦）

二、羊膜移植治疗蚕食性角膜溃疡手术技巧

(一)概述

蚕食性角膜溃疡是一种慢性、进行性、疼痛性角膜溃疡,初发于角膜缘,沿角膜周边部延伸,再向角膜中央匍行发展,最终累及全角膜。也可多处发生,并向周围发展,相互融合。发病原因不是十分明确,可能与针对角膜基质蛋白发生自体免疫反应有关。该病

视频 3-2-2

结膜切除 + 羊膜移植

的治疗包括局部、全身应用激素及免疫抑制剂等药物治疗,疾病发展到一定阶段,则需要行结膜切除联合角膜移植以防止角膜穿孔等并发症的发生。该病复发率较高,以往的研究曾报道板层角膜移植术治疗蚕食性角膜溃疡后的复发率达 23% ~ 25%。因此很多患者需要反复做角膜移植手术,但治疗受角膜供体材料的限制,并且会给患者造成很大的经济负担。目前羊膜移植用于治疗病变累及浅中基质层的蚕食性角膜溃疡取得了良好的临床效果。羊膜组织可作为支架填补组织缺损,促进上皮化,阻断新生血管的生长,发挥其抗炎及局部免疫调节作用,降低复发。若疾病复发或进展,羊膜移植术可反复操作,相对减轻患者的经济负担。

（二）手术方法

1. 球周麻醉,常规消毒铺巾,羊膜组织复水。

2. 彻底切除病变区坏死和有炎症的角巩膜组织,切除病变周围 4 mm 以上球结膜组织。

3. 相应形状大小的羊膜组织平铺于病变区,上皮面向上,基质面向下,使用非吸收 10-0 缝线边对边间断缝合,包埋线结。

4. 结膜囊涂妥布霉素地塞米松眼膏。术后加压包扎 3 天。

5. 术后 7 ~ 10 天拆除球结膜缝线,术后 1 个月拆除角膜缝线。

（三）关键点

1. 术前、术后局部及全身规律应用糖皮质激素及免疫抑制等药物控制炎症。

2. 彻底切除角膜及巩膜的病变组织及周围的新生血管。

3. 确保羊膜平整贴附,为周围上皮的移行和生长提供良好的支架。

4. 缝合时羊膜与角膜边缘要对合紧密,球结膜边缘要覆盖在羊膜组织上,促进其上皮化。

5. 术后加压包扎,裂隙灯检查时做荧光素钠染色,确保羊膜组织贴附及上皮化。

6. 定期复查,如出现复发,药物治疗无效者,可再次切除病变行羊膜移植术。

（四）病例示范

患者,女性,46 岁。左眼红 1 周,诊断为左眼蚕食性角膜溃疡早期,裂隙灯检查见鼻侧周边角膜浅层基质灰白浸润,新生血管长入。行病灶区结膜切除联合羊膜移植术,术后 1 周时充血明显减轻,羊膜植片在位。随访至术后 3 个月,未见复发(图 3-2-3)。

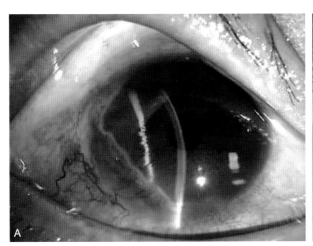
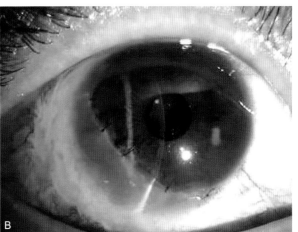

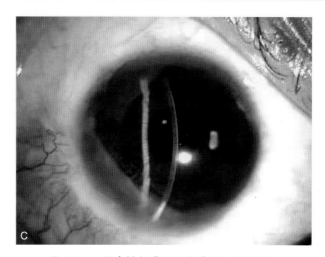

图 3-2-3 蚕食性角膜溃疡羊膜移植术后效果

A.病变累及边缘角膜浅基质层;B.结膜切除联合羊膜移植术后 1 周;C.术后 1 年病变控制,无复发。

（李绍伟　梁伟彦　白　杰　赵　琳）

📖 推荐阅读资料

［1］布鲁诺·祖贝布勒.角膜手术基本技术.孔祥斌,译.天津:天津科技翻译出版有限公司,2015:39.

［2］李凤鸣.眼科全书.北京:人民卫生出版社,1996:1365.

［3］李绍伟,王瑶.血管膜切除联合羊膜移植治疗复发性免疫性角结膜炎.眼科,2006,15(3):177-179.

［4］ALHASSAN M B,RABIU M,AGBABIAKA I O. Interventions for Mooren's ulcer. Cochrane database of systematic reviews,2014,22(1):CD006131.

［5］CHEN J,XIE H,WANG Z,et al. Mooren's ulcer in China:a study of clinical characteristics and treatment. British journal of ophthalmology,2000,84(11):1244-1249.

［6］DUA H S,GOMES J A,KING A J,et al. The amniotic membrane in ophthalmology. Survey of ophthalmology, 2004,49(1):51-77.

［7］黄挺,王玉娟,冀建平,等.板层角膜移植治疗周边部角膜溃疡穿孔.中华眼科杂志,2008,44(2):7.

［8］JIRSOVA K,JONES G. Amniotic membrane in ophthalmology:properties,preparation,storage and indications for grafting. Cell and tissue banking,2017,18(2):193-204.

［9］SABATER A L,PEREZ V L. Amniotic membrane use for management of corneal limbal stem cell deficiency. Current opinion in ophthalmology,2017,28(4):363-369.

［10］SHARMA N,KAUR M,AGARWAL T,et al. Treatment of acute ocular chemical burns. Survey of ophthalmology,2018,63(2):214-235.

［11］SHARMA N,SINHA G,SHEKHAR H,et al. Demographic profile,clinical features and outcome of peripheral ulcerative keratitis:a prospective study. British journal of ophthalmology,2015,99(11):1503-1508.

第三节　板层角膜移植手术相关技巧

一、提拉划开法剥离板层角膜的手术技巧

（一）概述

板层角膜移植是角膜移植手术的重要方式之一。因其排斥率低，可以应用非活性保存的角膜材料，而且术后眼球安全性、抗张力、屈光效果等方面都有穿透性角膜移植手术不可比拟的优势，所以在临床上得到了越来越多的应用。

视频 3-3-1

提拉划开法

板层角膜移植的方式分前部板层角膜移植和深板层角膜移植。手术方法有提拉划开法、飞秒激光切割法、大气泡分离法，不同的方法适应证和优缺点不同。大气泡分离法适合于深板层移植，直接暴露到后弹力膜，其适应证是角膜病变区接近后弹力层，优点是手术清除病变组织彻底，视觉质量好，缺点是手术难度大，有一定的后弹力层破裂概率。飞秒激光切割法适合于中浅基质层的病变。优点是切割整齐，安全，缺点是费用高，对接近穿孔、角膜厚薄不均、病变接近后弹力层的病例不适合。因此，大部分病例可能还是需要手工剖切来完成手术。手工剖切需要一定技巧和经验，有时剖切不光滑，也有穿孔的风险，但只要掌握技巧，手工剖切非常安全。笔者长期采取"提拉划开法"做各种板层角膜移植，手术安全、快速、界面平整。

（二）手术方法

1.常规球周麻醉，消毒铺巾。

2.环钻确定切割直径，钻切 1/3 ～ 1/2 深度。

3.用锐利的尖刀加深环钻切迹，15 号圆形外科手术刀片行板层剖切。

4.剖切时术者与助手一起用镊子提拉，将要剖切的界面拉出纤维丝，再用刀尖划开纤维丝，始终于同一纤维平面划剥（图 3-3-1）。

（三）关键点

1.使用 15 号圆刀片。刀片背面平直，贴着板层基底面平稳划行，不改变剖切界面深度和层次。

2.拉出纤维丝以后，沿着白色的纤维丝划开，保证沿着同一平面分离板层。只用刀尖部，并用刀背安全抵靠在植床面。刀片可以来回划，助手要斜向前上方提拉。很多时候是提拉出界面，刀尖只是辅助划开纤维。

3.能拉出纤维丝说明局部健康，此处一般不会有瘢痕或感染水肿。有瘢痕的地方很难拉出纤维丝，此时剖切要谨慎，可以小心切开，略过此处，剖完第一层后，再根据病变深度，再剖切掉一层，直到下方可以拉出健康的纤维丝。

总之，提拉划开法剥离板层角膜是一种非常安全有效的方法，只要牢记提拉、划开的诀窍，就能出色地完成一台板层角膜移植术，不用担心剖切不光滑、穿孔等问题。

（四）病例示范

患者，女性，38 岁。右眼角膜溃疡穿孔 1 周。视力 0.05，裂隙灯检查见瞳孔下缘局部溃疡穿孔，用上述方法安全完成板层角膜移植术，随访至术后 6 个月，角膜植片透明，原穿孔区局部轻度混浊，视力恢复至 0.5（图 3-3-2）。

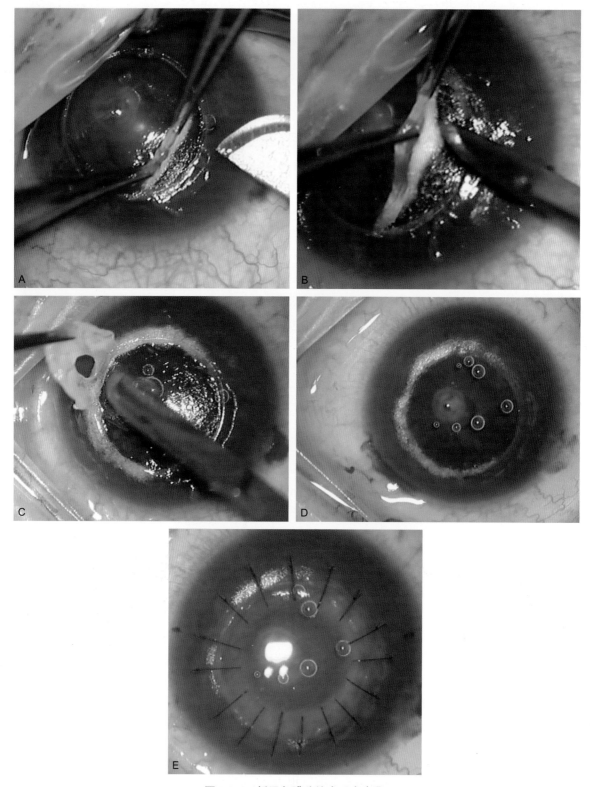

图 3-3-1　板层角膜移植术手术步骤

A.尝试行板层角膜移植术;B.助手斜向上提拉病变角膜,15 号圆刀片刀尖划开纤维丝;C.剥到穿孔区时可自然越过该区域,比较安全;D.经反复板层剖切,可见穿孔以外植床光滑透明;E.间断缝合板层植片,完成手术。

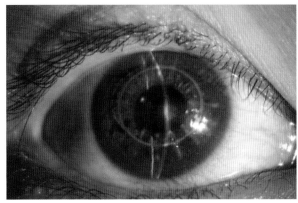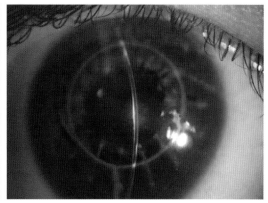

图 3-3-2　板层角膜移植术手术效果

术后 6 个月，角膜植片透明，穿孔区轻度混浊。

（李绍伟　梁伟彦　张　帆）

二、可控大气泡法深板层角膜移植术

（一）概述

视频 3-3-2

可控大气泡法
深板层角膜移
植术

大气泡法深板层角膜移植术（deep anterior lamellar keratoplasty，DALK）是近十几年来角膜移植手术方法上的革命性进步。经过很多学者医生的不断探索，最终由 Anwer 正式标准化并命名。该方法的主要原理是在角膜基质内注射气体，气体可以通过天然存在的胶原间隙进入后弹力膜与基质之间的潜在腔隙内，完全分开后弹力膜。因此，该方法可获得光滑的界面，术后视觉质量与穿透性角膜移植术相当。

传统的大气泡法快速注气形成大气泡时，眼压急剧升高，可造成房角后退，虹膜括约肌损伤等。过快的打气也可能造成后弹力膜破裂，尤其角膜营养不良的病例。另外因为不能控制打气的量，还可能使形成的大气泡范围过大，超出环钻范围，带来额外的损伤和风险。笔者使用可控大气泡法注入气体，可避免上述并发症的发生。

（二）手术方法

1. 常规球周麻醉，消毒铺巾。

2. 环钻确定切割直径，钻切 1/3 ～ 1/2 深度。

3. 用锐利的尖刀加深环钻切迹，15 号圆形外科手术刀片行板层剖切，剥除前部 1/3 ～ 1/2 角膜基质。

4. 剖切后用 30G 注射针头平行进入基质层，先用力推注射器，在中央形成小一些的气泡。

5. 然后再缓慢、适度注气，控制气泡形成速度，使大气泡边缘正好达到环钻边缘。

6. 15° 穿刺刀快速划开基质层，释放气体。

7. 注入黏弹剂，分离基质与后弹力膜，显微剪剪除基质层，暴露后弹力层。

8. 完成角膜移植手术。

（三）关键点

1. 进针深度不要求非常接近后弹力层，以防穿孔。

2. 注气时选用的针头规格、钝性的还是尖锐，并无显著差异。笔者一般采用 30G 注射针头，用粗一点的皮试针头也可以，钝性的前房冲洗针头也可以。但针头越粗越不容易控制力度。

3. 注气时，应先用力，待形成小一些的气泡后，再缓慢注气，适当控制气泡形成速度，减少对眼部的损伤。

4.进针部位应首选周边部。如果一旦发生穿孔,还可继续行板层手术,不影响中央视轴。

（四）病例示范

患者,男性,18岁。右眼圆锥角膜Ⅳ期,利用上述方法安全完成深板层角膜移植术(图3-3-3)。

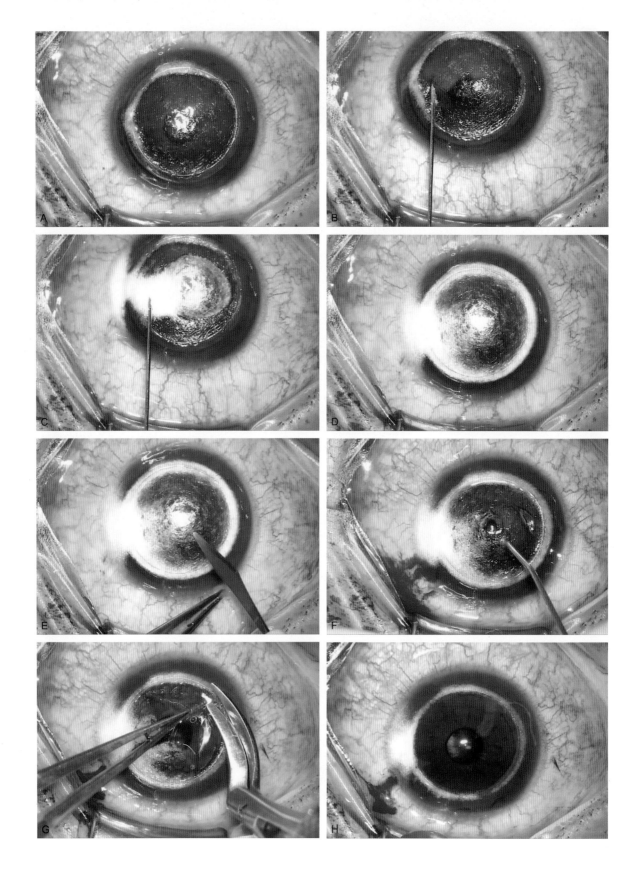

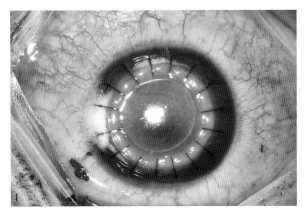

图 3-3-3　可控大气泡法深板层角膜移植手术步骤

A. 剥除 1/2 基质层后；B.30G 针头从旁中心进入基质层；C. 以一定力度注入部分气体，形成小气泡；D. 然后再缓慢注入气体，分离基质层与后弹力层，范围达到钻切边缘；E.15° 穿刺刀划开基质层；F. 在基质与后弹力层间注入黏弹剂；G. 再剪除基质层；H. 暴露后弹力层；I. 缝合角膜，完成手术。

（李绍伟　梁伟彦　张　帆）

🔖 推荐阅读资料

［1］ANWAR M,TEICHMANN K D. Big-bubble technique to bare descemet's membrane in anterior lamellar keratoplasty. Journal of cataract and refractive surgery,2002,28（3）:398-403.

［2］CHENG Y Y,VISSER N,SCHOUTEN J S,et al. Endothelial cell loss and visual outcome of deep anterior lamellar keratoplasty versus penetrating keratoplasty:a randomized multicenter clinical trial. Ophthalmology,2011,118（2）:302-309.

［3］COSTER D J,LOWE M T,KEANE M C,et al. A comparison of lamellar and penetrating keratoplasty outcomes:a registry study. Ophthalmology,2014,121（5）:979-987.

［4］FOGLA R,PADMANABHAN P. Results of deep lamellar keratoplasty using the big-bubble technique in patients with keratoconus. American journal of ophthalmology,2006,141（2）:254-259.

［5］HAN D C,MEHTA J S,POR Y M,et al. Comparison of outcomes of lamellar keratoplasty and penetrating keratoplasty in keratoconus. American journal of ophthalmology,2009,148（5）:744-751.

［6］HENEIN C,NANAVATY M A. Systematic review comparing penetrating keratoplasty and deep anterior lamellar keratoplasty for management of keratoconus. Contact lens anterior eye:the journal of the British Contact Lens Association,2017,40（1）:3-14.

［7］JOAG M G,GALOR A,KARP C L. Delayed expulsive choroidal hemorrhage after penetrating keratoplasty. Ophthalmic surg lasers imaging retina,2015,46（2）:289-292.

［8］LU Y,YANG L,GE Y,et al. Femtosecond laser-assisted anterior lamellar keratoplasty for the treatment of stromal corneal pathology. BMC ophthalmology,2015,15:15.

［9］MELLES G R,LANDER F,RIETVELD F J,et al. A new surgical technique for deep stromal,anterior lamellar keratoplasty. British journal of ophthalmology,1999,83（3）:327-333.

［10］REINHART W J,MUSCH D C,JACOBS D S,et al. Deep anterior lamellar keratoplasty as an alternative to penetrating keratoplasty:a report by the American Academy of ophthalmology. Ophthalmology,2011,118（1）:209-218.

第四节　穿透性角膜移植手术技巧

穿透性角膜移植术中悬吊针压迫法预防人工晶状体脱出

（一）概述

做穿透性角膜移植手术的最大风险之一就是剪下病变角膜后可能发生眼内容物脱出。要预防这个问题，首先要求术前充分局部麻醉和软化眼球，保证较低的眶压和眼压，当然，全身麻醉更安全。但对于人工晶状体眼患者，行穿透性角膜移植时，很多情况下尽管眼压控制得很好，也无法阻止人工晶状体前凸，尤其是玻璃体压力高、瞳孔不能缩小、自体交叉角膜移植的患者。多年来笔者利用人工晶状体悬吊针自角膜缘后穿过前房，使其压在人工晶状体和虹膜表面的方法，能很好地避免人工晶状体脱出，保障手术顺利完成。

视频 3-4-1

悬吊针压迫法
穿透性角膜移
植术

（二）手术方法

1. 常规穿透性角膜移植手术准备，钻切植床角膜 2/3 深度，15° 穿刺刀穿刺进入前房，注入缩瞳药，用黏弹剂形成前房。

2. 用晶状体悬吊针（10-0 聚丙烯线长直针），从角巩膜缘后 0.5 mm 处进针，贴近虹膜表面跨过瞳孔区自对侧角巩膜缘后 0.5 mm 穿出。

3. 剪除病变角膜后于人工晶状体前表面涂上适量黏弹剂。

4. 迅速将角膜供体植片覆盖其上，缝合 8 针后取出悬吊针。

5. 继续完成植床植片缝合并形成前房。

（三）关键点

1. 放置悬吊针前用黏弹剂形成前房。

2. 进针点位置为角巩膜缘后 0.5 mm 房角位置，使针头贴近虹膜面。

3. 一般缝合 8 针即可拔除悬吊针，再完成剩余缝合，避免因针头引起植床开口变形而影响缝合效果。

4. 该方法可以单针也可以双针交叉压迫，不仅适用于人工晶状体眼也适用于有晶状体眼。

（四）病例示范

患者，女性，47 岁。右眼多次青光眼术后，人工晶状体眼，大泡性角膜病变，视力 0.01；左眼青光眼绝对期，无光感，角膜透明。行"双眼自体交叉穿透性角膜移植术"，术中采用悬吊针压迫法预防人工晶状体脱出，保证手术顺利完成（图 3-4-1）。

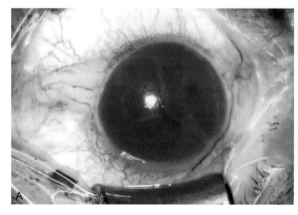
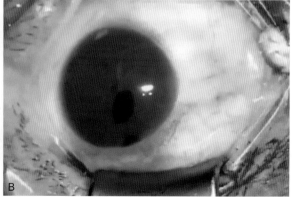

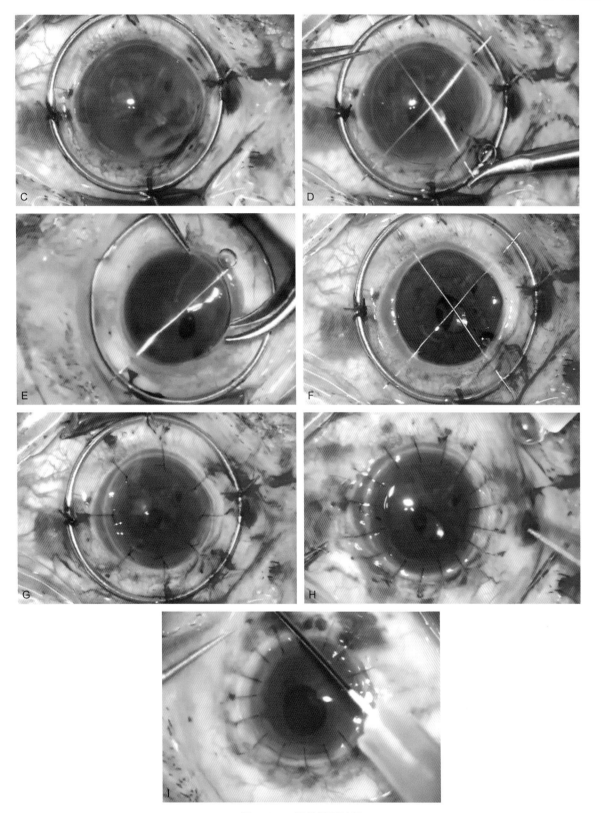

图 3-4-1　悬吊针压迫法

A. 右眼角膜弥漫性水肿,前房可见引流管,人工晶状体在位;B. 左眼角膜透明,晶状体缺如,视神经萎缩;C. 取同一直径负压环钻钻切双眼角膜达 2/3 厚度;D. 右眼 10-0 悬吊针交叉置于前房,防止眼内容物脱出;E. 左眼采用单针压迫;F. 完整切除右眼角膜后可见人工晶状体稳固;G. 双眼角膜交叉放置缝合,右眼缝合 8 针后取出悬吊针;H. 继续完成缝合,右眼前房形成良好;I. 左眼前房形成良好,结膜下注射地塞米松 + 抗生素,术毕。

(李绍伟　梁伟彦　宋春媛)

● 推荐阅读资料 ●

［1］李凤鸣.眼科全书.北京:人民卫生出版社,1996:1491.

［2］TAN D T,DART J K,HOLLAND E J,et al. Corneal transplantation. Lancet,2012,379(9827):1749-1761.

第五节　角膜手术中缝线应用技巧

一、角膜缝合联合前房注气治疗急性圆锥

（一）概述

2.6%～3% 的圆锥角膜会在发展过程中出现急性圆锥,也叫圆锥角膜急性水肿期。是因为角膜的扩张,导致后弹力膜突然破裂,房水涌入基质,从而引起角膜基质层和上皮层水肿。以往认为,圆锥角膜急性水肿期不宜立即行角膜移植术,应待水肿消退、基质瘢痕形成后,再考虑是否需要手术。但是急性圆锥的自然病程需要 2～3 个月,而且可能形成较明显的瘢痕。近年来,国外开展了前房注入无菌空气或惰性气体的治疗方法,促进水肿消退。但是该方法也存在一些问题,如需多次注气,惰性气体阻滞瞳孔致使眼压升高,有时必须做下方 6 点位的周切,增加了创伤。还有人采取后弹力膜破裂处的基质缝合,促使后弹力层裂口闭合,加速水肿消退。也有同时联合惰性气体或无菌空气前房注射的研究。笔者采取角膜基质缝合联合无菌空气前房填充,不需要做周边虹膜切除,效果良好。而且术后可以根据病情转归和视力情况,采取胶原交联或者早期板层移植,都取得了良好的效果。

视频 3-5-1

急性圆锥缝合

（二）手术方法

1. 常规术前准备,球周麻醉或全身麻醉,消毒铺巾。

2. 15° 穿刺刀做角膜缘侧切口,放出少量前房水后注入过滤的无菌空气,观察后弹力层破裂方向及大小。

3. 垂直于后弹力层破裂方向用非吸收 10-0 缝线间断缝合,缝合深度为 2/3～3/4 角膜厚度。

4. 再次补充注入无菌空气,充满前房。

5. 2 小时后放出部分前房内气体,防止瞳孔阻滞,密切观察眼压变化。

（三）关键点

1. 缝合前先于前房内注入无菌空气,此时用前房冲洗针头轻轻拍击角膜,空气会进入后弹力膜裂口处,显现出后弹力层破裂的方向及长度。缝线需与其垂直。

2. 不应全层缝合,亦不宜过深,一般缝合深度以 2/3～3/4 角膜厚度为宜,以免术后缝线接近内皮层遗留明显瘢痕。

3. 术后半个月至 1 个月时,根据病变的位置、深度及患者视力情况决定下一步治疗方案:如矫正视力好可单纯行角膜胶原交联术;如矫正视力欠佳,可根据瘢痕的深浅和位置行深板层角膜移植术或穿透性角膜移植术。

（四）病例示范

1. 患者,男性,16 岁。右眼突然视力下降加重 2 天,诊断为急性圆锥角膜,行角膜缝合联合前房注气术,术后 5 天角膜水肿消退,术后 1 个月时角膜稳定,行深板层角膜移植术,术后 3 个月角膜植片透明,

植床残留小片状云翳,视力恢复至 0.5(图 3-5-1)。

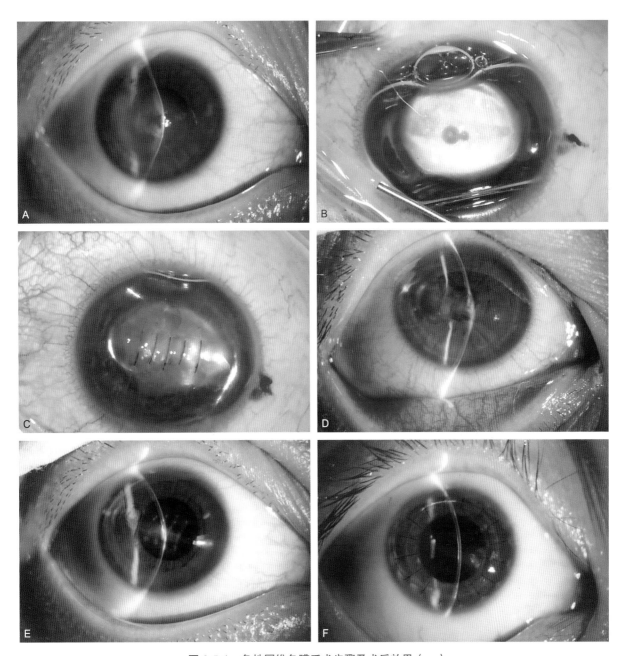

图 3-5-1　急性圆锥角膜手术步骤及术后效果(一)

A. 急性圆锥角膜可见角膜上皮、基质水肿及囊腔;B. 术中前房注气后可确定后弹力层裂口方向;C. 垂直于后弹力层裂口方向行角膜基质缝合;D. 术后 5 天角膜水肿基本消退;E. 术后 1 个月角膜稳定,行深板层角膜移植术;F. 深板层角膜移植术后 3 个月,角膜植片透明,植床残存小片状云翳,矫正视力 0.5。

　　2. 患者,男性,14 岁。左眼角膜发白、视力下降 3 天,视力手动眼前,角膜中央区灰白水肿,诊断为左眼急性圆锥角膜,行角膜缝合联合前房注气术,术后 3 周时角膜情况稳定,行角膜缝线拆除及经上皮角膜胶原交联术,术后 2 个月角膜中下方横行瘢痕形成,裸眼视力恢复至 0.25,RGP 矫正可达 0.6(图 3-5-2)。

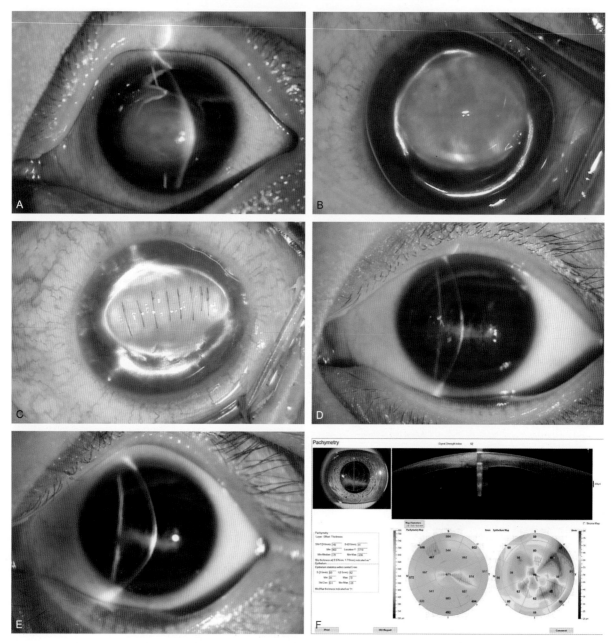

图 3-5-2　急性圆锥角膜手术步骤及术后效果（二）

A. 急性圆锥角膜可见角膜上皮、基质水肿及囊腔;B. 术中前房注气后可确定后弹力层裂口方向;C. 垂直于后弹力层裂口方向行角膜基质缝合;D. 术后 3 周,角膜情况稳定,行角膜缝线拆除及经上皮角膜胶原交联术;E. 术后 2 个月,角膜中下方横行瘢痕形成,裸眼视力 0.25,RGP 矫正视力 0.6;F. 术后 2 个月,前节光学相干断层扫描(OCT)示角膜中央厚度 571 μm。

（李绍伟　梁伟彦　白　杰）

二、简易选择性拆线调整角膜移植术后散光法

（一）概述

　　角膜移植术后必然会有不同程度的散光,部分原因是缝线的松紧问题、切口瘢痕愈合问题,根本原因是角膜切口的整齐度问题。但是,如果在角膜愈合过程中能够通过缝线调整散光,产生塑形作用,可能会在一定程度上减少最终散光。一般是在术后 6 个月左右选择性拆除缝合过紧的缝线,这需要结合验光、角膜地形图和裂隙灯观察作出判断。如要更直接简便地确定需要拆除的缝线,可采取根据验光仪

上的散光环进行判断,这个方法简便、快速、效果确切。

(二)手术方法

1. 穿透性或板层角膜移植术后患者,在术后 6 个月时行验光检查,确认有散光需要矫正。

2. 确认角膜愈合良好,拆线后没有哆开风险。

3. 电脑验光时观察显示屏上的散光环形态,向心性内凹的部分说明此处缝线偏紧,向外凸出的说明此处缝线偏松(图 3-5-3)。

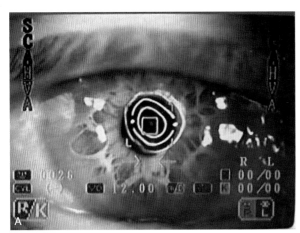
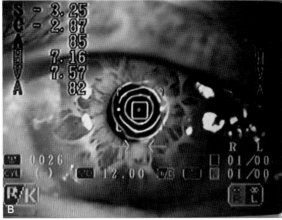

图 3-5-3　选择性拆线调整散光手术效果(一)

A. 拆线前散光环,2 点位内陷,说明此处缝线偏紧;B. 拆除 2 点位缝线后散光减小。

4. 拆除偏紧的缝线可以减少散光。

(三)关键点

1. 要在术后 6 个月左右拆线。

2. 只拆比较紧的线。

3. 要结合裂隙灯确认相应部位的线是否偏紧。植片偏大时不一定完全对应中央的环(图 3-5-4)。

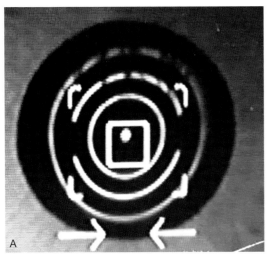
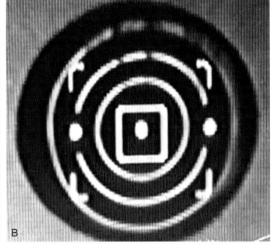

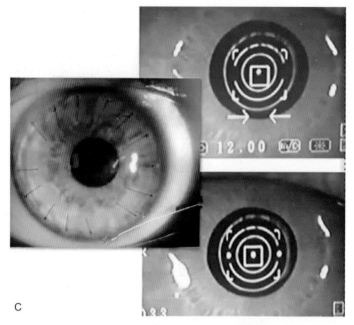

C

图 3-5-4　选择性拆线调整散光手术效果（二）
A. 散光环显示 4 点位、10 点位偏紧；B. 拆除 4 点位、10 点位缝线，散光减小；
C. 电脑验光仪的散光环可以指导精细拆线调整散光。

（李绍伟　梁伟彦　武博文）

三、角膜松线的重缝技巧

（一）概述

角膜移植术后经常会遇到早期缝线松动的问题，多出现在圆锥角膜行角膜板层移植术后，植床比较容易出现"豁开"，导致缝线松动，局部溶解。另外也容易出现在感染性角膜病，尤其病毒性角膜炎术后。因为这些病例的植床往往比较疏松，或者有活动性炎症，术后局部炎症消退后就会出现缝线松动。此时需要及时拆除松动的缝线防止感染，还要重新缝合，减少散光形成。根据经验，一般成人 3 个月内的缝线松动都需要重新缝合，但是如果原位缝合，因为存在局部炎症、水肿、角膜糜烂等问题，缝线很容易再次松动或根本无法缝合。笔者采取的措施是在松线的两侧相对健康的角膜处加以缝合。

视频 3-5-2

松线重缝

（二）手术方法

1. 表面麻醉，常规消毒铺巾。

2. 在松动的缝线两侧各加缝 1 针，拆除松动缝线。

（三）关键点

1. 重缝时一定要偏紧一些，否则容易出现局部溶解致再次松动。

2. 如果松动的缝线两侧角膜也水肿，可适当增加缝线跨距，确保缝线不松动，有的可以扩大跨距缝合到角巩膜缘甚至结膜处出针，这样就不容易松动了。

（四）病例示范

患者，男性，24 岁。因圆锥角膜行深板层角膜移植术后 2 个月，复诊发现 12 点位及 1 点位缝线松动，予松动缝线两侧重新缝合并拆除原松动缝线，术后稳定（图 3-5-5）。

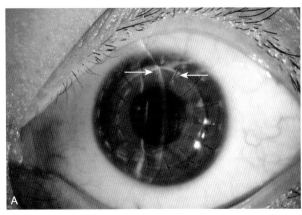
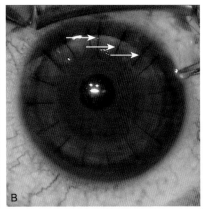

图 3-5-5　角膜移植术后角膜松线重缝

A. 裂隙灯下可见 12 点位、1 点位缝线松动；B. 松动缝线两侧共缝合 3 针，拆除 2 根松动缝线，术后稳定。

（李绍伟　梁伟彦　苗　源　赵　琳）

四、角膜缝线的拆除技巧

（一）概述

角膜移植术后拆线对于角膜移植手术的成功也是极为重要的，如果不注意可能会造成缝线残留、切口哆开或组织损伤等问题。关于如何拆好角膜缝线，笔者根据经验进行总结。

视频 3-5-3

拆线

（二）手术方法

1. 表面麻醉可在显微镜下或裂隙灯下进行，不能配合的婴幼儿或成人需在全身麻醉下拆线。

2. 用开睑器开睑比较方便，但一定要注意时刻保持角膜湿润。笔者一般不采用开睑器，这样可以随时手动闭合眼睑，保持角膜湿润。

3. 因缝线都埋在角膜上皮下，所以要先用 1 ml 无菌注射器针头挑起缝线，直接用针头侧锋从中间断开，用针尖从两侧分别把断线挑出上皮，然后用 0.2 mm 无齿镊从线结所在一侧拉出。个别情况下不能拉出时可再从另一侧拉出。

4. 特殊情况　如果一侧不能拉出，另一侧线头已经进入了角膜基质，此时不宜用力再拉，可以在拉出的线根部剪断，使线头缩入角膜基质内。

（三）关键点

1. 一定要先从线结所在一侧拉线，防止线结被植床 / 植片愈合瘢痕阻挡。

2. 从植床侧拉出缝线时，拉线方向要朝向瞳孔区；从植片侧往外拉线时用力方向要朝向角膜缘。

3. 一般一年之内的缝线比较好拆，因为缝线比较结实，不容易拉断。

4. 如果从植片与植床两侧缝线都拉不出，尤其是线结被植床 / 植片愈合处瘢痕所阻挡难以拉出，不要强行拉拽，防止植床 / 植片哆开。此时可以把留在外面的线头提起，再用针头从根部切断，这样线头会缩回角膜基质内，而不暴露，也不会因此导致感染或排斥。残留的线头除了显微镜下外观欠佳，对角膜影响不大。

（四）病例示范

患者，男性，46 岁。视力 0.1，穿透性角膜移植术后 8 个月，散光 7.0D，验光发现在 140° 处散光大。裂隙灯下见 1:30、2:00、2:30 点位缝线较紧，利用上述方法行局部缝线拆除术。实际上应该在术后 6 个月就开始选择性拆线,以调整散光(图 3-5-6)。

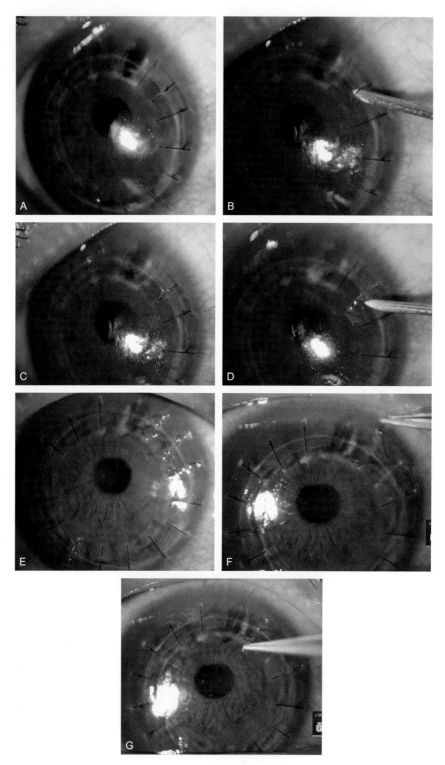

图 3-5-6 角膜缝线拆除

A. 裂隙灯下可见 1:30、2:00、2:30 点位缝线较紧;B. 先用 1 ml 针头挑起缝线,游离;C. 用针头侧锋从缝线中间挑断;D. 用针尖从两侧分别把断线挑出上皮;E. 用针头挑断所有要拆的缝线,然后一同用镊子拉出,以节省时间;F. 拉线时一般从植床侧拉出缝线较容易;G. 有时线结被瘢痕卡住,从植片侧也拉不动,不要硬拉,防止把切口拉开。

(李绍伟 梁伟彦 武博文)

• 推荐阅读资料 •

[1] BASU S,VADDAVALLI P K,RAMAPPA M,et al. Intracameral perfluoropropane gas in the treatment of acute corneal hydrops. Ophthalmology,2011,118(5):934-939.

[2] BUTRUS S,ASHRAF M,AZAR D. Postkeratoplasty astigmatism:etiology,management and femtosecond laser applications. Refractive Surgery. 2th ed. St. Louis:Mosby Publisher,2007:549-559.

[3] CHRISTO C G,VAN R J,GEERARDS A J. et al. Suture-related complications following keratoplasty:a 5-year retrospective study. Cornea,2001,20(8):816-819.

[4] FARES U,SARHAN A R,DUA H S. Management of post-keratoplasty astigmatism. Journal of cataract and refractive surgery,2012,38(11):2029-2039.

[5] FEIZI S,JAVADI M A,BEHNAZ N,et al. Effect of suture removal on refraction and graft curvature after deep anterior lamellar keratoplasty in patients with keratoconus. Cornea,2018,37(1):39-44.

[6] FONG L P,ORMEROD L D,KENYON K R,et al. Microbial keratitis complicating penetrating keratoplasty. Ophthalmology,1988,95(9):1269-1275.

[7] MIYATA K,TSUJI H,TANABE T,et al. Intracameral air injection for acute hydrops in keratoconus. American journal of ophthalmology,2002,133(6):750-752.

[8] PANDA A,AGGARWAL A,MADHAVI P,et al. Management of acute corneal hydrops secondary to keratoconus with intracameral injection of sulfur hexafluoride(SF6). Cornea,2007,26(9):1067.

[9] RAJARAMAN R,SINGH S,RAGHAVAN A,et al. Efficacy and safety of intracameral perfluoropropane(C3F8) tamponade and compression sutures for the management of acute corneal hydrops. Cornea,2009,28(3):317-320.

[10] SARHAN A R,DUA H S,BEACH M. Effect of disagreement between refractive,keratometric,and topographic determination of astigmatic axis on suture removal after penetrating keratoplasty. British journal of ophthalmology,2000,84(8):837-841.

[11] SHAW E L,BRIGHTBILL F S. Suture removal. in:corneal surgery,theory,technique and tissue. Brightbill FS, ed. Boston:Mosby Publications,1999.

[12] STONE D L,KENYON K R,STARK W J. Ultrastructure of keratoconus with healed hydrops. American journal of ophthalmology,1976,82(3):450-458.

[13] YAHIA CHÉRIF H,GUEUDRY J,AFRIAT M,et al. Efficacy and safety of pre-Descemet's membrane sutures for the management of acute corneal hydrops in keratoconus. British journal of ophthalmology,2015,99(6): 773-777.

[14] ZHAO Z,WU S,REN W,et al. Compression sutures combined with intracameral air injection versus thermokeratoplasty for acute corneal hydrops:a prospective-randomised trial. British journal of ophthalmology, 2021,105(12):1645-1650.

第六节　角膜移植联合手术技巧

板层剖切后行角膜移植联合白内障的手术技巧

（一）概述

角膜白斑合并白内障的病例临床并不少见，这类病例往往需要行角膜移植联合白内障手术。但是对于需联合穿透性角膜移植的白内障手术来说，"开窗"联合手术风险较大，有可能发生眼内容物脱出、后囊破裂、玻璃体脱出、白内障皮质吸除不干净或人工晶状体难以植入等问题，属于临床上难度比较高的手术。笔者对此类手术多先行板层切除，再做白内障超声乳化联合人工晶状体植入，最后完成角膜移植术。这样既减少了开放眼球的时间，提高了手术安全性，又提供了较清晰的手术视野，降低了手术难度。

视频 3-6-1

板层角膜移植联合白内障超声乳化吸除＋人工晶状体植入术

（二）手术方法

1. 常规术前准备，球周麻醉或全身麻醉，消毒铺巾。

2. 选择合适直径的环钻钻切植床，然后行板层剖切，直达深基质层。要求大部分瘢痕能够切除掉，或者部分切掉，能够看清前房。

3. 在角膜切面涂布黏弹剂，改善视野。

4. 做常规的白内障超声乳化联合人工晶状体植入术。

5. 根据患者植床和内皮情况，做穿透性角膜移植或板层移植，完成手术。

（三）关键点

1. 本方法最适合基质混浊、内皮良好的病例。如果瘢痕累及全层，但是板层剖切后大部分透明，也可完成超声乳化后再做穿透性角膜移植术。

2. 剖切时尽量做到光滑平整。如果不平整，可以涂布黏弹剂，选择弥散性好的黏弹剂。

3. 尽量不要剖切到后弹力层，否则术中有破裂风险。

4. 如行板层角膜移植，术中应注意保护内皮。

（四）病例示范

患者，男性，48 岁。角膜白斑，怀疑为圆锥角膜后弹力层破裂所致。行板层角膜移植联合白内障超声乳化及人工晶状体植入术（图 3-6-1）。随访至术后 2 年，视力达 0.25。

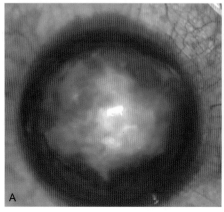
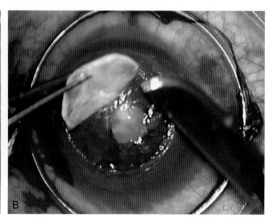

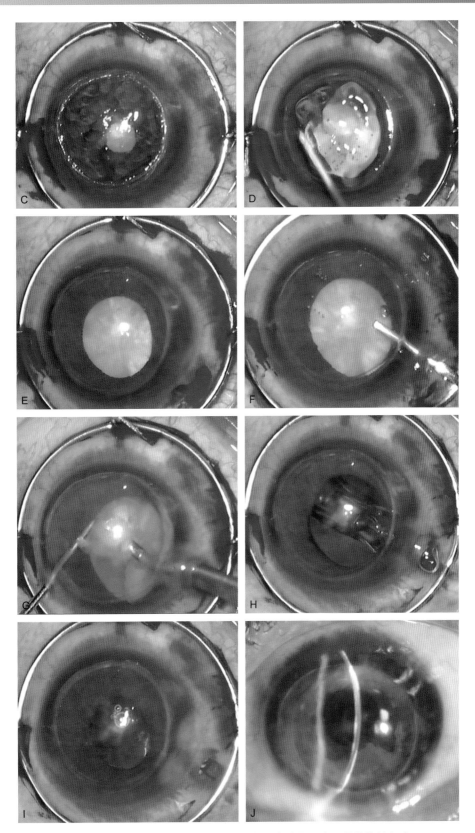

图 3-6-1　板层角膜移植联合白内障超声乳化及人工晶状体植入术

A. 白斑致密,瞳孔及晶状体不可见;B. 术中做板层剖切后见角膜植床相对透明;C. 因角膜极软,难以切成平整切面;D. 角膜切面涂布黏弹剂;E. 很快角膜切面光滑如镜,眼内情况非常清晰;F. 囊膜染色;G. 超声乳化顺利完成;H. 植入人工晶状体;I. 人工晶状体位置正;J. 板层角膜移植联合白内障术后 2 年,视力 0.25。

(李绍伟　梁伟彦　张　帆)

· 推荐阅读资料 ·

［1］孙秉基，徐锦堂 . 角膜病的理论基础与临床 . 北京：科学技术文献出版社，1994：470-471.

［2］BERSUDSKY V，REHANY U，RUMELT S. Risk factors for failure of simultaneous penetrating keratoplasty and cataract extraction. Journal of cataract and refractive surgery，2004，30（9）：1940-1947.

第七节　后弹力层角膜内皮移植术手术技巧

一、双钻切角膜内皮植片制作方法

（一）概述

后弹力层角膜内皮移植术（descemet membrane endothelial keratoplasty，DMEK）是较为理想的角膜内皮移植手术方式。因其供体植片仅含后弹力膜与角膜内皮层，术中与植床相贴附后符合正常角膜解剖结构，故术后视觉质量更佳且排斥率更低。目前 DMEK 植片的制作多采用直接撕除法，但该方式在起瓣及撕除分离时容易损伤植片的边缘，不但造成内皮细胞损失，还影响术后贴附效果。为降低这一损伤，笔者设计了一种双环钻角膜内皮植片制作方法，尽可能提高手术成功率。

视频 3-7-1

内皮制作

（二）手术方法

1. 将角膜植片内皮面朝上置于负压角膜切割钻台，选择大直径的环钻（9.5 mm）钻切植片边缘，钻切深度大约为 1/5 角膜厚度。

2. 细显微无齿镊从边缘松解后弹力膜并起瓣，撕除 1/3 ～ 4/5 面积后（图 3-7-1A），用 0.06% 台盼蓝染色，无菌医用海绵吸水复位植片（图 3-7-1B）。

3. 根据患者角膜直径大小，用所需直径（一般 8.0 ～ 8.5 mm）的环钻再次钻切植片（图 3-7-1C），细显微无齿镊游离完整内皮植片（图 3-7-1D），并再次染色。放入平衡盐溶液中，使其自然卷曲，吸入推注器中备用（图 3-7-1E）。

（三）关键点

1. 要用负压环钻固定植片，以利于两次钻切居于同一中心。

2. 第一次钻切的环钻直径要尽量大，一般比所需环钻大 1 mm 以上。

3. 第一次分离内皮植片以 1/3 面积为佳，过大会增加植片破损率及复位的难度。

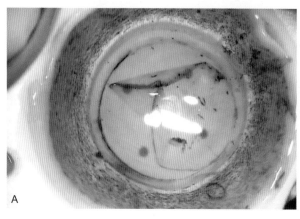
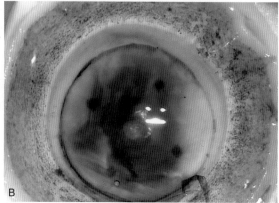

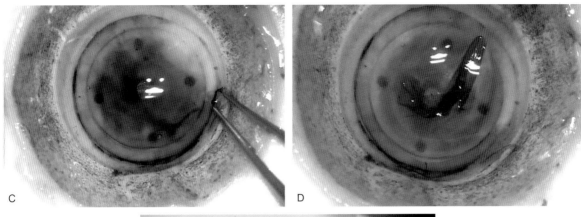

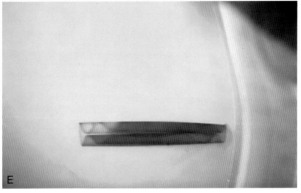

图 3-7-1 双环钻角膜内皮植片制作

A.9.5 mm 直径负压环钻钻切内皮植片后,无齿显微镊撕开分离约 4/5 面积后弹力膜;B. 用台盼蓝染色后,无接触复位后弹力膜;C. 再用 8.5 mm 负压环钻钻切中央游离的后弹力膜内皮片,撕除周边环状后弹力膜;D. 细显微无齿镊撕下中央 8.5 mm 植片;E. 将植片放入平衡盐溶液中,使其自然卷曲,吸入推注器中备用。

4.二次环钻钻切后,一般用细显微无齿镊抓住 1 ~ 2 个点位即可游离内皮植片,不需要再次多点位撕除,减少对植片边缘的损伤。

5.第一次分离后的染色范围较小,因此需对整个植片进行二次染色,以利于术中观察。

(李绍伟 梁伟彦 张 帆)

二、后段注气法辅助 DMEK 术中内皮植片展开

(一)概述

视频 3-7-2

视频 3-7-3

DMEK 自 2006 年被首次报道用于治疗角膜内皮功能障碍后,迅速发展成为治疗此类疾病的首选手术方法。该手术最大的难点在于术中植片的展开。常规的 DMEK 对于熟练的手术医生来讲难度并不大,但临床上一些特殊的人工晶状体植入术后大泡性角膜病变病例,比如高度近视玻璃体液化,人工晶状体悬吊后的病例,尤其是做过玻璃体切除(简称"玻切")的病例,术中前房很难变浅,加之植片本身具有卷曲的倾向,无法在前房内完全展开,导致这些患者无法采用 DMEK 或最终 DMEK 手术失败。针对这一情况,笔者采取后段注气的方法,提高了前房变浅的程度,使得 DMEK 植片能够顺利展开,降低了手术难度,获得了良好的效果。

玻璃体腔注气
后弹力层角膜
内皮移植术

周切口打气后
弹力层角膜内
皮移植术

（二）手术方法

1. 患者常规麻醉消毒，10点位做2.4 mm角巩膜缘切口，2点位做侧切口。

2. 撕除患者适当范围后弹力膜及内皮层。

3. 从主切口逐渐放液，观察前房是否消失。如果眼压降低而前房不消失，预示术中DMEK植片展开可能存在困难。

4. 在前房内注水达到正常眼压，推注器植入DMEK植片，使植片呈自然卷曲状态，注意区分正反面。尝试展开植片，如果前房不变浅，植片难以展开，则需要后段注气。

5. 向后段注气的方法

（1）如果有周切口，则从周切口往后段打无菌空气，观察后房气泡形成，人工晶状体虹膜隔被顶起，前房明显变浅。

（2）如果人工晶状体是悬吊的，尤其在巩膜隧道内无缝线固定时，少量气泡难以使人工晶状体虹膜隔前移。此时可以用30G针头从睫状体平坦部，角膜缘后3.5 mm处向后段打气，大约1 ml。这样人工晶状体虹膜隔会明显上浮，前房变浅。

6. 注气后植片可以用常规的拍击法顺利展开。

7. 自透明角膜切口向前房内注气，直至前房内充满气体，确认主切口密闭情况，指测眼压达到T_{+1}以上。

（三）关键点

1. 应先向眼内打水到正常眼压，然后再行后段注气。

2. 自瞳孔区向后房注射气体时，注意前房冲洗针头应尽量从瞳孔区向周边深入，使气体更容易进入后房。

3. 气体的量以看到虹膜和晶状体向前移，前房明显变浅，但是虹膜又不与角膜内皮面接触为宜，相当于Ⅱ度浅前房。

4. 注入后段的气体无须特殊处理，术后可自行吸收。

（四）病例示范

患者，男性，37岁。3周前因"左眼大泡性角膜病变"行"左眼DMEK"。曾因外伤行"左眼前房人工晶状体植入联合前部玻切、左眼前房人工晶状体取出联合人工晶状体悬吊术"等多次手术治疗，眼部条件不佳，导致术中手术操作时间较长，植片内皮再次失代偿。行"左眼后段注气联合DMEK"（图3-7-2）。术后1个月时角膜透明，视力0.12。

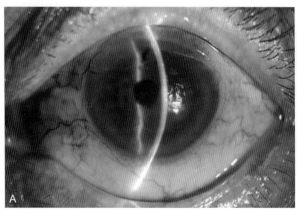
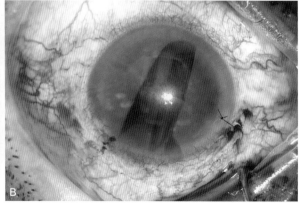

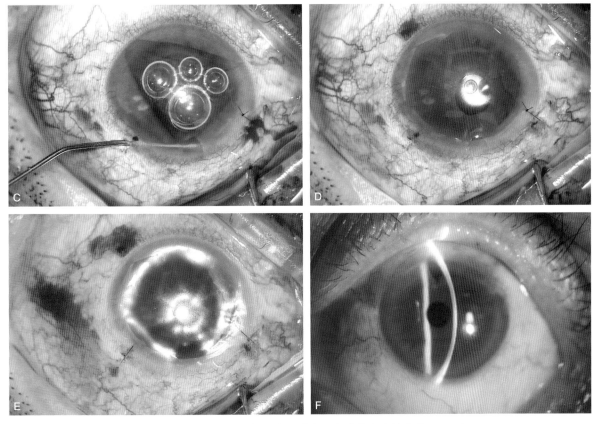

图 3-7-2　左眼后段注气联合后弹力层角膜内皮移植术（DMEK）

A. 第一次 DMEK 术后 3 周,角膜内皮植片无脱落,但角膜水肿,提示角膜内皮功能仍未恢复,视力 0.01;B. 再次行 DMEK 时,尝试展开植片,前房不能消失,植片展开较困难;C. 用前房冲洗针头自周切口向后段注气;D. 自瞳孔区及周切口可见后房气泡反光,周边虹膜向前,植片顺利展开;E. 展开内皮植片后前房内注气,使内皮植片紧贴于角膜内皮面;F. 术后 1 个月,角膜内皮植片功能稳定,角膜透明,最佳矫正视力 0.12。

（李绍伟　苗　源　梁伟彦）

📖 推荐阅读资料

[1] ANSHU A,PRICE M O,PRICE F J. Risk of corneal transplant rejection significantly reduced with descemet's membrane endothelial keratoplasty. Ophthalmology,2012,119(3):536-540.

[2] DENG S X,LEE W B,HAMMERSMITH K M,et al. Descemet membrane endothelial keratoplasty:safety and outcomes:a report by the American academy of ophthalmology. Ophthalmology,2018,125(2):295-310.

[3] GOLDICH Y,SHOWAIL M,AVNI-ZAUBERMAN N,et al. Contralateral eye comparison of descemet membrane endothelial keratoplasty and descemet stripping automated endothelial keratoplasty. American journal of ophthalmology,2015,159:155-159.

[4] HEINZELMANN S,HÜTHER S,BÖHRINGER D,et al. Influence of donor characteristics on descemet membrane endothelial keratoplasty. Cornea,2014,33(6):644-648.

[5] MELLES G R,ONG T S,VERVERS B,et al. Descemet membrane endothelial keratoplasty(DMEK). Cornea,2006,25(8):987-990.

[6] YOERUEK E,RUBINO G,BAYYOUD T,et al. Descemet membrane endothelial keratoplasty in vitrectomized eyes:clinical results. Cornea,2015,34(1):1-5.

第一节　白内障撕囊手术技巧

撕囊是超声乳化手术的重要步骤,是决定人工晶状体能否成功植入眼内的重要环节。一般的手术撕囊或许是一个简单操作,但遇到困难病例,要保证撕囊的成功,就必须针对不同的病例,采用不同的手术技巧。

一、浅前房白内障撕囊针撕囊技巧

(一)概述

连续环形撕囊的方法有多种,常用的手工撕囊的方法包括用撕囊镊和撕囊针两种。撕囊针撕囊是超声乳化白内障手术的传统技巧之一。笔者在二十余年近10万例的白内障手术过程中,均坚持采用自制撕囊针撕囊。临床应用结果表明,撕囊针撕囊可以在前房浅、膨胀期等复杂白内障手术中避免黏弹剂的溢出,更好地维持前房稳定性。

视频 4-1-1

浅前房白内障撕
囊针撕囊技巧

(二)手术方法

1. 撕囊针的制作　选用 1 ml 注射器针头,将其尖端向斜面对侧做近垂直角度的弯曲,中后 1/3 处向斜面处弯曲,角度依不同前房深度变化。正常角度约为 100° (图 4-1-1)。

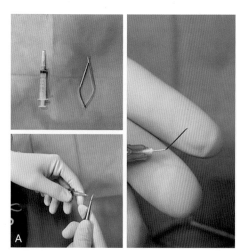
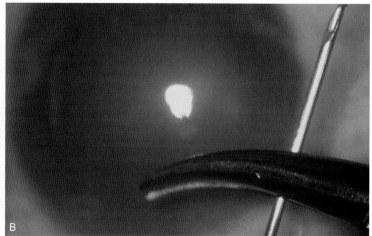

图 4-1-1　自制撕囊针

A.在非显微镜下制作;B.在手术显微镜下制作。

2. 在前囊中央刺破后向 5 点左右方位的方向,轻轻滑开至理想大小的开口,然后向前逆时针方向起瓣。

3. 用针尖带着囊瓣沿瞳孔边缘做弧形运动,注意在经过主切口下面时不能停顿,要一次性完成经过主切口的撕囊。

4. 在结束时的撕开口要包裹起点的位置,以保证撕囊的完整性(图 4-1-2)。

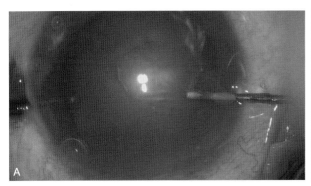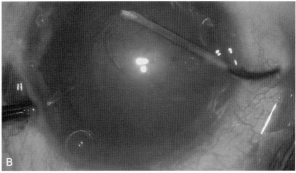

图 4-1-2　用撕囊针撕囊

A.起瓣;B.用针尖带着囊瓣沿着瞳孔边缘做弧形运动。

(三)关键点

1. 合适的撕囊针角度便于在眼内操作。

2. 保证撕囊针针头的锐利。

3. 尽量避免加压扰乱皮质,避免造成术野模糊不清。

4. 始终保持眼位正,角膜位于手术显微镜视野的正中央,这样可以取得良好的红光反射,看清前囊瓣,也有利于保证撕囊口的圆形、居中。

5. 用黏弹剂充分压平晶状体前囊,必要时补充黏弹剂。

(曹向荣)

二、过熟期白内障台盼蓝染色撕囊技巧

(一)概述

过熟期白内障伴有皮质膨胀时,撕囊有一定难度。首先囊膜不容易看清,不易区分囊膜与皮质。其次是撕囊时容易向赤道部撕裂,导致撕囊失败,影响后续操作。有时候即使做了囊膜染色也不好控制。笔者在刺破前囊后,先吸出部分液化的晶状体皮质和液体后再撕囊,降低了张力,这时撕囊就比较容易成功。

视频 4-1-2

台盼蓝染色

(二)手术方法

1. 囊膜用台盼蓝染色,注入足量黏弹剂。

2. 在前囊中央部用撕囊镊戳破一个点(图 4-1-3A),用带前房冲洗针头的 5ml 注射器,从中央破孔插入前囊下抽吸出部分液化皮质和液体(图 4-1-3B)。

3. 看到前囊不再膨胀时,即可以完成撕囊(图 4-1-3C)。

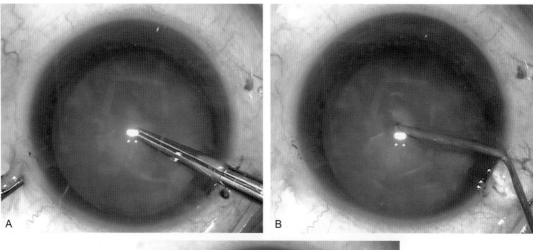

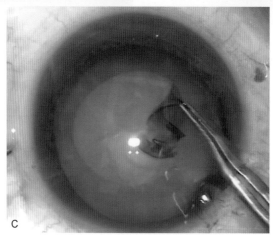

图 4-1-3　台盼蓝染色撕囊步骤

A.在前囊中央刺破一小孔;B.抽吸出部分液化皮质和液体;C.连续环形撕囊。

（三）关键点

1. 刺破前囊前向前房注入足量黏弹剂。

2. 要在正中央刺破前囊,破口要小,以防前囊向周边撕裂。

3. 抽吸结束后,要再次注入黏弹剂,压住前囊,防止向周边撕裂。

（李绍伟　丁　雪）

三、膨胀期白内障放液减压撕囊技巧

（一）概述

常规的撕囊在刺破前囊膜后,即可起瓣撕囊。而在皮质已部分液化的膨胀期白内障中,常常由于晶状体内部压力的增高,在未起瓣时就已经发生前囊膜的自行裂开,给环形撕囊带来极大的困难。为此,在起瓣前,笔者改进撕囊方法,使用放液减压的技巧撕囊,达到安全有效的撕囊目的。

视频 4-1-3

膨胀期白内障放液减压撕囊技巧

（二）手术方法

1. 完成手术切口步骤后,前房注入台盼蓝,紧接着用平衡盐溶液冲洗前房,将台盼蓝染色剂冲洗干净（图 4-1-4A、B）。

2. 前房注入黏弹剂,尽量将晶状体前表面压平,形成深前房。

3.用撕囊镊刺破前囊膜后,镊子保持不动,在原位等待晶状体囊袋内的液化皮质呈河流状地往眼外流出,这时晶状体囊袋内的压力显著减低,不容易发生放射状裂开(图4-1-4C、D)。

4.如放出的液化皮质较多,这时可以前房内补充黏弹剂,紧接着即可以继续按常规撕囊操作完成撕囊手术步骤(图4-1-4E)。

(三)关键点

1.用台盼蓝染色其优点是可以在白色晶状体核与皮质的背景下,清晰地看到囊膜的撕开过程,保证撕囊成功(图4-1-4F)。但必须注意台盼蓝在前房内不宜久留,应尽快从前房内彻底清除。

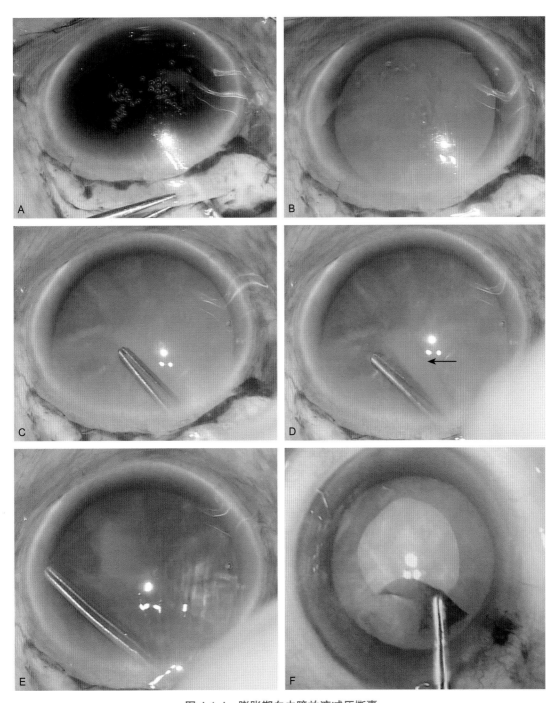

图4-1-4 膨胀期白内障放液减压撕囊

A. 前房内注入台盼蓝溶液;B. 冲洗前房将台盼蓝溶液清除;C. 穿破前囊膜后撕囊镊原位不动;
D. 可见液化皮质呈河流状往切口方向流出;E. 减压后使用黏弹剂充填,撕囊即可顺利进行;F. 台盼蓝染色下的撕囊术。

2. 放出液化皮质的目的在于减压,如液化皮质在不断地往外流,需耐心等待,直至不再外流,说明减压目的已经达到。

3. 撕囊镊穿破前囊时,破口不宜太大,放液时宜轻轻地压住前囊的囊口。

4. 因前房内充满黏弹剂,液化皮质会沿着撕囊镊形成的通道往外流,所以撕囊镊不宜在前房内过多地移动。

5. 前房内黏弹剂充填足够的标志是看到切口有少许黏弹剂溢出。

6. 笔者使用这一方法撕囊后,极少出现未撕囊先裂开的病例,尤其白色白内障伴晶状体膨胀的病例。在前囊膜比较脆弱的病例中,只要充分利用黏弹剂的顶压作用,小心操作,同样可以顺利地完成撕囊手术(图 4-1-5A),并顺利植入人工晶状体(图 4-1-5B)。

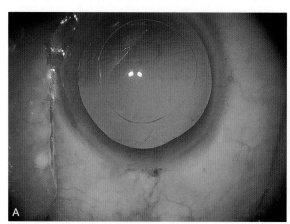 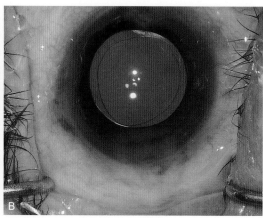

图 4-1-5 撕囊后的前囊口(A);植入人工晶状体后的前囊口(B)

(林振德 陈海松 陈 韵)

四、气泡下前囊膜染色与二次撕囊手术技巧

(一)概述

采用气泡下前囊膜染色技术,可以增加清晰度,预防前囊膜裂开,同时减少染色剂对角膜内皮的损伤。二次撕囊,可控性好,预防因前囊口直径小导致的术后囊袋阻滞或囊袋皱缩等并发症。

视频 4-1-4

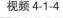

气泡下前囊膜染色与二次撕囊手术技巧

(二)手术方法

1. 用 1 ml 注射器抽取 0.5% 吲哚菁绿(或 0.1% 台盼蓝)注射液约 0.2 ml,注射器针头与注射液间保留 0.1 ml 的空气,注入前房中,在气泡下使前囊膜均匀着色(图 4-1-6A)。

2. 以均匀且饱满的黏弹剂填充前房,抵抗囊袋内压力。

3. 中央区先用注射器针头或撕囊镊尖点状刺破前囊,放出并及时抽取囊袋内液化的皮质,减轻其张力(图 4-1-6B)。

4. 起瓣后,多次换手保持剪切力完成环形撕囊。在完成前一次撕囊动作时,要把瓣的尾部向前反折。方便下一个撕囊动作时抓取前囊瓣边缘(显微镜倍数此时可放大)(图 4-1-6C)。

5. 前囊膜膨胀明显,为防止裂开,可以先撕开直径较小的前囊口,完成超声乳化。

6. 二次撕囊 将人工晶状体调位至囊袋中央,前房及囊袋充满黏弹剂,用囊膜剪自主切口在最顺手位置,斜行剪开前囊口的边缘(图 4-1-6D),长度对比人工晶状体光学面边缘略小,对比人工晶状体直径,然后进行适中大小的环形撕囊(图 4-1-6E)。

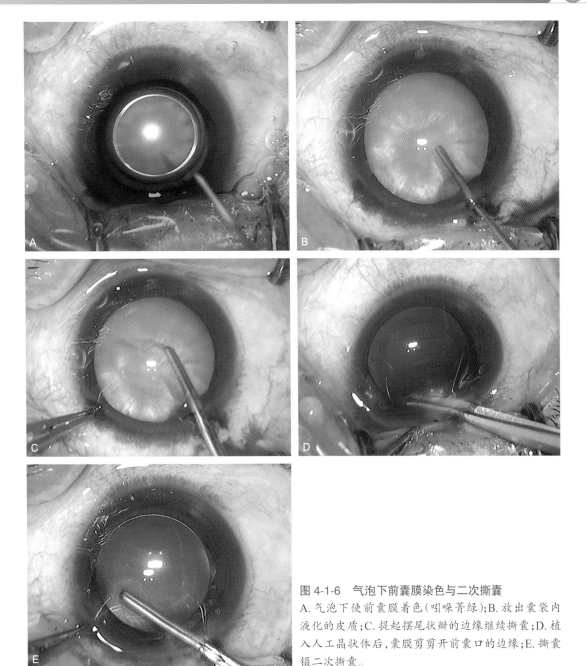

图 4-1-6　气泡下前囊膜染色与二次撕囊
A.气泡下使前囊膜着色(吲哚菁绿);B.放出囊袋内液化的皮质;C.提起摆尾状瓣的边缘继续撕囊;D.植入人工晶状体后,囊膜剪剪开前囊口的边缘;E.撕囊镊二次撕囊。

（三）关键点

1.抽取染色剂时注射器针头与注射液间保留 0.1 ml 的空气,在气泡下保护角膜内皮,同时使前囊膜均匀着色。

2.刺破前囊前向前房注入足量黏弹剂。

3.撕囊时尽量用剪切力。

4.先小直径撕囊,防止囊膜撕裂,再行二次撕囊。

5.二次撕囊时将人工晶状体调位至囊袋中央,对比人工晶状体直径,然后进行适中大小的环形撕囊。

（四）病例示范

患者,女性,73 岁。右眼白内障手术。术前视力手动眼前,光定位(+),晶状体混浊:C5N3。采用气泡下前囊膜染色与二次撕囊技术进行白内障超声乳化联合人工晶状体植入术,术后第 1 天视力 0.8,角膜透明,房闪(-),人工晶状体位正。眼压 15 mmHg。

(高　岩)

五、不干扰晶状体皮质的撕囊技巧

(一)概述

视频 4-1-5

无骚扰撕囊

撕囊是白内障超声乳化手术过程中比较关键的一步,如果撕囊不完整,会限制术中操作,并且可能造成后囊撕裂。而撕囊的难点为因看不清囊膜边界,反复抓取,结果骚扰局部皮质使其更混浊,使术者视野不清,无法分辨结构。有时即使染色也看不清囊膜结构。以笔者多年的手术经验,不骚扰皮质的撕囊方法更为安全,这个方法对初学者尤其有帮助。

(二)手术方法

1. 先常规注入黏弹剂。

2. 撕囊镊在前囊中央部戳破一个点。

3. 用镊子抓住一个破口边缘,顺时针或逆时针撕囊。一定要折叠撕囊,以控制大小和方向。

4. 每次都抓取反折的囊膜边缘向下撕囊,这样不会碰到皮质。

此处笔者以一位白内障较轻的患者手术过程作为手术讲解示范(图 4-1-7)。这种撕囊方法是为了撕囊过程中术者视野清晰。

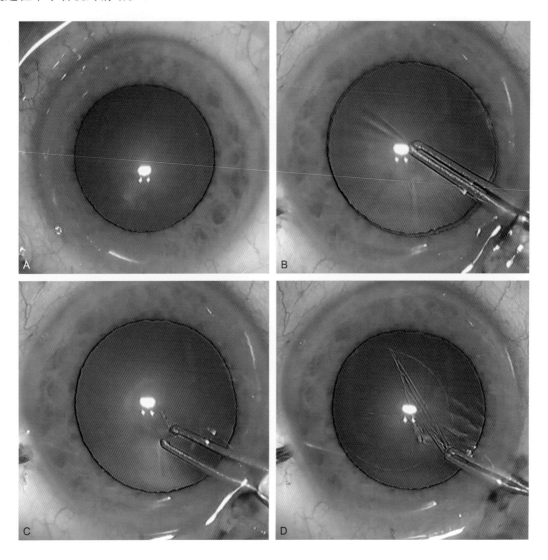

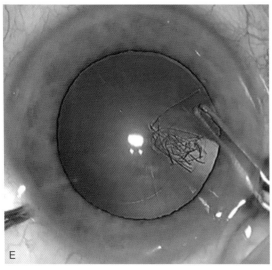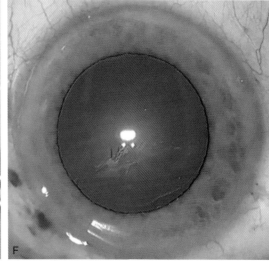

图 4-1-7　不干扰晶状体皮质的撕囊手术步骤

A.前房注入黏弹剂;B.撕囊镊子在前囊中央部戳破一个点;C.用镊子抓住一个破口边缘,顺时针撕囊;D.折叠撕囊,容易控制方向;E.抓取折叠部位不破坏皮质;F.撕囊完成后,只有中央部皮质发生轻微改变,其他部位完全透明。

(三)关键点

1.黏弹剂一定要充分充满前房,使囊膜不易向周边撕裂。

2.破囊一定只在中央部,而且不需再向任何方向扩大,这样不容易向周边意外撕裂,也容易控制撕囊大小。一个点足够抓住囊膜进行撕囊。

3.撕囊时一定要折叠。每撕一个象限就要换手,且换手前一定要把囊膜折叠摆放。

4.再次抓取囊膜时,要抓取折叠过来的边缘,下面隔着未撕开的囊膜,不会扰乱皮质,视野清晰。

(李绍伟　丁　雪)

· 推荐阅读资料 ·

[1] DADA V K,SHARMA N,SUDAN R,et al. Anterior capsule staining for capsulorhexis in cases of white cataract: comparative clinical study. Journal of cataract and refractive surgery,2004,30(2):326-333.

[2] GIMBEL H V,NEUHANN T. Development,advantages,and methods of the continuous circular capsulorhexis technique. Journal of cataract and refractive surgery,1990,16(1):31-37.

[3] SHARMA B,ABELL R G,ARORA T,et al. Techniques of anterior capsulotomy in cataract surgery. Indian journal of ophthalmology,2019,67(4):450-460.

第二节　白内障术中囊膜抛光与机化膜撕开技巧

为了保证植入的人工晶状体能较长期稳定停留在眼内理想的位置,并尽量少地发生术后有关囊袋的并发症,如后发性白内障等,术者常采用各种不同的方法,例如在术中对囊膜进行抛光或剪开、切除等。

一、前囊膜抛光

（一）概述

人工晶状体术后前囊膜皱缩可能会导致人工晶状体位置的变化，包括人工晶状体中心位置的偏移、人工晶状体平面的倾斜等，尤其容易发生在高度近视、年龄相对年轻、青光眼、葡萄膜炎或糖尿病合并白内障的患者。由于屈光性人工晶状体对于人工晶状体术后位置的稳定性要求相对较高，为了避免这类患者发生人工晶状体位置变化，术者可适当在手术中对前囊膜进行抛光处理。

视频 4-2-1

前囊膜抛光

（二）手术方法

1. 超声乳化晶状体核和吸净晶状体皮质后，用弯头的灌注抽吸（I/A）模式进行前囊膜的摩擦，I/A 模式开口正对着前囊膜内表面，降低吸引负压至 50 ～ 60 mmHg。也可用设置好的抛光模式进行，避免损伤前囊膜和悬韧带。

2. 先处理对侧方位的前囊膜内表面，再抛光两侧部分，最后抛光主切口位附近及其下方的前囊膜内表面，主切口下方的前囊膜内表面是相对最难抛光的位置。清除前囊膜内表面的上皮后，可以分辨出已清除上皮部分与没有清除上皮部分的分界（图 4-2-1）。

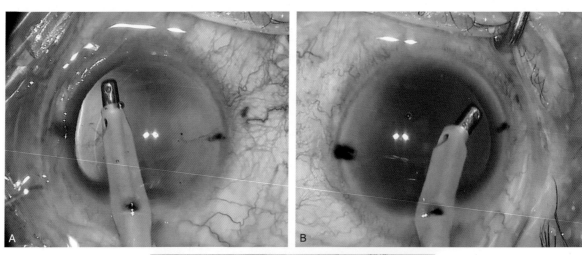

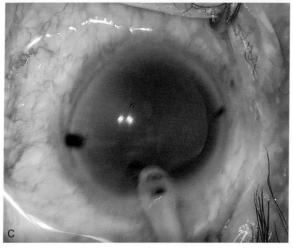

图 4-2-1　前囊膜抛光技巧
A.抛光 3 点位前囊膜；B.抛光 9 点位前囊膜；C.抛光主切口下方前囊膜。

（三）关键点

1. 晶状体半脱位，前囊口有豁口尽量避免使用 I/A 模式抛光，必要时可以使用专用抛光设备。

2. 遵循循序渐进的原则，负压设置合理，误吸前囊膜后切忌用力牵拉，避免损伤前囊膜或悬韧带。

3. 主切口位的前囊膜抛光困难，可以在囊袋内注入黏弹剂后用专用抛光器抛光，也可以在植入人工晶状体后再进行抛光，此时可以旋转人工晶状体，将囊袋内残余的松散的晶状体上皮细胞（lens epithelial cell，LEC）吸除。

（梁先军）

二、应用抛光器的前囊膜抛光手术技巧

视频 4-2-2

应用抛光器的前囊膜抛光手术技巧

（一）概述

应用双头和单头囊膜抛光器进行前囊膜的全周抛光，彻底清除前囊膜下的 LEC，减少术后后发性白内障的发生率。

（二）手术方法

1. 前房、囊袋中分层注入黏弹剂（图 4-2-2A）。

2. 在显微镜红光反射的帮助下，使用双头圆形抛光器（图 4-2-2B～D）进行抛光。自角膜主切口进入眼内，从下方 5 点位至主切口下，使用圆形抛光器使其直角向右侧依次去除前囊口和赤道部的 LEC（图 4-2-2E），再调整圆形抛光器直角向左侧依次去除前囊口和赤道部的 LEC（图 4-2-2F）。

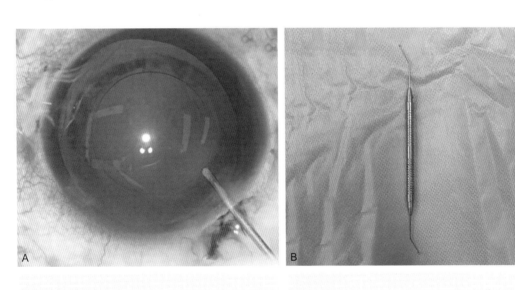

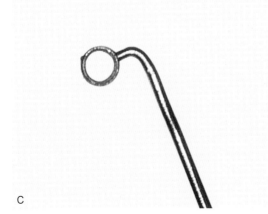

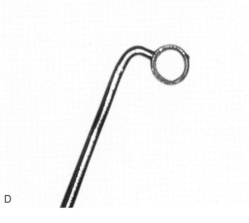

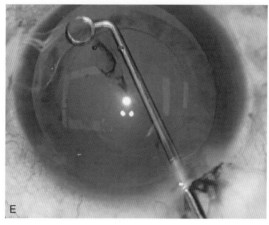
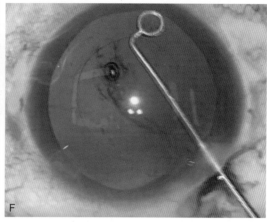

图 4-2-2　应用抛光器的前囊膜抛光

A. 前囊膜上下填满黏弹剂;B. 双头圆形抛光器;C. 环形抛光器向左侧环形抛光左侧的囊膜;D. 环形抛光器向右侧环形抛光右侧的囊膜;E. 圆环向左抛光左侧前囊下及赤道部晶状体上皮细胞(LEC);F. 圆环向右抛光右侧前囊下及赤道部 LEC。

3. 主切口抛光困难时,可以使用长条形单头单柄抛光器(图 4-2-3A)进行主切口下前囊膜抛光(图 4-2-3B)。

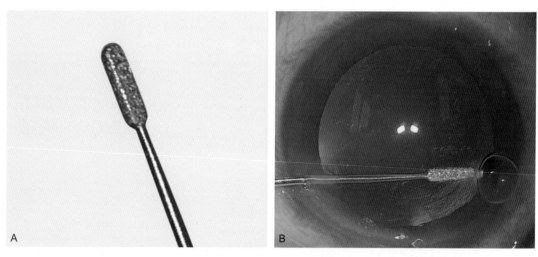

图 4-2-3　前囊膜抛光示意图

A. 长条形单头单柄抛光器;B. 长条形抛光器辅助主切口下前囊膜抛光。

(三)关键点

1. 黏弹剂注入时注意技巧,前房注入较充盈的黏弹剂,囊袋内注入较少量黏弹剂,使晶状体前后囊分开。

2. 灵活使用抛光器,调整其直角向右侧、左侧分别进行 180° 清洁。圆形末端能够清洁前囊口及赤道部 LEC。

3. 抛光器置于前囊口下,轻轻摩擦囊膜,清除 LEC,禁忌用力牵拉,避免损伤囊膜及悬韧带。

(苣瑞红　武哲明　林振德)

三、玻璃体切除术后的白内障术中后囊膜纤维增生的处理

（一）概述

玻璃体切除（简称"玻切"）并行白内障超声乳化和吸净皮质后发现的后囊膜局部纤维化，如果术中不进行处理，术后的视力恢复会受到较大的影响，术后 YAG（钇铝石榴石）激光治疗，会增加人工晶状体脱位的风险，因此，术者主张尽可能术中进行处理。该操作的困难在于以下方面：

1. 玻切术后无硅油填充眼、眼压的维持有一定的困难。

2. 晶状体悬韧带可能不够坚强，抗牵张力较弱，在进行撕除纤维膜的同时有可能造成晶状体悬韧带的损伤，使手术变得更加复杂。

3. 在撕除纤维膜的同时，可能出现后囊膜的撕裂，前后房直接贯通，导致手术复杂化。

笔者尝试用撕囊镊轻轻牵拉纤维膜的边缘，发现纤维膜虽然与后囊膜粘连紧密，但仍可以分开。切记不可强行撕扯。

视频 4-2-3

玻切术后白内障术中后囊膜纤维增生的处理

（二）手术方法

1. 常规白内障超声乳化，吸净晶状体皮质，发现晶状体后囊膜表面局部纤维增生，位于视轴中央，需要行纤维增殖膜撕除。

2. 前房及囊袋内注入黏弹剂，小心用撕囊镊在纤维增殖膜边缘摩擦，抓住纤维增殖膜边缘，缓缓用力向中心部位撕，同时可以用劈核器辅助在增殖膜与后囊膜交界处剥离。

3. 最后清除前后房内的黏弹剂，水密切口（图 4-2-4）。

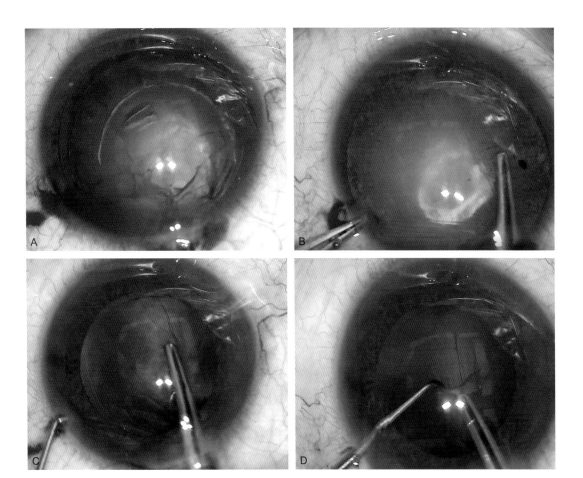

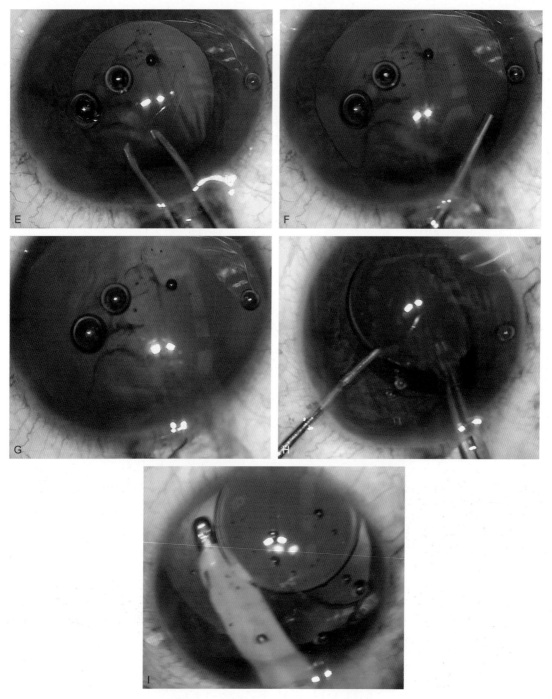

图 4-2-4 晶状体后囊膜上增殖膜的处理

A. 发现晶状体后囊膜上增殖膜，撕开后囊纤维增殖膜并清除；B. 找到撕开口；C. 沿着膜的周边部撕开；D. 粘连紧密处辅助钩帮助；E. 最后撕开时发现张力不足；F. 补充黏弹剂；G. 发现纤维增殖膜仍小部分残留；H. 植入人工晶状体后清除余下的纤维膜；I. 清除前后房内的黏弹剂。

（三）关键点

由于患眼是玻切术后，眼球缺少玻璃体支撑，在撕除纤维膜的过程中，眼内液体会缓慢流出，眼压降低，角膜容易出现皱褶，需间断补充黏弹剂和平衡盐溶液，以增加眼压。同时由于晶状体核和皮质吸除后囊袋比较松弛、缺乏抗牵张力，所以，在撕除纤维膜完成大部分时，为了避免悬韧带和后囊膜的损伤，先植入三片式人工晶状体，支撑囊袋，再补充黏弹剂，将余下的部分小心撕除（图 4-2-4H）。

（梁先军）

四、经前路晶切玻切术治疗先天性白内障的手术技巧

（一）概述

用 23G 或者 25G 微创玻切术吸除婴幼儿先天性白内障具有操作便捷、切口微小、损伤少的优点，逐步成为治疗 2 岁以内婴幼儿白内障的主要术式。常用的术式有经睫状体平坦部入路 23G 前段玻切术，或者经角膜缘入路 23G 玻切术，前者经平坦部入路可能导致医源性视网膜裂孔或者出血，而后者角膜缘入路可避免上述并发症，操作便捷。

视频 4-2-4

经角膜缘切口用23G切割头行后囊切割的手术技巧

（二）手术方法

本文介绍双手非同轴 23G 玻切系统，经角膜缘入路。

1. 首先环形切开晶状体中央 5 mm 直径前囊膜。双侧角膜缘各 1 mm 切口，一侧行灌注，一侧行前段玻璃体切除。玻切参数：23G 玻切头，先采用 Cut/IA（先切后吸）模式，切速 1000 次 /min 到 2000 次 /min，负压 500 mmHg，流量 20 ml/min（图 4-2-5A）。

2. 再吸除晶状体皮质。玻切参数：IA/Cut（先吸后切）模式，切速 2000 次 /min，负压 500 mmHg，流量 20 ml/min（图 4-2-5B）。

3. 再切除晶状体中央 3 mm 后囊膜及部分前段玻璃体。玻切参数：Cut/IA（先切后吸）模式，切速 2000 次 /min，负压 500 mmHg，流量 20 ml/min（图 4-2-5C）。

4. 缝合切口，水密形成前房（图 4-2-5D）。

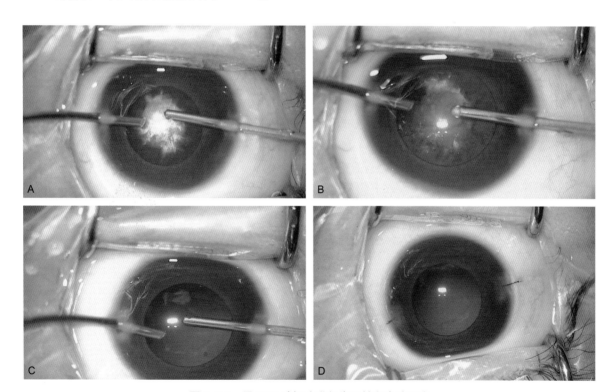

图 4-2-5　用 23G 玻切头进行先天性白内障手术
A. 环形切开晶状体中央 5 mm 直径前囊膜；B. 吸除晶状体核与皮质；
C. 切除中央 3 mm 直径后囊膜及部分前段玻璃体；D. 缝合切口，水密形成前房。

（三）关键点

1. 切开囊膜与吸除皮质时调整不同的玻切模式，提高效率。

2. 切开后囊膜时可以在黏弹剂维持下不加灌注干切,或者减少灌注玻切,减少玻璃体水化,避免切除过多玻璃体。

3. 婴幼儿角膜巩膜软,切口闭合差,必须缝合切口。

（王　勇）

• 推荐阅读资料 •

[1] HAN M Y,YU A H,YUAN J,et al. Effect of anterior capsule polish on visual function:a meta-analysis. Plos one,2019,14(1):e0210205.

[2] 严宏,陈颖. 白内障摘除手术中晶状体囊膜抛光技术及抑制 PCO 的探讨. 中华眼科杂志,2021,57(7):3.

第三节　超声乳化核处理的手术技巧

一、软核性白内障深埋乳化头劈核手术技巧

（一）概述

常规的碎核技术都是在乳化头进入前房后,将前表层核周的皮质进行清扫,以暴露硬核后开始刻核,然后劈核,碎核,将核乳化吸除。但对于软核性白内障如果也应用此法（图 4-3-1）,常常出现晶状体核被挖成碗状后,乳化头长时间无法吸住周边的皮质,导致无法将核劈开,直至碗边被挖得很薄时,才找到碎核的缺口,最后才能将核吸除。这种方法既增加手术时间,又容易出现由于操作不当导致囊膜的误伤。因此,笔者采用一开始就深埋乳化头固定晶状体核,再通过双手的灵活配合,将核劈成两块,这一方法有利于节约手术时间,而且安全有效。

视频 4-3-1

软核性白内障深埋乳化头劈核手术技巧

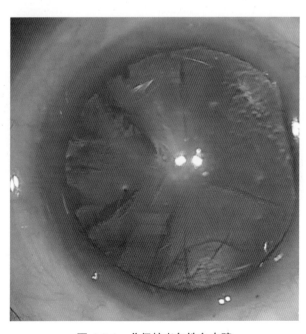

图 4-3-1　Ⅱ级核老年性白内障

（二）手术方法

1. 撕完前囊后，同样可以水分离与水分层，将中央核刻画出来。

2. 乳化头在核周进针，朝核的中心部呈斜线方向逐一加深，直至针头深深埋入核中央（图 4-3-2A），然后轻轻撬动整个核，发现核可随针头的移动而移动时，令辅助钩进入核周，与乳化头形成相对方向用力（图 4-3-2B），最后把核劈开成两块（图 4-3-2C）。

3. 接着根据核的硬度将核继续分成 2～4 块，然后逐一将核块吸除（图 4-3-2D）。

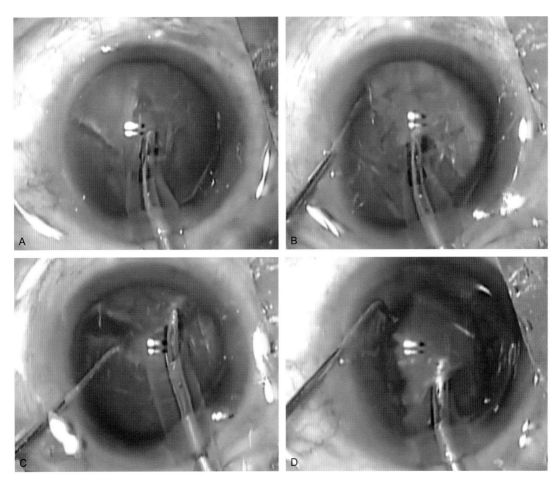

图 4-3-2　软核性白内障处理方法

A. 将乳化头深深埋入核中央；B. 与辅助钩形成相对方向作用力；C. 在辅助钩的配合下将核劈成两块；
D. 最后将核块逐一乳化吸除。

（三）关键点

1. 掌握好脚踏开关，控制不同的核硬度所需的超声能量是这一技巧的关键。软核必须只用很低的能量，甚至先用抽吸灌注系统，然后点刹低能量进入核中心即可。Ⅲ级核的患眼也是控制在刚好能碎核的能量，一旦应用高能量核块即被吸除，根本无法深埋乳化头。

2. 埋核过程一定要注意不要加宽刻槽的宽度，要始终保持原来宽度进入核部中心。

3. 整个操作技巧的目的是将核劈成两块，避免由于挖碗导致增加手术时间与手术操作危险性。所以一旦将核劈开，即可用术者原有熟练的手术操作完成整个手术。

（四）病例示范

患者，男性，72 岁。右眼渐行性视矇 10 年，完全视物不见 1 年。眼部检查，右眼视力为光感，光定位准确,晶状体呈完全性灰白色混浊,诊断为右眼老年性白内障,成熟期,入院手术后,裸眼视力恢复到0.8。

在这类成熟期白色白内障患者中,可以将乳化头深深埋入核中央(图4-3-3A),接着令辅助钩从前囊膜的下方进入,直至核块的赤道部,与已固定核块的乳化头形成对抗力(图4-3-3B),轻轻用力即可将核劈成两半(图4-3-3C),随后将核继续劈成碎块,并逐一吸除(图4-3-3D)。笔者展示的这一例,表明可以安全可靠地将整个核顺利吸除,并植入人工晶状体(图4-3-3E)。

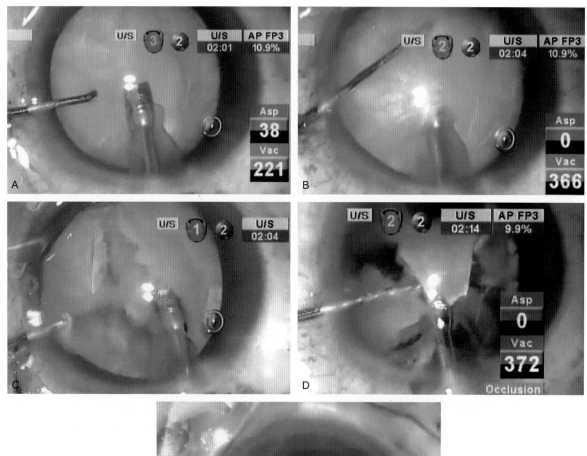

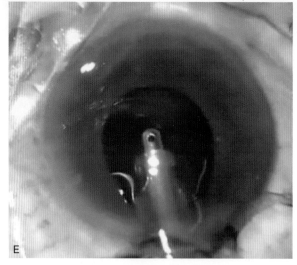

图 4-3-3 深埋法临床应用

A. 在成熟期白内障中应用深埋法;B. 乳化头与辅助钩的配合;C. 将核劈成两块;D. 将核块逐一吸除;
E. 整个核吸除后植入人工晶状体。

(林振德　陈海松　莒瑞红)

二、囊袋上超声乳化碎核手术技巧

（一）概述

在常规的超声乳化白内障吸除术中，为了保护角膜内皮细胞，严格要求必须在囊袋内原位碎核后吸除。但是囊袋内的核处理，要求晶状体的囊袋和悬韧带能够承受一定的牵拉力，否则一旦出现异常，容易出现并发症。尤其是玻璃体失去支撑力的眼球，甚至可能出现术中沉核等并发症。为此，在以往病例中当发现囊袋或悬韧带异常时，改为将核从囊袋内整个移出，让核压在晶状体前囊的上面进行手术，保护晶状体囊袋，称之为囊袋上碎核手术。这是一个不得已而为之的手术，必须增加一系列的保护措施，必须由有手术经验的医生进行。

视频 4-3-2

囊袋上超声乳化
碎核手术技巧

（二）手术方法

1. 撕囊 前囊口直径最好在 5.5 mm，不宜太小，否则核难以整个从囊袋移出。

2. 前房内注入黏弹剂 前房内的黏弹剂最好选用黏性较强者，如含硫酸软骨素的黏弹剂，保证其能在角膜内皮停留的时间较长，对角膜起很好的保护作用。由于手术的整个操作离角膜内皮相对较近，选用合适的黏弹剂尤其重要。

3. 水分离与水分层 必须在保护好囊袋的前提下，尽量进行充分的水分离和水分层。

4. 将核移出囊袋 用黏弹剂的针头或在充分应用黏弹剂的基础上用劈核器先暴露晶状体核的赤道部，然后通过转核或托起的方法，将核移到囊袋外，让整个囊袋呈夹饼状地垫在核块的下方（图 4-3-4A）。

5. 超声乳化吸除核块 由于这一操作在离角膜比较近的位置上进行，所以碎核所使用的能量要尽量调低，或者脚踏开关可用"点刹"的方法，尽量少用能量。此类病例往往由于玻璃体的支撑力差，前房深度较深，有足够的操作空间。碎核技术常采用将核劈成两块后，逐一将核乳化吸除（图 4-3-4B ～ E）。

6. 抽吸皮质及植入人工晶状体等操作与常规手术相同。

（三）关键点

1. 晶状体不全脱位的病例不宜用此法，因为核出囊袋后前房压力一旦形成，整个核更有可能从断裂的悬韧带处滑入玻璃体腔内，导致沉核。

2. 对有些病例可能会出现前房过度加深的情况，这时可适当将瓶高调低，以保证手术的顺利进行。

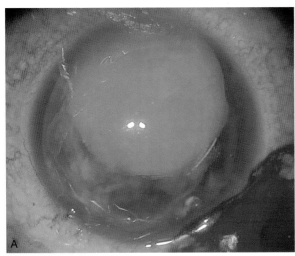

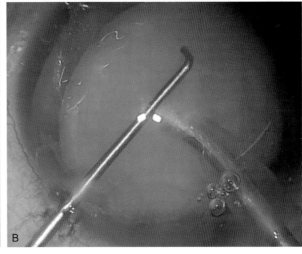

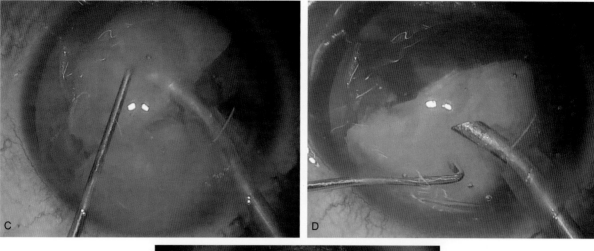

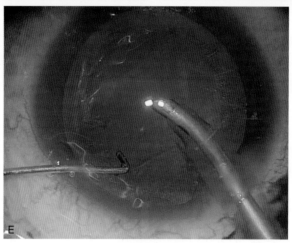

图 4-3-4　囊袋上超声乳化碎核

A. 整个核已移出囊袋外;B. 核块被乳化头固定核中心后,用辅助钩劈核;C. 将核劈成两块;
D. 将另一半核块拨回中央位置;E. 最后将核块完全吸除。

3. 碎核技术也可以使用"削梨法",从赤道部开始,乳化头始终保持朝向核中央,让核块随着转动逐渐变小,最后将其吸除(图 4-3-5)。其优点在于由于乳化头的开口始终对准晶状体核,没有朝上对准角膜内皮,可以尽量减少对角膜内皮的损伤。

4. 在囊袋上核处理手术操作方面,虽然与囊袋内的操作差异不大,但必须更多地强调,无论采用劈核法还是削梨法,乳化头的开口始终对准核块,尽量避免开口对着角膜内皮"空超"。

5. 囊袋上核处理方法不能作为常规手术方法,也不适合初学者使用。

(四)病例示范

患者,女性,48 岁。右眼反复红痛 15 年,最近 2 年视矇加重。右眼检查裸眼视力 0.05,矫正无提高,裂隙灯下检查,除晶状体混浊外,合并虹膜后粘连,瞳孔不圆,只能散大 5 mm 左右,晶状体前囊膜增厚及玻璃体液化,伴有囊袋松弛。诊断:葡萄膜炎并发白内障。术中前囊无法用常规方法撕囊,在撕开 2/3 的前囊口范围后,由于囊袋的松弛,只能用剪刀剪开前囊,为了保护囊袋的完整性,采用囊袋上的碎核技巧,植入人工晶状体后,手术顺利完成。视力恢复为 0.6,获得满意效果。

上述葡萄膜炎并发白内障患者,患眼除白内障外,伴有瞳孔无法充分散大,囊袋松弛,晶状体前囊膜增厚及玻璃体液化(图 4-3-6A)。术中为了保护囊袋的完整性,采用囊袋上的碎核技巧,将晶状体核移在囊袋和虹膜的上方(图 4-3-6B)。

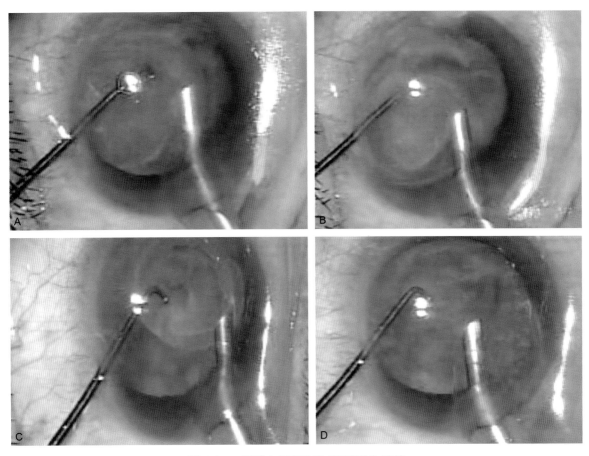

图 4-3-5　囊袋上超声乳化"削梨法"碎核

A.将乳化头固定在核的赤道部；B.随着核的转动，核块被逐一吸除；C.吸除核周的软壳；D.已吸除大部分软壳。

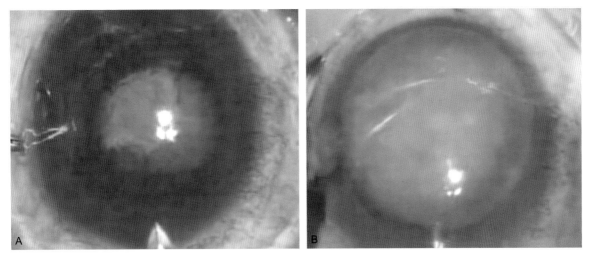

图 4-3-6　葡萄膜炎并发白内障（A）；将核托起位于囊袋的上方（B）

（林振德　武哲明　陈　韵）

三、硬核性白内障的"T"字刻槽法手术技巧

(一)概述

视频 4-3-3

传统的碎核技术包括十字刻槽法、分而治之法和劈核法等,这些方法适用于普通硬核性白内障。对于大且厚的黑色硬核,如要快速地把核劈开就必须改变方法。笔者把十字刻槽法改为"T"字刻槽法(图 4-3-7),发现具有手术野清晰的优点。由于乳化头开始刻槽时,针头朝核中央方向移动,而且避开角膜的中央位置,具有安全可靠的优点。尤其是对于有经验的术者,可以大大缩短手术时间,值得推荐。

硬核性白内障的"T"字刻槽法手术技巧

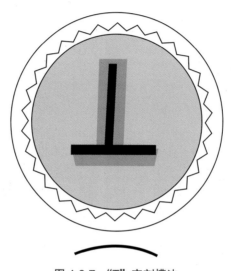

图 4-3-7 "T"字刻槽法

(二)手术方法

1. 手术切口、撕囊技术、水分离等手术步骤同传统超声乳化术,只是撕囊口可以稍大些,以防术中转核困难。

2. "T"字刻槽法需在前房充填黏弹剂及瞳孔充分散大的前提下,让患者注视灯光,取得患者的合作。

3. 乳化头在靠近手术切口处近端 1/3 处的核表面进针,先刻一个深度合适的槽沟,然后槽沟向两边横向扩大,成"T"字形的顶上一横(图 4-3-8A)。

4. 加深横向刻槽的深度,这时由于所刻的槽是横向的,可以清楚地看清所刻的深度,当发现核的厚度很厚时,可以加深至约 2 个针头直径的厚度。

5. 完成横向刻槽后,在横向槽的中点朝切口远端前进,做"T"字的竖线刻槽(图 4-3-8B),由于这时术者已明确核的厚度,做竖向刻槽可以快速完成。

6. 完成竖向刻槽前的一个动作时,将针头埋入核块内,在劈核器的配合下,即可轻易地将核劈开成两块(图 4-3-8C)。

7. 转核后继续用相同方法将核劈成 4～8 块,并逐一将其粉碎吸除(图 4-3-8D、E)。

8. 接下来的手术步骤包括吸除皮质、植入人工晶状体与关闭切口,同传统超声乳化手术(图4-3-8F)。

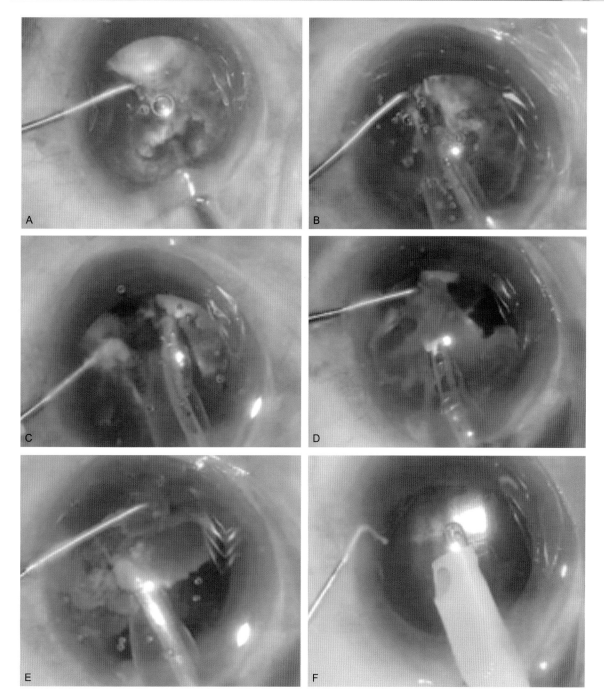

图 4-3-8 "T"字刻槽法应用

A.横向刻成"一"字;B.垂直方向完成"T"字;C.将核块彻底劈成两块;D.将核块逐一乳化吸除;
E.乳化吸除最后的核块;F.植入人工晶状体后清除黏弹剂。

（三）关键点

1."T"字刻槽法具有在不转动核的前提下即可将核刻出"T"形槽的优势。因此必须在制订手术方案时就决定用此法，而不能在用其他方法遇到困难时，再改用此法。

2.横向刻槽的长度以是否能看清晶状体的厚度为准，晶状体核越厚可能需要的长度越长，不要求统一长度。

3.对悬韧带松弛的病例，建议在劈出并吸除一块核块后，再转动核块，防止转动核时悬韧带离断。

4.本手术必须由具有丰富超声乳化手术经验的医生进行。

（四）病例示范

患者,男性,46 岁。22 年前左眼撞伤,随后视力逐渐下降,当时未就诊。几年后左眼完全视物不见,因另一眼仍能视物,所以并未接受任何治疗。入院诊断:左眼陈旧性眼球外伤,左眼外伤性白内障。入院后行左眼白内障超声乳化 + 人工晶状体植入手术,采用"T"字刻槽法。左眼术前晶状体核硬度 V 级(图4-3-9A),视力光感,光定位准确,术后第一天角膜清(图4-3-9B),视力 0.2。由于术后既达到美容目的,又恢复一定视力,患者感到十分满意。

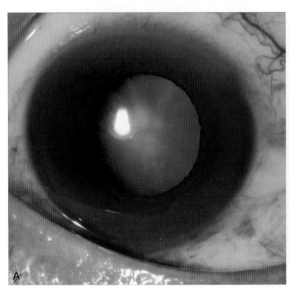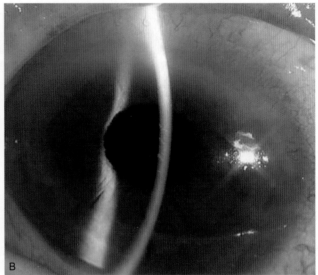

图 4-3-9　手术前后对比

A. 晶状体核的硬度为 V 级核;B. 术后第一天角膜透明。

（林振德）

四、快速劈核的一字刻槽手术技巧

（一）概述

常规白内障手术,碎核有多种方法,采用一字刻槽的手术技巧能更安全快捷地完成劈核的第一步骤,有效减少悬韧带损伤、前囊撕裂等手术并发症,把核一分为二后,晶状体核的面积减小,有更大的空间操作,起到有利于核旋转和保护后囊的作用。适合初级手术医生使用。

视频 4-3-4

快速劈核的一字刻槽手术技巧

（二）手术方法

1. 吸除前囊口内的皮质,充分暴露晶状体核。

2. 乳化头刻槽,斜面向上,灌注孔位于两侧,长度从切口处的前囊的位置到对侧前囊位置停止(图4-3-10A)。

3. 把乳化头埋入晶状体核 1/3 ～ 2/3 的位置,刻槽宽度为针头套帽大小,相当于 1.5 倍针头大小(图4-3-10B)。

4. 三挡前进,二挡回退,反复雕刻,直到可以看到槽内的红光反射,约为 2/3 核的深度(图4-3-10C)。

5. 掰核时乳化头保持 1 挡,位于中央的槽的底部,同时用 chop 钩置于槽的同一平面的底部,利用杠杆原理,双手用很小的力气,水平向两侧用力,晶状体核便能被掰开(图4-3-10D)。

6. 令 chop 钩深入到槽的对侧,旋转核 90°（图 4-3-10E）。

7. 继续用拦截劈核的方式进行余下的碎核处理（图 4-3-10F）。

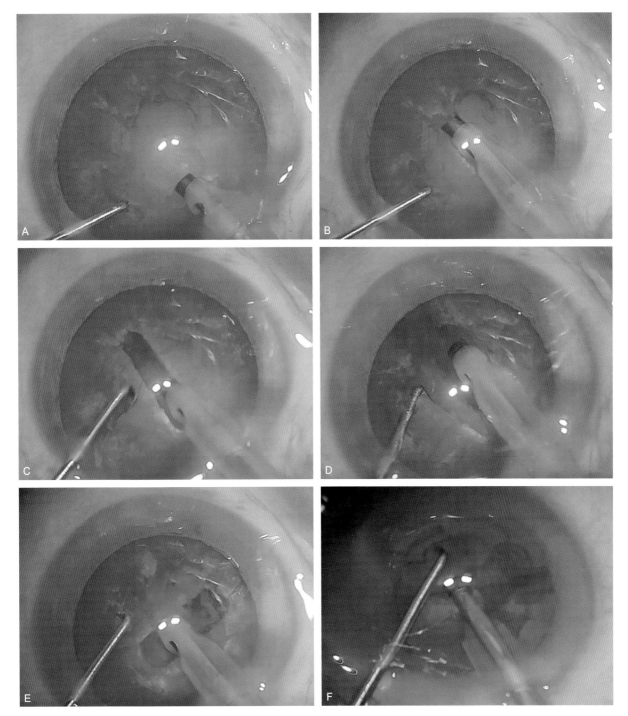

图 4-3-10 快速劈核的一字刻槽手术步骤

A. 从囊袋边缘开始刻槽；B. 到对侧前囊口停止；C. 加深槽的深度直到看到槽底的红光反射；D. 器械置于底部,
双手向水平方向掰核；E. 旋转后行拦截劈核；F. 继续用拦截劈核的方式进行余下的碎核处理。

（三）关键点

1. 刻槽的深度要够,但注意不要刻穿。

2. 刻槽宽度要够,能把乳化头和套帽充分埋入。

3. 刻槽时乳化头不能全部埋进核内。

4. 按照晶状体的弧度刻槽,中央深,周围浅。

5. 刻槽用三挡前进,不要推动核块,先打碎再前进,不能用外力推着核前进,容易损伤悬韧带。

6. 注意回退用二挡,可吸除核的碎片。

7. 掰核时乳化头和 chop 钩要置于底部,双手同时用力。

8. 掰核时 chop 钩的头部要和核位于平行的位置,若钩的头部垂直于核,容易把核钩碎,不易掰开 Ⅱ 级核。

(何曼莎　陈　韵　林振德)

五、硬核性白内障刨坑法核处理手术技巧

(一)概述

常规的刻槽劈核、分而治之的核处理方法在硬核性白内障手术中有一定的操作难度。如果晶状体核太硬,劈核时会有一定困难,常常需要加大力度才能将核劈开,甚至是达到一定力度后亦难以分开核的中央部分,出现"藕断丝连"的现象,增加了手术操作的难度。可以利用刻槽的技术方法,在硬核的中间刨出一个够大够深的坑,留下一个硬核核鞘后再分而治之。这种核处理的方法简称"刨坑法",对于硬核性白内障超声乳化手术更加安全有效,特别是对于硬核性白内障手术经验不丰富的医生来说,有利于提高手术安全性。

视频 4-3-5

硬核性白内障刨坑法核处理手术技巧

(二)手术方法

1. 常规环形撕囊,撕囊直径可以稍大一些,方便术中操作。

2. 充分的水分离、水分层,尽量勾勒出硬核的范围。

3. 充分转动核块。

4. 用乳化头在核中心区用刻槽的技法,尽量将中心区大部分致密而硬的内核乳化吸除,仅剩内核周围硬核核鞘,形成一个深坑,并且坑壁尽可能垂直(图 4-3-11A、B)。

5. 将 chop 钩紧贴核表面,滑入到核赤道部,完全钩住核块赤道部,乳化头以高负压将硬核核鞘牢牢吸住,chop 钩与乳化针头相对方向用力(图 4-3-11C),劈开核块,尽量将核块底部分开(图 4-3-11D)。转动核鞘,依次将硬核核鞘分成若干块。

6. 核鞘分开后,依次超声乳化吸除劈开的核块(图 4-3-11E、F)。

7. 常规方法吸除残余皮质,植入人工晶状体,水密切口完成手术。

(三)关键点

1. 撕囊直径　撕囊口可稍大,可达 6.0 mm。因为囊口大有利于大而硬的核在囊袋内转动。但不能太大,否则会影响人工晶状体的植入及稳定性。

2. 充分的水分离,可以使硬核在囊袋内转动,与晶状体囊膜彻底分开,保护晶状体囊袋。

3. 刨坑　按照标准刻槽的技术方法进行,将槽不断加宽、加深,尽量在中心硬核区刻一个深而大的坑,这一过程需要相当耐心。

4. 劈开核鞘时,每分开一块核鞘,尽量将其底部分开,避免藕断丝连。

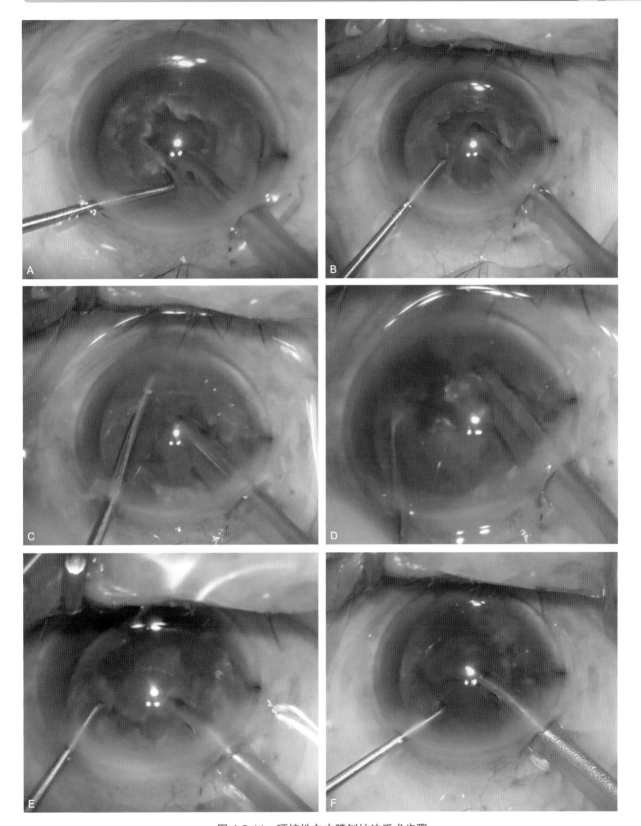

图 4-3-11　硬核性白内障刨坑法手术步骤

A. 在核中心刻槽,不断加深加宽;B. 核中心形成一个深而大的坑;C. chop 钩与乳化针头相对方向用力;
D. 尽量将核块底部分开;E. 将分开的核鞘依次超声乳化吸除;F. 超声乳化吸除最后一块核鞘。

（莒瑞红　武哲明　林振德）

推荐阅读资料

［1］ALIÓ J L,MULET M E,SHALABY A M,et al. Phacoemulsification in the anterior chamber. Journal of cataract and refractive surgery,2002,28（1）:67-75.

［2］CAN I,TAKMAZ T,CAKICI F,et al. Comparison of Nagahara phaco-chop and stop-and-chop phacoemulsification nucleotomy techniques. Journal of cataract and refractive surgery,2004,30（3）:663-668.

［3］CHAKRABARTI A,SINGH S. Phacoemulsification in eyes with white cataract. Journal of cataract and refractive surgery,2000,26（7）:1041-1047.

［4］KOCH P S,L E KATZEN. Stop and chop phacoemulsification. Journal of cataract and refractive surgery,1994,20（5）:566-570.

［5］ILAVSKA M,KARDOS L. Phacoemulsification of mature and hard nuclear cataracts. Bratislavske lekarske listy,2010,111（2）:93-96.

［6］VAJPAYEE R B,Kumar A,Dada T,et al. Phaco-chop versus stop-and-chop nucleotomy for phacoemulsification. Journal of cataract and refractive surgery,2000,26（11）:1638-1641.

第四节 小瞳孔超声乳化手术技巧

一、瞳孔放射状剪开的白内障手术技巧

（一）概述

对于瞳孔闭锁的白内障手术,可以通过多种方法扩大瞳孔完成手术。比如钝性分开,瞳孔缘环形剪除或放射状剪开;或用虹膜拉钩等辅助器械帮助完成手术。但是虹膜拉钩需要另外制作切口,增加了角膜的损伤。笔者应用瞳孔缘放射状剪开技术,可顺利完成此类手术。现将相关技巧介绍如下。

视频 4-4-1

瞳孔闭锁的白内障手术技巧

（二）手术方法

1. 常规消毒铺巾,开睑器开睑。

2. 表面麻醉。

3. 制作透明角膜切口及辅助切口。

4. 前房注入稀释的肾上腺素（1∶20 000）,再注入黏弹剂。

5. 放射状剪开瞳孔（图 4-4-1A）。

6. 补充黏弹剂。

7. 自制 1 ml 注射器针头起瓣（图 4-4-1B）。

8. 连续环形撕囊（图 4-4-1C）。

9. 劈核并超声乳化吸出晶状体核。

10. I/A 模式抽吸残留晶状体皮质。

11. 前房内再次注入黏弹剂（图 4-4-1D）,囊袋内植入人工晶状体。

12. 清除前房内黏弹剂。

13. 检查切口闭合良好。

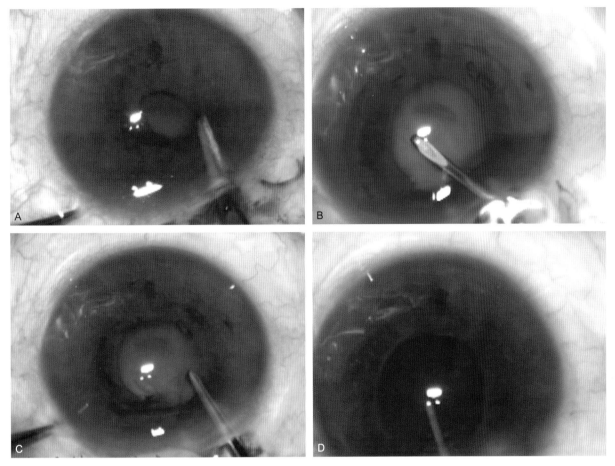

图 4-4-1　瞳孔放射状切开后完成白内障手术
A. 放射状剪开瞳孔；B. 自制针头起瓣撕囊；C. 完成连续环形撕囊；D. 在囊袋内注入黏弹剂。

（三）关键点

1. 肾上腺素的作用主要有两方面，一个是减少虹膜剪开时的出血，另一个是解除虹膜粘连后能使瞳孔适当扩大。

2. 撕囊时起瓣要良好，撕囊口较常规的略大，约 6 mm。

3. 维持前房稳定。

4. 乳化头保持稳定，位于虹膜平面、瞳孔中央，熟练运用劈核器"喂"核，禁止追核，以免损伤虹膜或后囊等眼内组织。

5. 适时补充黏弹剂，尽量扩大瞳孔，对于判断有危险的地方可先植入人工晶状体后再吸除皮质。

（四）病例示范

患者，女性，65 岁。右眼视力逐渐下降 2 年，既往有双眼虹膜炎病史 12 年，11 年前行左眼白内障手术治疗。查体：右眼视力 0.04，左眼视力 0.1；右眼眼压 17 mmHg，左眼眼压 19 mmHg；右眼虹膜后粘连，瞳孔闭锁（图 4-4-2A），晶状体混浊；左眼虹膜脱色素，瞳孔欠圆，光反射迟钝，人工晶状体位正；右眼底窥不进，左眼底后极部地图样萎缩灶。入院诊断：右眼并发性白内障、双眼陈旧性葡萄膜炎、左眼人工晶状体眼。入院后行右眼白内障超声乳化 + 人工晶状体植入手术。术后第一天视力 0.8，角膜透明（图 4-4-2B）。

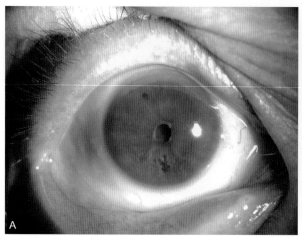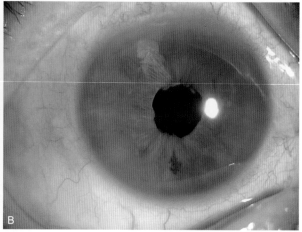

图 4-4-2 手术前后对比

A. 术前虹膜后粘连,瞳孔闭锁;B. 术后第一天视力 0.8,角膜透明。

（叶应嘉）

二、小瞳孔超声乳化应用虹膜拉钩手术技巧

（一）概述

适用于各种原因导致的小瞳孔的白内障,包括青光眼术后、长期使用缩瞳药、虹膜炎症等造成瞳孔无法扩大,采用其他方法扩张瞳孔仍不充分的病例。采用虹膜拉钩扩张瞳孔,可以将瞳孔扩大到比较理想的大小,有利于超声乳化手术操作,尤其对于小瞳孔手术经验不丰富的医生来说有利于提高手术安全性。

视频 4-4-2

小瞳孔超声乳化
应用虹膜拉钩

（二）手术方法

1. 用 25G 针头（或穿刺刀）制作均匀分布的 4 ～ 5 个角膜缘穿刺口（图 4-4-3A）。

2. 使用虹膜拉钩扩张瞳孔（图 4-4-3B）。

3. 常规完成其余手术步骤。

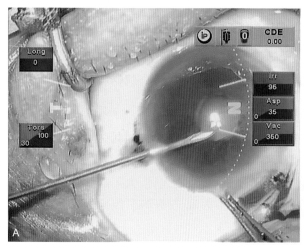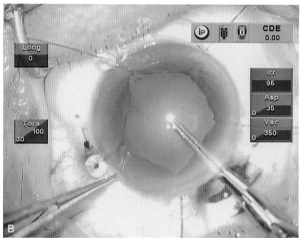

图 4-4-3 虹膜拉钩术中应用

A. 用针头制作角膜缘穿刺口;B. 用 5 个虹膜拉钩扩张瞳孔。

（三）关键点

1. 角膜缘穿刺口的位置要均匀设置，以利于瞳孔被均匀扩张。

2. 推荐使用 4 ～ 5 个虹膜拉钩，使瞳孔形成四边形或五边形的形状（五边形比四边形更接近圆形），利于手术操作。

3. 将其中一个虹膜拉钩放置在主切口附近，会更有利于手术操作。

4. 使用虹膜拉钩扩张瞳孔的时候，尽量用力均匀，防止瞳孔括约肌撕裂影响术后瞳孔外观。

5. 每个虹膜拉钩逐渐扩张，使瞳孔各处均匀受力，防止一侧先收紧使瞳孔被拉到一侧影响其他位置虹膜拉钩的放置。

（四）病例示范

患者，女性，65 岁。患陈旧性虹膜炎，左眼白内障手术。术前检查视力 0.1，瞳孔 2 mm 广泛后粘连，晶状体核性混浊，核硬度Ⅲ级。超声乳化术中采用虹膜拉钩的方法扩张瞳孔。术后 1 天视力 0.6，前房反应轻微。由于术中使用虹膜拉钩时损伤了瞳孔括约肌，术后瞳孔不圆存在遗憾。

（赵　平）

三、小瞳孔超声乳化应用瞳孔扩张器手术技巧

（一）概述

瞳孔扩张器最早由俄罗斯 Malyugin 教授发明，为聚甲基丙烯酸甲酯（PMMA）材质，通常有四个卡口固定于瞳孔缘，可以收缩后经小切口植入眼内展开，嵌顿于瞳孔缘扩大瞳孔。目前瞳孔扩张器有多个改良类型，如钛合金材质，可消毒重复使用的 Xpand 扩张器等（图 4-4-4）。

视频 4-4-3

小瞳孔超声乳化应用瞳孔扩张器手术技巧

（二）手术方法

1. 将 Xpand 瞳孔扩张器收缩安装于植入器内，即用推注器中的推杆卡槽钩住瞳孔扩张器边缘，然后回抽推杆，将扩张器吸纳入推注器中（图 4-4-5A）。

2. 经主切口将瞳孔扩张器植入眼内，必须确保扩张器的卡口嵌顿于瞳孔缘（图 4-4-5B）。

3. 调整 Xpand 瞳孔扩张器位置。缓慢推注扩张器，确保每个卡口于瞳孔缘嵌顿，最后一个卡口可从侧切口伸入调位钩辅助扩张器与推注器分离并嵌顿于瞳孔缘（图 4-4-5C）。

4. Xpand 瞳孔扩张器扩大瞳孔，辅助完成超声乳化手术（图 4-4-5D）。

5. 回收 Xpand 瞳孔扩张器。植入人工晶状体后，经主切口伸入植入器，采用调位钩经侧切口进入分离扩张器与虹膜，并纳入植入器中，回收瞳孔扩张器（图 4-4-5E）。

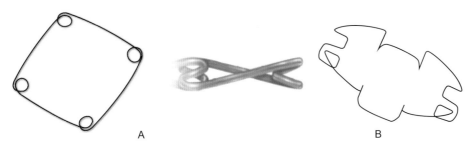

图 4-4-4　瞳孔扩张器

A. Malyugin 瞳孔扩张器展开与收缩图；B. Xpand 瞳孔扩张器。

6. 移除 Xpand 瞳孔扩张器，缓慢回收扩张器，避免接触损伤角膜内皮（图 4-4-5F）。

7. 水密切口，形成前房（图 4-4-5G）。

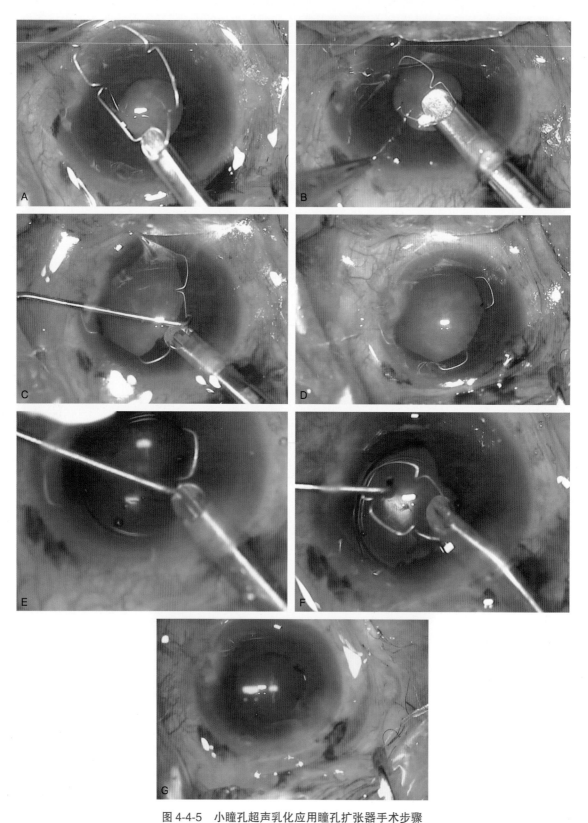

图 4-4-5　小瞳孔超声乳化应用瞳孔扩张器手术步骤

A. 将扩张器吸纳入推注器中；B. 经主切口将瞳孔扩张器植入眼内；C. 缓慢推注扩张器；D. 扩张器扩大瞳孔；

E. 回收瞳孔扩张器；F. 缓慢回收扩张器；G. 水密切口，形成前房。

（三）关键点

1. 植入瞳孔扩张器，必须确保第一个卡口与虹膜瞳孔缘接触并嵌顿，再逐步推注扩张器，最后一个卡口可采用调位钩辅助扩张器与推注器分离并嵌顿于瞳孔缘。

2. 回收瞳孔扩张器，宜采用调位钩先分离扩张器与虹膜，并确保扩张器与植入器中的推杆卡槽吻合后再回收推注器。

（王　勇）

四、小瞳孔超声乳化行瞳孔区纤维环切除手术技巧

（一）概述

适用于各种原因导致的小瞳孔的白内障，包括青光眼术后、长期使用缩瞳药、虹膜炎症等造成瞳孔区纤维环的形成影响瞳孔散大，通过切除瞳孔区纤维环解除对瞳孔扩张的限制，术后仍然可以保持圆形瞳孔。

（二）手术方法

1. 用囊膜剪剪开瞳孔缘纤维环的一部分（图 4-4-6A）。

2. 用撕囊镊沿瞳孔缘撕除瞳孔缘纤维环，为保持撕开的张力，有时需补充足够的黏弹剂后才能最后将其全部撕除（图 4-4-6B～D）。

3. 再次在瞳孔区注射内聚性黏弹剂进一步扩大并维持瞳孔。

视频 4-4-4

小瞳孔超声乳化手术瞳孔区纤维环切除手术技巧

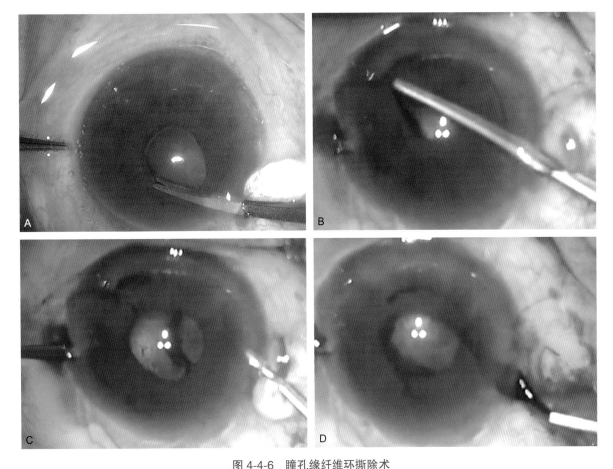

图 4-4-6　瞳孔缘纤维环撕除术

A. 剪开部分瞳孔缘纤维环；B. 使用撕囊镊撕开瞳孔缘纤维环；C. 继续剪开未撕掉的部分；D. 最后撕除瞳孔缘纤维环。

4. 常规完成其余手术步骤。

（三）关键点

1. 在撕除瞳孔区纤维环时可能会有少量出血，可以使用黏弹剂使视野清晰。

2. 如果撕除过程中遇到困难，不宜暴力撕除，可以使用剪刀将粘连紧密的部分剪除。

3. 撕除瞳孔区纤维环后，瞳孔区注射黏弹剂进一步扩张瞳孔。如果瞳孔仍然不够大，可以采取本章介绍的其他方法，如瞳孔括约肌切开、虹膜拉钩等措施进一步扩张瞳孔。

（四）病例示范

患者，男性，73 岁。患陈旧性虹膜炎 10 余年，左眼白内障手术。术前检查视力 0.15，瞳孔 2.5 mm 广泛后粘连，并且在瞳孔领处形成纤维环。晶状体核性混浊Ⅳ级硬度。超声乳化术中采用瞳孔领纤维环切除的方法，术后 1 天视力 0.8，瞳孔正圆，前房反应轻微。

（赵　平）

五、小瞳孔超声乳化应用"T"形钩等处理手术技巧

（一）概述

小瞳孔常常是糖尿病、虹膜炎、抗青光眼手术后等全身及眼部疾病的表现，小瞳孔手术是常见的复杂白内障手术之一。应用"T"形钩和囊膜剪可以处理小瞳孔问题。通过"T"形钩分离虹膜与晶状体前囊的粘连，囊膜剪放射状剪开虹膜，视野暴露良好，应用截囊针自侧切口撕囊，前房稳定性更好，避免虹膜自主切口脱出。术后瞳孔直径可较术前变大，使部分小瞳孔患者植入屈光性人工晶状体成为可能。

视频 4-4-5

小瞳孔超声乳化
应用"T"形钩
等处理手术技巧

（二）手术方法

1. 瞳孔直径为 2 ～ 3.5 mm 时，在应用黏弹剂充满前房后，应用"T"形钩离心方向分离牵拉瞳孔缘（图 4-4-7A）。

2. 应用囊膜剪自主切口放射状剪开瞳孔缘 0.5 ～ 1 mm 组织（图 4-4-7B）。

3. 如瞳孔在 4 mm 左右时熟练术者可沿瞳孔缘撕囊，将囊瓣翻转在虹膜下，应用撕囊针带着囊瓣撕囊（图 4-4-7C ～ F）。

（三）关键点

1. 应时刻保证撕囊针的锐利程度。

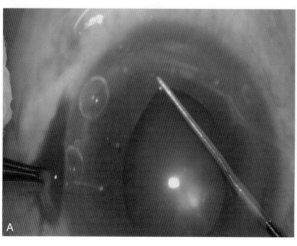
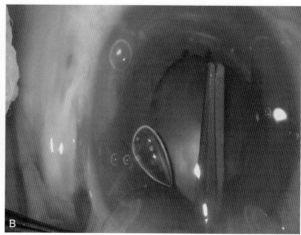

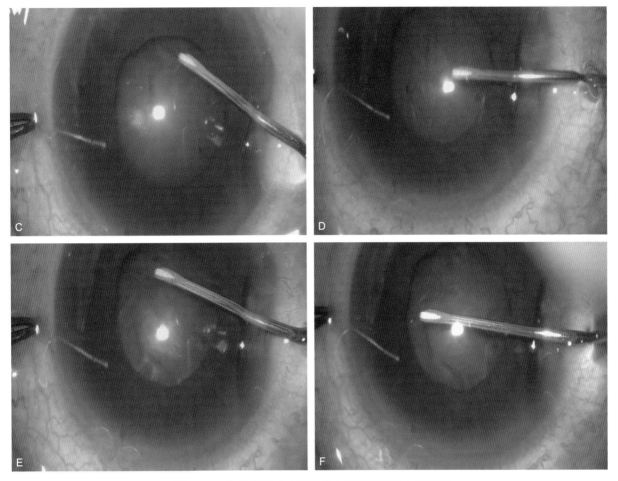

图 4-4-7 "T"形钩在小瞳孔白内障超声乳化中的应用

A. 应用"T"形钩分离牵拉瞳孔缘;B. 放射状剪开瞳孔缘;C ~ F. 在直径 4 mm 的瞳孔下的撕囊术。

2. 避免加压扰乱皮质,造成术野不清。

3. 避免器械触碰虹膜,造成虹膜损伤及瞳孔进一步缩小。

4. 可先试行前房注射 1 : 20 000 肾上腺素,对部分患者可起到扩瞳作用。

5. 术中可适当升高灌注。

6. 术后应用非甾体抗炎药,避免虹膜炎症反应及黄斑水肿。

(曹向荣)

六、小瞳孔超声乳化分离虹膜后粘连瞳孔扩张手术技巧

(一)概述

适用于各种原因导致的小瞳孔的白内障,包括青光眼术后、长期使用缩瞳药、虹膜炎症等造成的小瞳孔下虹膜后粘连。此方法仅采用机械性分离联合黏弹剂扩张瞳孔,操作简便,对虹膜损伤小,术后更易获得较圆的瞳孔,外观好。由于分离后瞳孔仍然相对较小,适于超声乳化经验丰富的医生使用。

(二)手术方法

1. 前房注射黏弹剂后,使用人工晶状体调位钩或其他器械分离瞳孔区的后粘连并向不同的方向扩张瞳孔,必要时可以使用两个器械向相反方向运动达到扩张瞳孔的目的

视频 4-4-6

小瞳孔超声乳化分离虹膜后粘连瞳孔扩张手术技巧

（图 4-4-8A）。

2. 再次在瞳孔区注射内聚性黏弹剂进一步扩大并维持瞳孔（图 4-4-8B）。

3. 连续环形撕囊时，可以使用辅助器械推移虹膜以便看到撕囊的位置，经验丰富的医生也可以盲撕。虹膜粘连处往往在前囊膜上留下色素痕迹，可以作为天然的"囊膜染色"，尤其对白色、膨化的晶状体来说更具意义。

4. 水分离要充分。有较多膨化皮质时，可以在水分离的时候有意让皮质溢出并从切口随水流流出，利于后续操作。

5. 超声乳化在瞳孔中央区的囊袋内进行，保证在完全可视的条件下操作以减少并发症的发生。劈核要彻底，避免"藕断丝连"，这样可以极大提升手术安全性和提高效率。

6. 抽吸黏弹剂的时候，可以使用劈核器辅助移动、撬起人工晶状体的边缘，以利于囊袋内黏弹剂的清除（图 4-4-8C）。

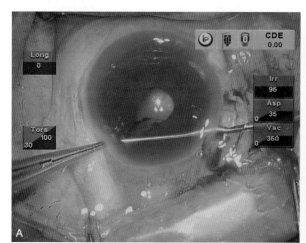
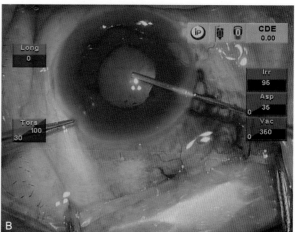
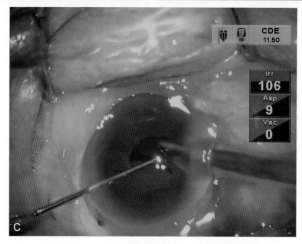

图 4-4-8　虹膜后粘连瞳孔扩张手术步骤

A. 用人工晶状体调位钩扩张瞳孔；B. 注入黏弹剂维持瞳孔；C. 撬起人工晶状体的边缘，清除囊袋内黏弹剂。

（三）关键点

1. 扩张瞳孔时用力均匀，尽量避免瞳孔括约肌撕裂，有利于维持术后良好的瞳孔外观。

2. 使用内聚性黏弹剂有更好的瞳孔扩张和维持作用。如果晶状体核较硬或角膜内皮较少，可以联合使用弥散性黏弹剂（三明治法）以更好地保护角膜内皮。

3. 对于经验丰富的医生来说，4 mm 左右的瞳孔已经可以安全地完成手术，无须扩张太大以免造成瞳孔括约肌损伤。

4.撕囊时要避免向周边撕裂,超声乳化时要更加小心防止破囊。因为在小瞳孔下处理这些并发症会更加困难。

5.如果有广泛的虹膜后粘连,分离出够用的范围即可,无须向周边分离更大的范围。后粘连的虹膜在盲撕囊的时候可以起到保护作用,可以限制囊膜向周边撕裂。

6.充分水分离并能轻松转动晶状体核,可以为超声乳化步骤创造更多的便利。

7.超声乳化过程中,要利用好劈核器。劈核器的主要作用有:①劈核;②辅助移动、固定核块于瞳孔中央区利于超声乳化,某种意义上可以理解为"劈核器动乳化头不动";③推拉虹膜,起到探查和保护虹膜防止被乳化头误吸的作用;④探查虹膜后残留的核块;⑤吸除最后的核块时保护后囊膜。

8.吸皮质时多数情况下是在虹膜后"盲吸",注意防止误吸虹膜,并要防止误吸、牵拉囊袋造成悬韧带损伤。

（四）病例示范

患者,女性,79岁。左眼小梁切除术后4年,视力0.4,晶状体核性混浊,Ⅲ级核硬度,瞳孔2 mm,广泛后粘连。超声乳化术中采用粘连分离瞳孔扩张技术,术后1天视力0.8,瞳孔正圆,前房反应轻微。

（赵　平）

第五节　人工晶状体植入手术技巧

一、免黏弹剂植入人工晶状体手术技巧

（一）概述

在I/A完成后,不注入黏弹剂直接植入亲水性丙烯酸材质晶状体,可提高手术效率,降低术后患者高眼压的概率。

视频 4-5-1

免黏弹剂植入人工晶状体手术技巧

（二）手术方法

1.先用I/A形成良好前房后(图4-5-1A),快速将推注器前端置于切口内,缓慢向前推,待晶状体前襻完全展开后置于下方囊袋内。

2.将人工晶状体光学部及后襻置于囊袋中央及上方,轻向下压并左旋,(图4-5-1B),退出推注器。

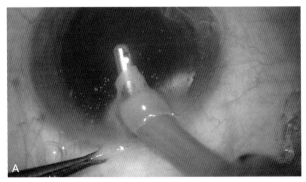
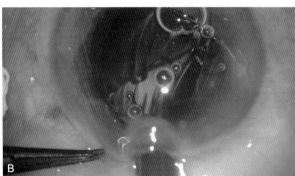

图 4-5-1　用 I/A 形成良好前房（A）；将推注器置于切口内缓慢前推（B）

（三）关键点

1. 患者需配合良好方可采用此种方法，如患者较紧张，前房逐渐变浅禁用此法。

2. 悬韧带松弛及断裂患者禁用此法。

（曹向荣）

二、超高度近视 Piggyback 三焦点人工晶状体植入手术技巧

（一）概述

该手术技巧主要用于超高度近视患者，眼轴大于 33 mm，期望手术后脱镜，术前检查结果显示角膜散光小，眼底光学相干断层扫描（OCT）示黄斑形态基本正常。

视频 4-5-2

超高度近视 Piggyback 三焦点人工晶状体植入手术技巧

（二）手术方法

1. 术前分析

（1）电脑验光结果显示患者有 2.5D 的全眼散光（图 4-5-2A），但是电脑验光、IOL Master 检查的角膜曲率（图 4-5-2B）和角膜地形图 Pentacam 检查（图 4-5-2C）均显示角膜散光小于 0.75D，考虑全眼散光有大部分来源于晶状体。基于术眼 OCT 提示黄斑未见异常（图 4-5-2D）、患者的愿望及充分沟通后，拟植入三焦点人工晶状体。

（2）多重人工晶状体计算公式为 Barrett Universal Ⅱ 公式，计算出的结果为 -4.0D（图 4-5-2E），由于目前市场上能提供的人工晶状体度数最低是 0 D，所以手术设计是：0 D 三焦点人工晶状体联合 -4.0D 三片式球面人工晶状体囊袋内植入。

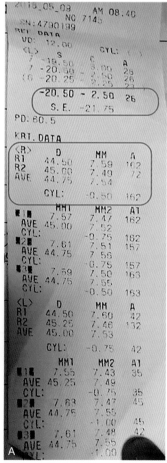

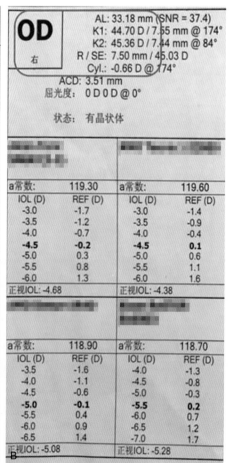

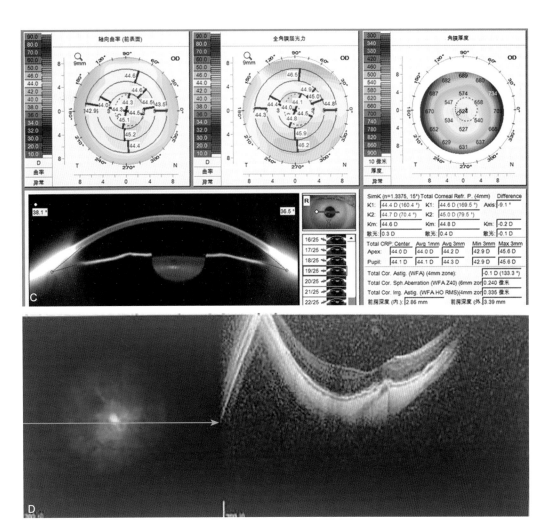

图 4-5-2　检查结果

A. 电脑验光结果；B. IOL Master 检查结果；C. 右眼 Pentacam 检查结果；D. 右眼光学相干断层扫描（OCT）结果；
E. Barrett Universal Ⅱ 公式计算结果。

2. 手术步骤　常规白内障超声乳化,吸净皮质,行前后囊膜抛光,前房及囊袋内注入黏弹剂,首先植入 0 D 一片式三焦点人工晶状体(图 4-5-3A),补充黏弹剂后,植入 -4.0D 三片式人工晶状体于囊袋内(图 4-5-3B、C)。将两片人工晶状体的中心点尽量重合,吸除黏弹剂,水密切口(图 4-5-3D)。

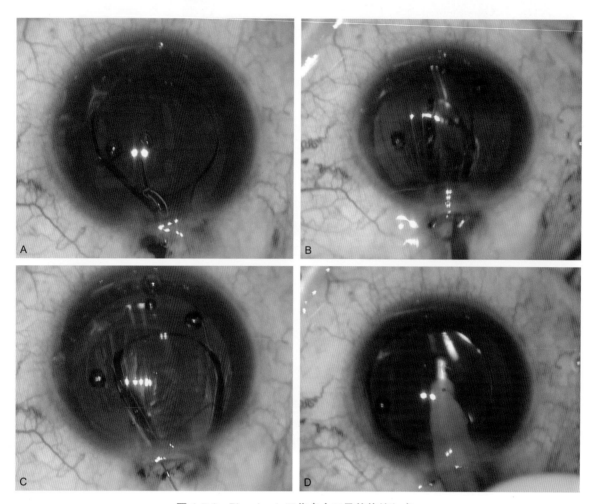

图 4-5-3　Piggyback 三焦点人工晶状体植入术

A. 先植入三焦点人工晶状体;B. 再植入三片式人工晶状体;C. 将第二个人工晶状体置于第一个人工晶状体之上;
D. 用 I/A 抽吸黏弹剂。

（三）关键点

1. 术前评估患者散光小,眼底条件尚好。

2. 将两枚人工晶状体的光学区重叠在一起时,一定注意两个光学面中心的准确重叠,避免偏位。

3. 尽量吸除黏弹剂。

4. 随着 Piggyback 人工晶状体技术的不断发展,让存在小眼球、超高度近视等特殊情况的患眼也能得到相应治疗。然而,由于这是一项新的技术,初学者应用时宜慎重。

（四）病例示范

患者,女性,44 岁。双眼高度近视二十余年。因左眼视力下降 1 个月,诊断“左眼黄斑孔性视网膜脱离”,行左眼玻切 + 内界膜剥除 + 硅油填充,术后恢复良好。由于发病前,患者左眼视力较右眼好,术后觉得右眼视力不佳,明显影响工作生活,要求提高右眼视力。

眼科检查:右眼裸眼视力 0.01,矫正视力 -20.00DS/-2.5DC×26°→0.2,右眼晶状体透明,视网膜平伏;左眼晶状体轻度混浊,玻璃体腔硅油在位,黄斑裂孔闭合。

诊断：右眼高度近视；左眼并发性白内障；左眼硅油眼。

术后视力：右眼行超声乳化联合 Piggyback 三焦点人工晶状体植入术。术后第一天视力：远 1.0 中 0.8 近 0.5，电脑验光术后屈光度 -0.5D（图 4-5-4A）。术后第三周视力：远 1.2 中 1.0 近 0.8，电脑验光术后屈光度 -0.75D（图 4-5-4B），效果满意。

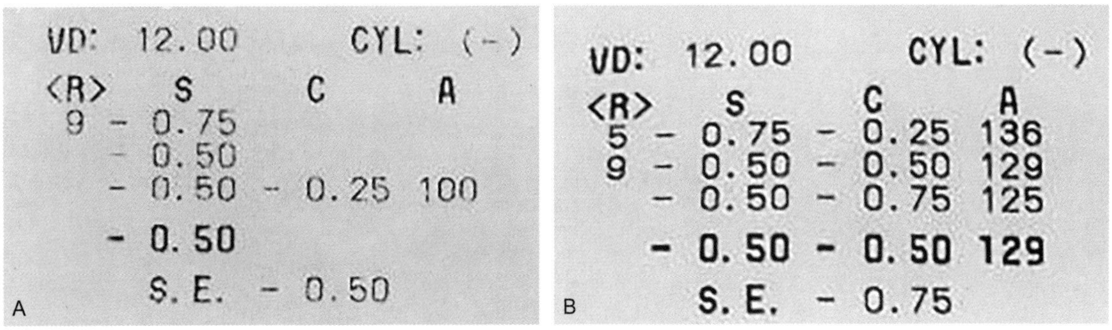

```
VD: 12.00        CYL: (-)
<R>    S        C       A
9 - 0.75
  - 0.50
  - 0.50 - 0.25  100

  - 0.50
      S.E. - 0.50
A
```

```
VD: 12.00        CYL: (-)
<R>    S        C       A
5 - 0.75 - 0.25  136
9 - 0.50 - 0.50  129
  - 0.50 - 0.75  125

  - 0.50 - 0.50  129
      S.E. - 0.75
B
```

图 4-5-4　手术前后对比

A. 术后第一天的电脑验光结果；B. 术后第三周的电脑验光结果。

（梁先军）

三、低眼压患眼持续灌注法人工晶状体植入手术技巧

（一）概述

玻切术后无硅油填充眼，由于无玻璃体支撑，眼压较低。超声乳化术后后囊破裂玻璃体溢出较多或切除较多时，眼压较低。此时，植入人工晶状体，即使打入较多的黏弹剂，眼压仍会很低，晶状体推注头不能进入前房或极易从切口处滑脱。以往的解决方法有：①加后灌注；②从扁平部用 4.5 号针头向玻璃体腔注入平衡盐溶液（BSS）提高眼压；③扩大切口推注植入。这些方法都会增加手术创伤与风险，笔者利用侧切口进行眼内持续灌注，待眼压提升后再植入人工晶状体，这样可以在不增加手术创伤的情况下完成人工晶状体的植入。

视频 4-5-3

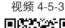

低眼压患眼持续灌注法人工晶状体植入手术技巧

（二）手术方法

1. 正常步骤超声乳化及 I/A 吸除皮质后，前房内及囊袋注入黏弹剂。

2. 轻触巩膜，判断眼压是否适合用持续灌注法植入人工晶状体。

3. 判断要用持续灌注法植入人工晶状体后，首先 I/A 灌注管道头部要更换为灌注针头，其次安装好人工晶状体在植入器内，最后打开超声乳化机上的持续灌注功能或由术者自己踩脚踏到灌注挡，将 I/A 灌注针头从侧切口进入前房（图 4-5-5A），待眼压升高后，植入人工晶状体（图 4-5-5B）。

4. 撤出左手灌注，前房内注入黏弹剂，把人工晶状体调整到合适的位置。

（三）关键点

1. 判断眼压是否低到需用持续灌注法植入时，可以尝试一次人工晶状体推注，如果不成功再用持续灌注法植入。

2. 持续灌注针头，可以用 23G 前段玻切配套的灌注头；可以用 23G 后段玻切配套的灌注头；可以用双手 I/A 配套的灌注头；可以用冲洗针头（眼压上升速度较慢）；可以用 2.5 ml 或 5 ml 注射器配套的针头，使用时要密切注意针尖的方向，不要碰伤眼内组织。

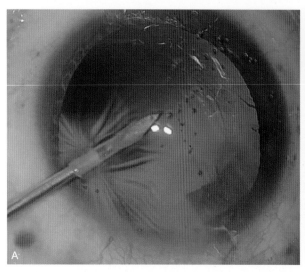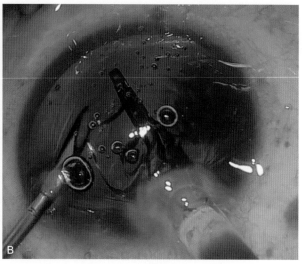

图 4-5-5　将 I/A 灌注针头从侧切口进入前房（A）；待眼压升高后，注入人工晶状体（B）

3. 用持续灌注法要注意眼压的提升,不需要提升到很高的程度才推注,只需要推注头能进入主切口隧道并且不易脱落即可。

4. 如果使用的推注器是需要双手操作的旋转式推注器,可以让手术助手帮忙旋转推杆植入人工晶状体。

5. 无后囊植入人工晶状体时,要让折叠的人工晶状体在前房展开,或用持续灌注头辅助阻挡人工晶状体滑落玻璃体腔。

（武哲明　陈　韵　何曼莎）

四、先天性白内障术后无晶状体眼二期人工晶状体囊袋内植入手术技巧

（一）概述

儿童白内障术后无晶状体的手术矫正通常采用二期人工晶状体经睫状沟植入术,该术式操作便捷,但人工晶状体位于睫状沟有可能并发葡萄膜炎 - 青光眼 - 前房积血综合征。近年来逐步开展了二期人工晶状体囊袋内植入矫正儿童白内障术后无晶状体术式,可有效避免上述并发症。

视频 4-5-4

先天性白内障术后无晶状体眼二期人工晶状体囊袋内植入手术技巧

（二）手术方法

1. 首先切开囊袋边缘机化环。制作上方巩膜隧道切口,以及双侧透明角膜侧切口。采用囊膜剪剪开或者用前段玻切头切开机化环边缘(图 4-5-6A)。

2. 撕除机化环,打开晶状体囊袋。全周撕除机化环,彻底分离粘连的晶状体囊袋(图 4-5-6B)。

3. 吸除囊袋内残留的晶状体皮质。采用手动注吸或者前段玻切清除晶状体囊袋内的残留皮质(图 4-5-6C)。

4. 植入人工晶状体。选择三片式折叠人工晶状体(襻细,较容易植入囊袋内),植入人工晶状体时必须确保下襻一次性植入囊袋内(图 4-5-6D)。

5. 调整人工晶状体位置,居中位于囊袋内,清除黏弹剂并缝合切口(图 4-5-6E)。

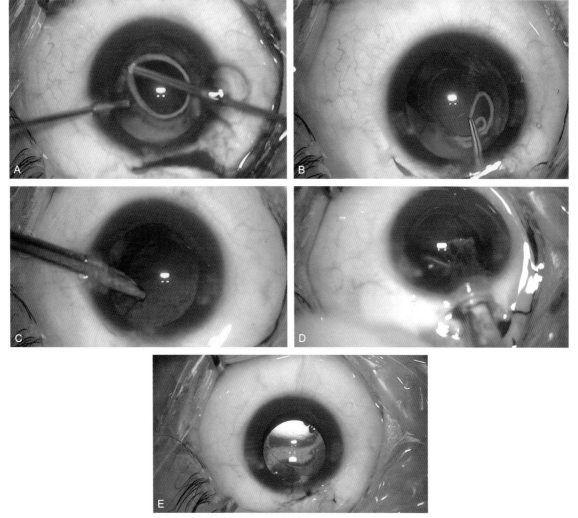

图 4-5-6 先天性白内障二期植入人工晶状体处理技巧

A. 用前段玻切头切开机化环边缘；B. 全周撕除机化环；C. 清除晶状体囊袋内残留皮质；
D. 植入人工晶状体时需确保下襻位于囊袋内；E. 人工晶状体居中位于囊袋内。

（三）关键点

1. 分离晶状体囊袋是关键，仅撕除机化环，勿撕裂过多囊膜。

2. 植入人工晶状体时可以扩大切口，将人工晶状体夹头完全伸入前房，缓慢推注人工晶状体，确保下襻一次性进入囊袋，逐步调整人工晶状体位置。

（王 勇）

五、LSW（Li Shaowei）映光法在区域多焦晶状体偏中心调位术中的应用

（一）概述

应用区域多焦人工晶状体因为能量损失少，所以在术后的视觉质量方面具有非常大的优势。但是该晶状体术后的居中性对其视觉质量至关重要，如果晶状体偏位，术后就会出现视力不佳、视物眩晕等问题。因此，术中必须保证人工晶状体居中，或者术后偏位的病例要再次调整使其居中。但是目前还没有如何判断人工晶状体居中的方法，笔者在实践中建立了 LSW 映光法，较好地解决了这个问题。下面以术后偏位调整为例，介绍该方法。

视频 4-5-5

LSW 映光法人
工晶状体调位

（二）手术方法

1. **区域多焦人工晶状体偏位的术前评估**　该手术显微镜有三个光源,下方一个大光源,上方两个小光源,呈三角形排列。术前充分散瞳,让患者仰卧于手术显微镜下,嘱其注视下方光源,观察显微镜光源在人工晶状体表面的映光点是否位于人工晶状体的中心。如图4-5-7A所示,光源映光点位于人工晶状体光学中心的下方,说明人工晶状体向上偏位。

2. **术中人工晶状体调位**　先做囊袋抛光,松解人工晶状体(图4-5-7B)。让患者注视手术显微镜中的一个光源,将人工晶状体逆时针旋转约90°,避开上下方收缩的囊袋的影响。然后用LSW映光法定位:让患者注视右上方小光源,调整人工晶状体位置,尽量使人工晶状体中心与右上方小光源反光点重合(图4-5-7C)。

3. 为进一步验证人工晶状体位置是否居中,让患者注视手术显微镜左上方光源,可见人工晶状体光学中心与光源反光点基本重合,说明人工晶状体位置居中(图4-5-7D)。

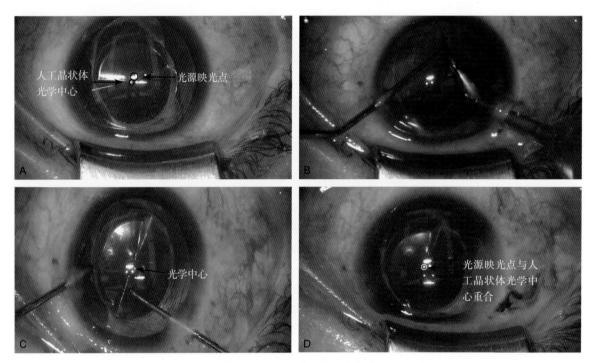

图4-5-7　LSW映光法手术方法

A. LSW映光法判断人工晶状体偏位:嘱患者注视下方光源,见光源映光点位于人工晶状体光学中心的下方,说明人工晶状体向上偏位;B. 分离囊袋松解人工晶状体;C. 将人工晶状体旋转和移动到中心:将人工晶状体旋转约90°,让患者注视右上方小光源,调整人工晶状体位置,尽量使人工晶状体中心与右上方小光源反光点重合;D. 验证人工晶状体位置的居中性:嘱患者注视手术显微镜左上方光源,可见人工晶状体光学中心与光源反光点基本重合,说明人工晶状体位置居中。

（三）关键点

1. 需要准确判断人工晶状体是否偏位。

2. 显微镜光源一定要调暗,使患者能够配合注视光源。

3. 通常显微镜有2～3个光源,即人工晶状体表面会有2～3个对应的映光点。调位后可以让患者交替注视不同的光源,确认每个被注视的映光点都能落在人工晶状体的中心,这可以进一步验证人工晶状体是否居中。

（李绍伟　丁　雪　胡晨曦）

六、人工晶状体脱位的微切口处理(视频4-5-6)

(一)概述

视频4-5-6

该技巧主要用于人工晶状体脱位于前段玻璃体,而没有坠入后段玻璃体腔的情况,进行脱位人工晶状体的固定。

人工晶状体脱位的微切口处理

(二)手术方法

1.于2点位和8点位做逆向巩膜隧道,约3 mm×3 mm大小(图4-5-8A、B)。

2.做上方透明角膜切口,前房内注入黏弹剂,调整人工晶状体位置(图4-5-8C)。

3.自2点位角膜缘后1.5 mm巩膜隧道范围内进针,进入后房,在人工晶状体襻后方,用29G针头自角膜穿刺口引出缝线;从穿刺口原路返回进针,经过人工晶状体襻上方,自2点位角膜缘后1.5 mm巩膜隧道内用29G针头穿刺接力导引出缝针(图4-5-8D、E)。

4.同理,在8点位经巩膜隧道区进出针,将缝线绕于另一人工晶状体襻上(图4-5-8F、G)。

5.将缝线从巩膜隧道内用人工晶状体调位钩钩出于隧道外,经上方穿刺口调整人工晶状体的位置至居中,结扎缝线,将线结滑入隧道内(图4-5-8H);冲洗出前房内黏弹剂,水密切口(图4-5-8I)。

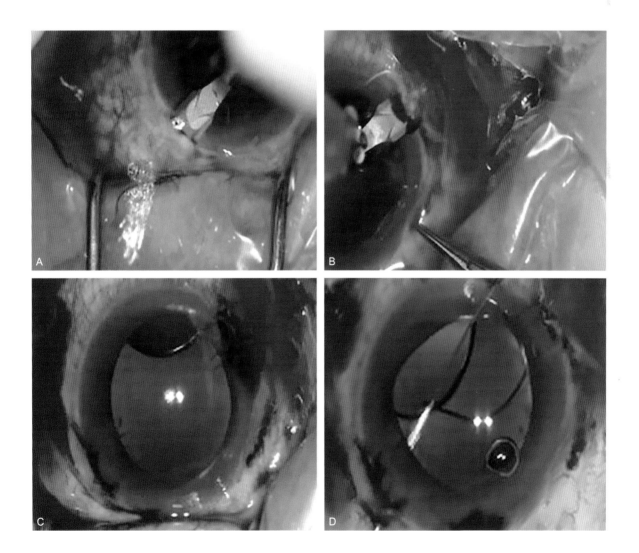

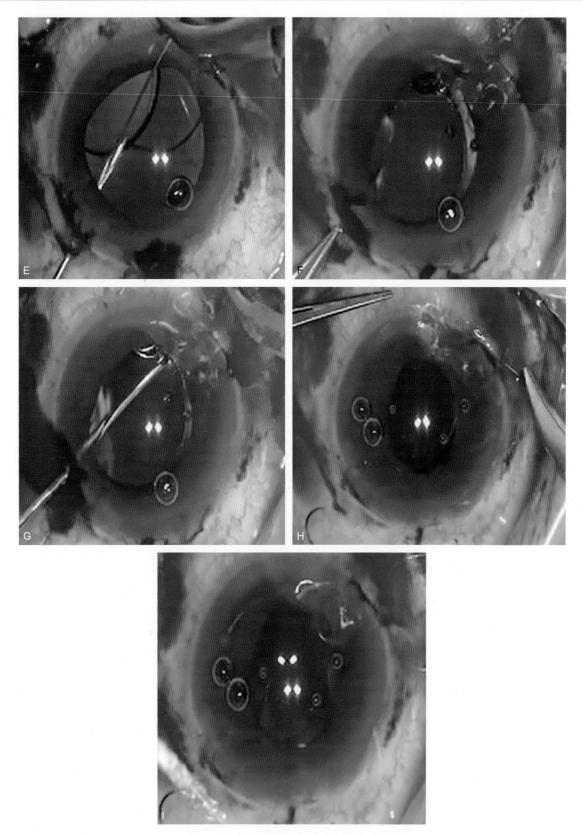

图 4-5-8　人工晶状体脱位的微切口处理

A. 2 点位做逆向巩膜隧道切口;B. 8 点位做逆向巩膜隧道切口;C. 做上方透明角膜切口;D、E. 用 29G 针头穿刺接力分别导引出经过人工晶状体上襻上、下方的缝线;F、G. 用 29G 针头穿刺接力分别导引出经过人工晶状体下襻上、下方的缝线;H. 结扎缝线,将线结滑入隧道内;I. 水密切口。

(梁先军)

·推荐阅读资料·

[1]钱莉,陈玲,陈春霞,等.玻璃体切除术后白内障的手术治疗探讨.临床眼科杂志,2016,24(1):52-54.

[2]史慧敏,周妍丽,李晶晶,等.超声乳化手术治疗玻璃体切除术后并发性白内障.临床眼科杂志,2010,18(1):46-48.

[3]鄢俊杰,杨磊.玻璃体切除术后并发性白内障超声乳化手术操作注意点与疗效观察.中国眼耳鼻喉科杂志,2019,19(3):180-182.

[4]LAWU T,MUKAI K,MATSUSHIMA H,et al. Effects of decentration and tilt on the optical performance of 6 aspheric intraocular lens designs in a model eye. Journal of cataract and refractive surgery,2019,45(5):662-668.

[5]TAKETANI F,MATUURA T,YUKAWA E,et al. Influence of intraocular lens tilt and decentration on wavefront aberrations. Journal of cataract and refractive surgery,2004,30(10):2158-2162.

第六节 人工晶状体缝合固定手术技巧

一、用单长针行睫状沟固定人工晶状体手术技巧

(一)概述

传统的人工晶状体睫状沟缝合固定术比较复杂,要用双长针分别从主切口进针,然后从预置好的板层巩膜瓣下的切口出针。最后关闭切口也需要分层缝合关闭,所需手术时间较长。笔者用改良的方法,用单长针一次性进出切口行睫状沟缝合固定人工晶状体,操作简单,容易掌握,同样可达安全有效的目的。

(二)手术方法

1.手术切口 先用散光轴测定仪标出7点位和1点位,准确地在这两个方位做以穹窿部为基底的结膜瓣。止血后,在离角膜缘后界1.0～1.5mm的位置,做平行于角膜缘的巩膜切口,长2mm,深达2/3以上的巩膜深度。在完成这两个预制切口后,于9点位做透明角膜隧道切口,长2.8～3.2mm。

2.形成前房 前房内注入黏弹剂,并尽量将玻璃体的前界膜往后推开,以保证长针在眼内有足够的操作空间。

3.长针一次性出针 用长针从7点位的预置切口进针,经过睫状沟、虹膜背面到达瞳孔,然后继续前行,经1点位的虹膜背面、睫状沟,从1点位的预置切口出针。一次性完成两个切口的进出针操作(图4-6-1A、B)。

4.将缝线固定在人工晶状体襻上 用镊子进入前房将瞳孔区可见的缝线取出,剪断后形成两个断端。这时把推注器内的折叠人工晶状体推出一个襻,然后将线的断端打结固定在人工晶状体的外露襻上。

5.植入人工晶状体 按常规方法植入人工晶状体(图4-6-1C),人工晶状体展开后,取出未结扎缝线的另一襻,在这襻上用原留下的另一断端缝线结扎固定(图4-6-1D),烧灼人工晶状体襻的止端,让其膨胀,防止缝线滑脱(图4-6-1E)。将襻植入眼内,拉紧两端缝线,直至人工晶状体位于理想位置。

6.关闭切口 固定人工晶状体的两个切口时必须既要将切口闭合,并将牵引缝线固定在巩膜壁上。主切口由于是隧道切口,仅需水密切口即可,不必缝合(图4-6-1F)。

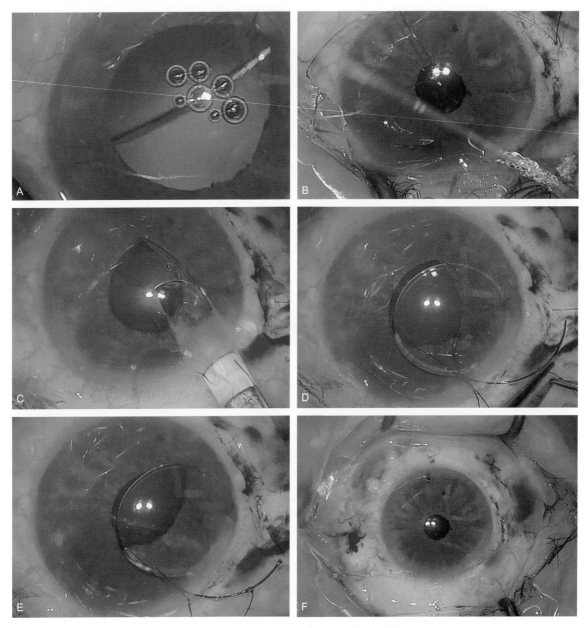

图 4-6-1　用单长针行睫状沟固定人工晶状体

A. 长针进针后直接从上方出针；B. 在上切口取出长针形成贯穿牵引缝线；C. 将折叠人工晶状体植入眼内；
D. 结扎缝线固定在人工晶状体的上襻；E. 烧灼法膨隆人工晶状体襻的止端；F. 水密关闭主切口。

7. 缝合方法　将长针上的双线剪开一根，留出缝线的一个断端，将连在针上的这根缝线，从切口下方深层板层巩膜进针，在切口下方巩膜表面出针，再从切口上方的巩膜表面进针，在上方的深层板层巩膜出针，绕一圈后与原留出缝线的断端结扎，线结扎紧后剪断紧贴巩膜表面的缝线。这样结扎既能将切口关闭，又能将线结埋在深层巩膜内（图 4-6-2）。

8. 因结膜切口比较小，可用烧灼黏合切口的方法。

（三）关键点

1. 为保证人工晶状体在眼内的正确位置，前房内的玻璃体必须彻底清除，以防玻璃体条索与主切口粘连，导致人工晶状体倾斜或瞳孔变形。

2. 如缝针在进出睫状体因伤及血管出血时应及时冲洗，将血液引流眼外，以防进入玻璃体腔内。

3. 下方的缝针采用另一长针用套线的方法连接牵引缝线，缝合方法与上方缝合方法相同。

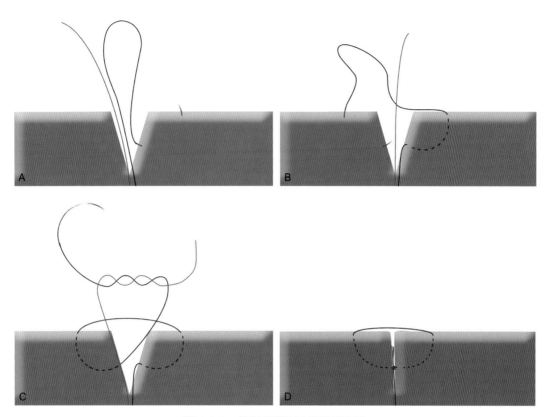

图 4-6-2 关闭巩膜切口缝线示意图

A. 从切口下方深层板层巩膜进针, 在切口下方巩膜表面出针;B. 从切口上方的巩膜表面进针, 在上方的深层板层巩膜出针;
C. 绕一圈后与原留出缝线的断端结扎;D. 线结扎紧后剪断紧贴巩膜表面的缝线。

（林振德　何曼莎　郑伟涛）

二、无结膜切口（逆向巩膜隧道）二期人工晶状体固定手术技巧

（一）概述

玻切术后, 通常没有晶状体囊膜残留, 人工晶状体的植入固定需要借助眼内其他部位, 有不同的方法都可以达到这一目的, 如巩膜内固定等, 但此方法需要剪开球结膜。逆向巩膜隧道切口可以不必剪开球结膜, 而将缝线结扎在巩膜隧道内, 具有实用、操作简单、无结膜切口、线结不暴露等优点。

视频 4-6-1

无结膜切口（逆向巩膜隧道）二期人工晶状体固定手术技巧：巩膜逆行隧道

（二）手术方法

1. 麻醉　用 2% 利多卡因和 0.5% 丁哌卡因等量混合液行球周或球后麻醉或筋膜下麻醉。

2. 对于玻切术后无囊膜眼, 首先应该在眼球闭合状态时完成逆向巩膜隧道;根据术者的习惯, 选择合适的切口位置。操作较为方便的方位通常选择 2 点和 8 点对称位(图 4-6-3A、B), 最好避开 3 点和 9 点位置, 避免碰到大的睫状血管以及睫状长神经的主干。角膜的切口可以用圆头的巩膜隧道刀(首选), 也可以用做角膜切口的 3.0 mm 三角形刀。在角膜缘向巩膜方向做一 3 mm × 3 mm 的巩膜隧道, 深度为 1/3 ～ 1/2 巩膜厚度。

3. 在下方角膜缘内做穿刺口, 置 25G 灌注管, 以维持眼压相对稳定(图 4-6-3C)。

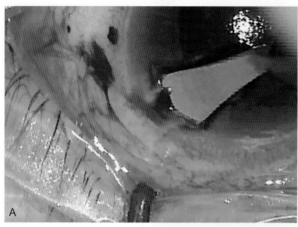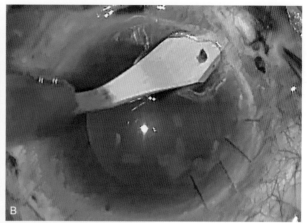

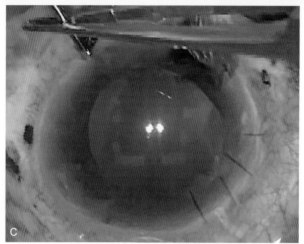

图 4-6-3　无结膜切口二期人工晶状体固定步骤（一）
A.在 2 点位透明角膜区做逆向巩膜隧道；B.在 8 点位透明角膜区做逆向巩膜隧道；
C.在透明角膜区做穿刺口，置 25G 灌注管。

　　4.预置缝线，取 10-0 聚丙烯缝线，8 点位角膜缘后 1.5 mm 处进针，经结膜面、巩膜隧道，从虹膜后进入眼内，2 点位角膜缘后 1.5 mm 处经结膜面在巩膜隧道内用 30G 针头经虹膜后刺入眼内，与缝针对接，将缝针从 2 点位引出（图 4-6-4）。同法在 8 点方位原进针处旁约 1.0 mm 处进针，用 30G 针头在 2 点位引出。此时可以检查两针缝线是否都经过巩膜隧道内，如果都在巩膜隧道内，预置缝线成功完成。

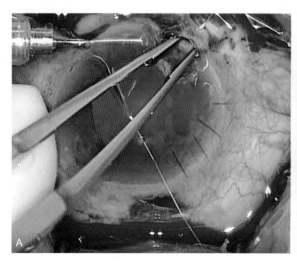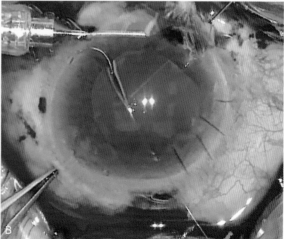

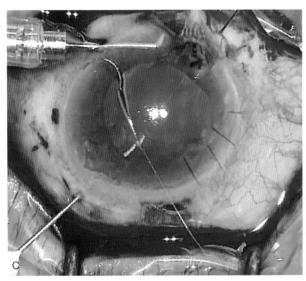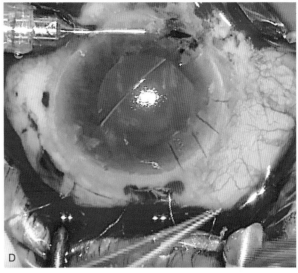

图 4-6-4　无结膜切口二期人工晶状体固定步骤（二）

A. 做逆向巩膜隧道，用镊子探查隧道的宽度与长度；B. 用 10-0 聚丙烯带针缝线在 8 点位隧道范围内角膜缘后 1.5 mm 处，自结膜面进针；C. 在 2 点位隧道范围内角膜缘后 1.5 mm 处，用 30G 针头刺入，接力对侧的缝针；D. 自 2 点位通过接力后取出缝针，主切口将眼内的缝线取出，保留足够长，中间剪开备用。

5. 在上方透明角膜 / 角膜缘做长 3.0 mm 切口，将 2 根缝线从眼内经角膜切口引出，剪断（即从 2 点位、8 点位分别引出 2 根缝线）。

6. 取双襻人工晶状体，从人工晶状体推注器内推出部分前襻，将 8 点位的缝线固定在前襻的合适位置（注意是两根缝线同时打结固定）。理顺 2 点位的缝线，经角膜切口先将人工晶状体的前襻推入眼内，同时需助手适当牵引 8 点位缝线，避免缝线绕在人工晶状体上。

7. 将人工晶状体光学面推入眼内，后襻留在切口外，将 2 点位缝线固定在后襻的合适位置上（注意要和前襻对称），然后植入后襻（图 4-6-5）。

8. 将缝线从巩膜隧道内取出，结扎（图 4-6-6A），将线结滑入巩膜隧道内，剪线（图 4-6-6B）。

9. 水密角膜切口，轻轻按摩巩膜隧道切口表面让其闭合，拔出 25G 灌注管，结束手术。

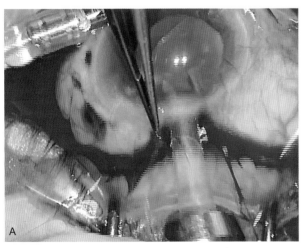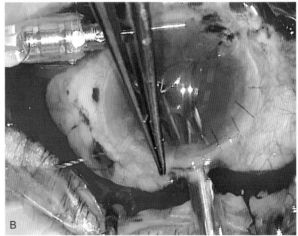

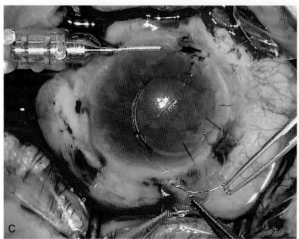
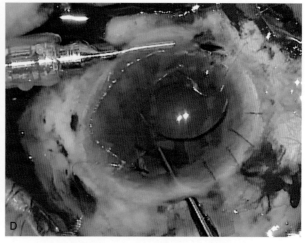

图 4-6-5　无结膜切口二期人工晶状体固定步骤（三）

A.将缝线固定好的前襻自主切口植入眼内；B.植入时注意避免缝线与人工晶状体襻发生异常缠绕；C.后襻不一次性植入，暂时留于眼外，将上方一组缝线固定在后襻合适位置；D.用镊子将人工晶状体后襻植入眼内，收紧双侧缝线。

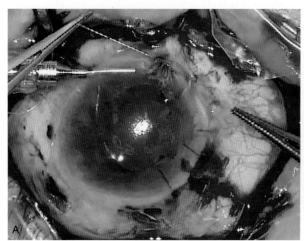
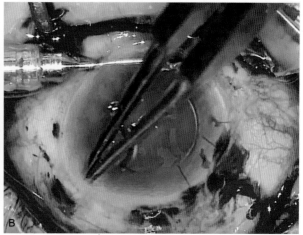

图 4-6-6　无结膜切口二期人工晶状体固定步骤（四）

A.将缝线从巩膜隧道内取出，结扎缝线；B.线结滑入巩膜隧道内，剪线。

（梁先军）

三、人工晶状体囊袋复合体半脱位的缝合固定手术技巧

（一）概述

使用逆向巩膜隧道切口行人工晶状体缝合固定手术，具有许多优点。包括结膜损伤小；角膜仅有微穿刺口，不导致术源性散光；不用取出人工晶状体襻于眼外进行缝线结扎；操作较少，对眼内扰动少；术后恢复快，术后舒适度高，无伤口及缝结带来的异物感等。

视频 4-6-2

人工晶状体囊袋复合体半脱位的复位手术技巧

（二）手术方法

1.在人工晶状体半脱位的相应人工晶状体襻的部位，于角膜缘向巩膜方向做一约 3 mm × 3 mm 的巩膜隧道（图 4-6-7A）。

2.在巩膜隧道切口的对侧方位做一小的角膜缘穿刺口备用（图 4-6-7B）。

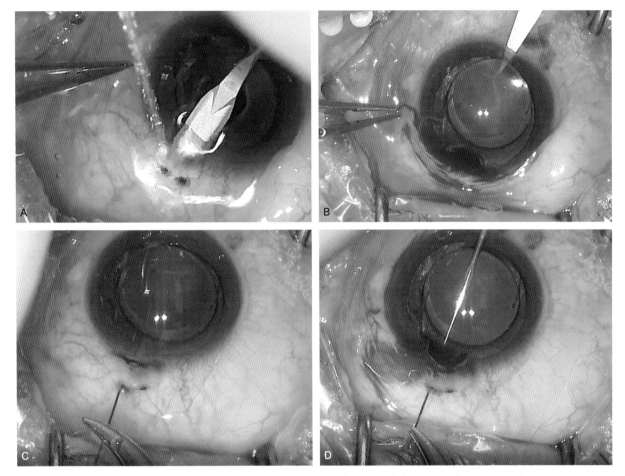

图 4-6-7　人工晶状体囊袋复合体半脱位的缝合固定（一）

A. 反向的巩膜隧道切口；B. 对侧方位的透明角膜切口；C. 在巩膜隧道切口进针作牵引缝线；
D. 用 1 ml 注射器针头导引出缝针。

3. 经穿刺口向前房内注入适量黏弹剂，并分离脱位处的囊袋至上方人工晶状体襻位。

4. 取 10-0 聚丙烯缝线，在角膜缘后 1.5 mm 处巩膜隧道范围内进针，于虹膜后进入瞳孔区，穿过人工晶状体囊袋复合体赤道部，襻的下方到囊袋中央，人工晶状体前面（图 4-6-7C）。在对侧穿刺口用 1 ml 注射器针头，导引出缝针（图 4-6-7D）。

5. 同一缝针经穿刺口（注意缝针不要穿入切口周围的角膜组织）进入前房；用 1 ml 注射针头在角膜缘后 1.5 mm 处巩膜隧道范围内刺入，经虹膜、囊袋赤道部、人工晶状体襻的上方到达前房中央，与缝针汇合（图 4-6-8A）。导引出缝针，即缝线绕过襻的前后方（图 4-6-8B）。

6. 于角膜缘从巩膜隧道内钩取出缝线，收紧缝线。调整人工晶状体位置至合适处。

7. 结扎缝线（图 4-6-8C），将线结滑至巩膜隧道内（图 4-6-8D）。

8. 经穿刺口冲洗出前房内黏弹剂。

（三）关键点

1. 做逆向巩膜隧道要注意巩膜瓣的厚度，太薄容易穿透到结膜下，太厚有可能伤及睫状体。

2. 黏弹剂分离人工晶状体襻位的囊袋。

3. 缝线必须绕过人工晶状体的襻。

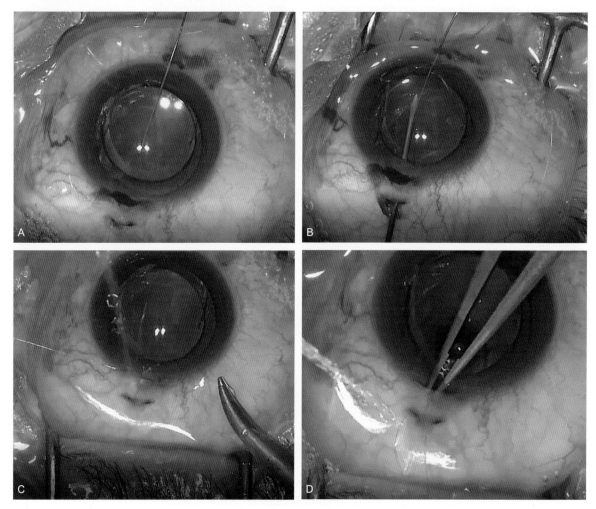

图 4-6-8　人工晶状体囊袋复合体半脱位的缝合固定（二）

A.同一缝针经下方穿刺口进针;B.导出缝针让缝线绕过襻的前、后方;C.结扎缝线;D.将线结滑至巩膜隧道内。

（梁先军）

四、二期人工晶状体睫状沟缝合固定 + 瞳孔成形手术技巧

（一）概述

介绍一种常用的二期人工晶状体睫状沟缝合固定 + 瞳孔成形技术。

（二）手术方法

1. 自角巩膜缘向前房插入灌注针头,维持前房稳定（图 4-6-9A）。

2. 制作主切口、侧切口（图 4-6-9B）。

3. 检查是否有玻璃体疝入前房,如有进行前段玻切。

4. 绑定双襻并牵引在对应巩膜位置（图 4-6-9C、D）。

5. 人工晶状体植入囊袋位置（图 4-6-9E）。

6. 用 4-2-1-1 打结方法,固定双襻于巩膜上（图 4-6-9F）。

7. 撤除前房灌注,前房注入黏弹剂。

8. 仔细整理虹膜并定位相对应离断部位。

9. 离断的虹膜缝合固定于相对应角巩膜缘位置（图 4-6-9G）。

视频 4-6-3

二期人工晶状体睫状沟缝合固定 + 瞳孔成形手术技巧

10. 抽吸前房黏弹剂,缝合结膜(图 4-6-9H)。

11. 水密切口。

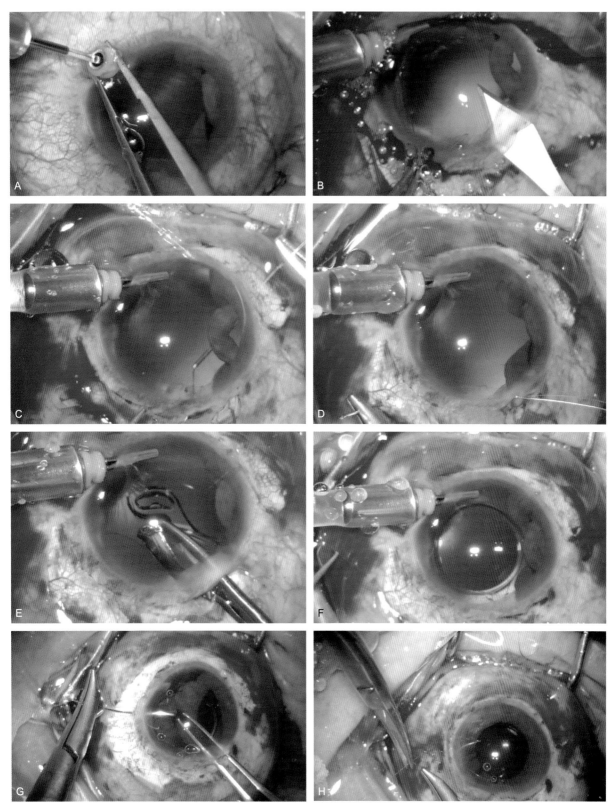

图 4-6-9 二期人工晶状体睫状沟缝合固定 + 瞳孔成形手术步骤

A. 插入灌注针头维持前房稳定;B. 制作主切口;C. 牵引绑定下襻;D. 牵引绑定上襻;

E. 人工晶状体植入囊袋位置;F. 固定双襻于巩膜上;G. 虹膜缝合;H. 缝合结膜。

（三）关键点

1. 固定人工晶状体的缝线时需反复核对人工晶状体位置居中,缝线打紧时会牵拉人工晶状体,建议先初步打结一次并拉紧,而后调整双侧缝线松紧度以减少人工晶状体的偏中心和倾斜情况。

2. 进行人工晶状体缝合固定时建议在灌注状态下进行,而进行虹膜根部离断修复时建议在黏弹剂支撑下进行。

3. 虹膜离断修复尽量找寻相对应离断位置并在同一平面进行。

4. 由于虹膜基本失去活性,缝合后可牵拉虹膜以缩小瞳孔。

（四）病例示范

患者,女性,64 岁。因"右眼无晶状体眼;右眼虹膜根部离断"入院,入院后予以二期人工晶状体植入 + 瞳孔成形术。术中缝合固定一片式四襻人工晶状体于 3 点、9 点巩膜上。术中见虹膜 11 点至 7 点根部离断,失去活性,大部分已萎缩,予以仔细整理后见虹膜尚完整,予以对位缝合后形成瞳孔,术毕瞳孔圆,人工晶状体位正、居中。

（林　丁　彭满强　唐琼燕）

五、散光人工晶状体睫状沟缝合固定术

（一）概述

视频 4-6-4

散光矫正型人工晶状体具有良好的临床疗效,对于囊袋缺失的患者,常规方法不能植入这类晶状体。对于进行人工晶状体悬吊术很难保证轴向的准确,下面介绍笔者常用的一种有效的散光人工晶状体睫状沟缝合固定技术。

散光人工晶状
体睫状沟缝合
固定术

（二）手术方法

1. 自睫状体扁平部向玻璃体腔插入灌注。

2. 制作主切口。

3. 检查是否有玻璃体疝入前房,如有进行前段玻切。

4. 预置巩膜缝线(图 4-6-10A)。

5. 固定人工晶状体双襻根部(图 4-6-10B)。

6. 植入人工晶状体。

7. 粗调并固定人工晶状体双襻根部,应用 4-2-1-1 打结方法(图 4-6-10C)。

8. 检查人工晶状体散光放置轴向。

9. 细调并固定人工晶状体。

10. 再次检查人工晶状体散光放置轴向(图 4-6-10D)。

11. 抽吸前房黏弹剂。

12. 关闭切口。

（三）关键点

1. 固定人工晶状体的缝线时需反复核对人工晶状体位置居中,缝线打紧时会牵拉人工晶状体,建议先初步打结一次并拉紧,而后调整双侧缝线松紧度以减少人工晶状体的偏中心和倾斜情况。

2. 进行人工晶状体缝合固定时建议在灌注状态下进行,而进行瞳孔成形时建议在黏弹剂支撑下进行。

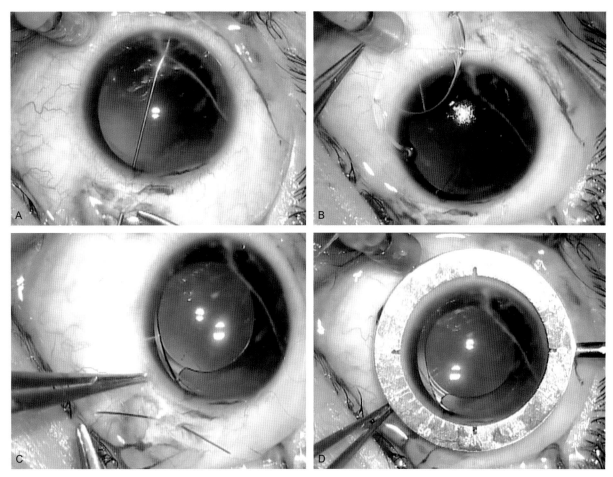

图 4-6-10 散光人工晶状体睫状沟缝合固定手术步骤
A. 预置巩膜缝线；B. 固定人工晶状体双襻根部；C. 粗调并固定人工晶状体位置；
D. 再次检查人工晶状体散光放置轴向。

3. 在巩膜缝合进针时，襻的挤压可能导致轴向的改变，角膜散光标记处逆时针 5° 进针有时更容易对位。

4. 进行缝合固定时缝线牵拉的方向与人工晶状体散光的轴向一致，便于对合人工晶状体植入轴向。为防止人工晶状体的偏心和倾斜，缝合双襻时须缝合在双襻相同部位，在进行巩膜缝合固定人工晶状体位置时，需反复调试两边缝线的松紧度确保一致。

（四）病例示范

患者，男性，14 岁。因"右眼无晶状体眼"入院，入院后予以二期散光矫正型人工晶状体缝合固定术 + 瞳孔成形术。术中缝合固定一片式散光矫正型人工晶状体于 1 点、7 点巩膜上。术中见瞳孔散大，虹膜失去活性，大部分已萎缩（图 4-6-11A），予以对位缝合后形成瞳孔，术毕瞳孔圆（图 4-6-11B），人工晶状体位正、居中（图 4-6-12）。术前裸眼视力指数 /50 cm，矫正 1.0。术后 8 个月裸眼视力 1.0，未发生并发症（图 4-6-13）。

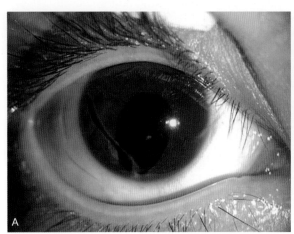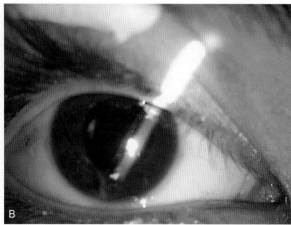

图 4-6-11　手术前后对比

A. 患者术前瞳孔;B. 患者术后 8 个月瞳孔圆。

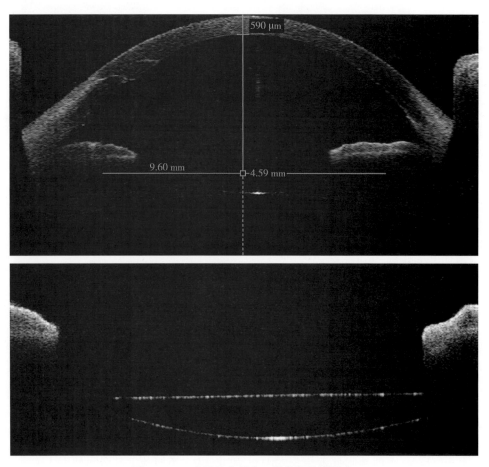

图 4-6-12　术后八个月人工晶状体位置居中

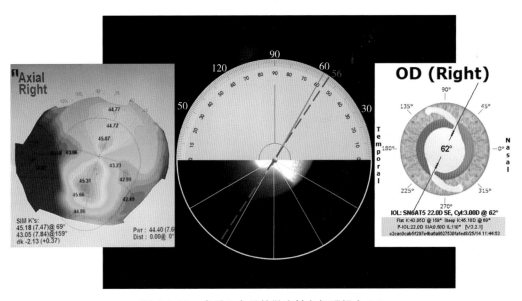

图 4-6-13 术后八个月的散光轴向裸眼视力 1.0

（林　丁　彭满强　唐琼燕）

• 推荐阅读资料 •

［1］ALMASHAD G Y，ABDELRAHMAN A M，KHATTAB H A，et al. Four-point scleral fixation of posterior chamber intraocular lenses without scleral flaps. British journal of ophthalmology，2010，94（6）：693-695.

［2］LIN C P，TSENG H Y. Suture fixation technique for posterior chamber intraocular lenses. Journal of cataract and refractive surgery，2004，30（7）：1401-1404.

第七节　晶状体脱位的超声乳化手术技巧

一、囊袋内张力环植入治疗悬韧带部分断裂的白内障手术技巧

（一）概述

伴有悬韧带断裂的白内障手术，属于相对复杂的白内障手术，合理的处理方法能在摘除白内障的同时，减少悬韧带的进一步离断，从而获得较稳定的远期效果。

（二）手术方法

1. 上方悬韧带断裂小于 90°，可以试行植入张力环；鼻侧和颞侧小于 120° 可以试行植入张力环；下方小于 180° 可以试行植入张力环。

2. 在局部注入黏弹剂将囊膜与皮质及核块分离，使视野变得清晰（图 4-7-1A）。

3. 将张力环一端准确地置于囊膜下，沿顺时针轻轻转入（图 4-7-1B）。

4. 在植入张力环末端的时候确保将其植入囊袋内（图 4-7-1C）。

5. 植入囊袋张力环后，进行常规的超声乳化手术。

视频 4-7-1

囊袋内张力环植入治疗悬韧带部分断裂的白内障手术技巧

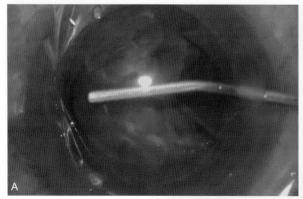

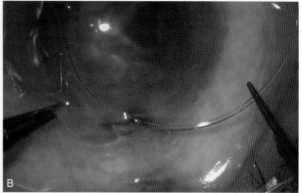

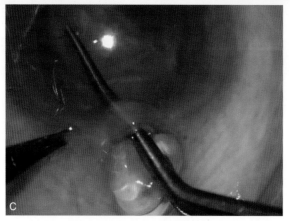

图 4-7-1　囊袋内张力环植入

A. 黏弹剂分离皮质与核;B. 顺时针转入张力环;C. 在植入张力环末端时确保将其植入囊袋内。

（三）关键点

1. 大于 180° 的悬韧带断裂不适合植入囊袋张力环。

2. 操作轻柔,避免悬韧带的副损伤。

3. 皮质吸出时先在悬韧带健侧进行,最后吸出断裂侧。

4. 外伤性悬韧带断裂可以适当放宽标准,自发性悬韧带断裂需严格按标准执行。

5. 发现悬韧带断裂,要尽早植入张力环,之后再完成其他操作,以减小对悬韧带进一步的损伤。

（曹向荣）

二、合并虹膜根部离断及晶状体不全脱位的超声乳化白内障手术技巧

（一）概述

外伤患者晶状体半脱位伴有上方虹膜根部离断,如按常规的虹膜根部缝合容易因为切口扩大而造成眼压改变,引起玻璃体疝出,增加手术难度和术后出现视网膜脱离的风险。经过改良的微创虹膜根部离断缝合,在 30G 针头的引导下进行缝合,不需要行角膜或角巩膜切口。

晶状体半脱位手术,在完成超声乳化后,通过小切口将人工晶状体囊袋内联合固定,很好地保证了术后人工晶状体的稳定性和居中性。晶状体半脱位手术一般可以在虹膜拉钩或者囊袋张力环辅助下手术,经过改良的微创虹膜根部离断缝合适用于在没有上述设备时进行手术,可在广大基层医院开展。

视频 4-7-2

合并虹膜根部离断及晶状体不全脱位的超声乳化白内障手术技巧

（二）手术方法

1. 虹膜根部离断缝合。见图 4-7-2。在虹膜根部离断的对侧角膜缘内做预置角膜穿刺切口，在虹膜根部离断相对应处角膜缘后约 1 mm 做一巩膜板层切口（深度约 1/2，长度根据离断范围而定），10-0 聚丙烯缝线从预定缝合的巩膜切口处 A 点进针，缝针通过离断的虹膜根部，并在对侧角膜缘预置切口（可用 30G 针头接力引导）B 点出针（图 4-7-2A），再从原位 B 点进针（注意不要切断缝线），再次通过离断的虹膜根部，30G 针头从距离 A 点 1.5 ～ 2.0 mm 处进入眼内，引导缝针引出眼外（图 4-7-2B），拉紧缝线，眼外结扎缝线。

2. 做白内障手术切口，先通过侧切口注入黏弹剂，连续环行撕囊，尽可能居中，撕囊口为 5.5 ～ 6.0 mm（图 4-7-3），行水分离和水分层，超声乳化晶状体核（超声乳化时先完成悬韧带健侧，再处理脱位一侧），抽吸皮质干净，注入黏弹剂。

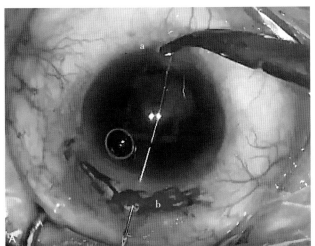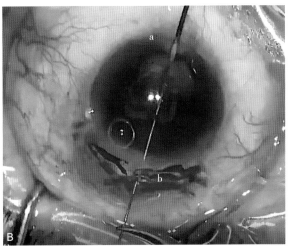

图 4-7-2 虹膜根部离断缝合

A. 从预定缝合的巩膜切口处的 a 点进针，b 点出针；B. 从原位的 b 点进针，a 点出针。

3. 缝合人工晶状体。从巩膜瓣下进针，经过囊袋赤道部，从对侧角膜缘预置切口处（可用 30G 针头接力引导）出针（图 4-7-4A、B），然后原位进针，在穿过囊袋赤道部在原进针位旁约 1 mm 处，在 30G 针头的引导下把缝线拉出眼外，类似虹膜根部缝合（图 4-7-4C、D），用调位钩或撕囊镊把缝线从主切口拉出，缝线绑紧人工晶状体襻（图 4-7-4E），植入人工晶状体于囊袋，调整位置居中（图 4-7-4F），巩膜瓣下结扎缝线。

4. 抽吸黏弹剂，水密切口（图 4-7-4G），手术结束。

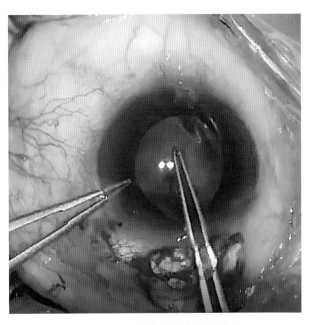

图 4-7-3 撕囊时撕囊口足够大

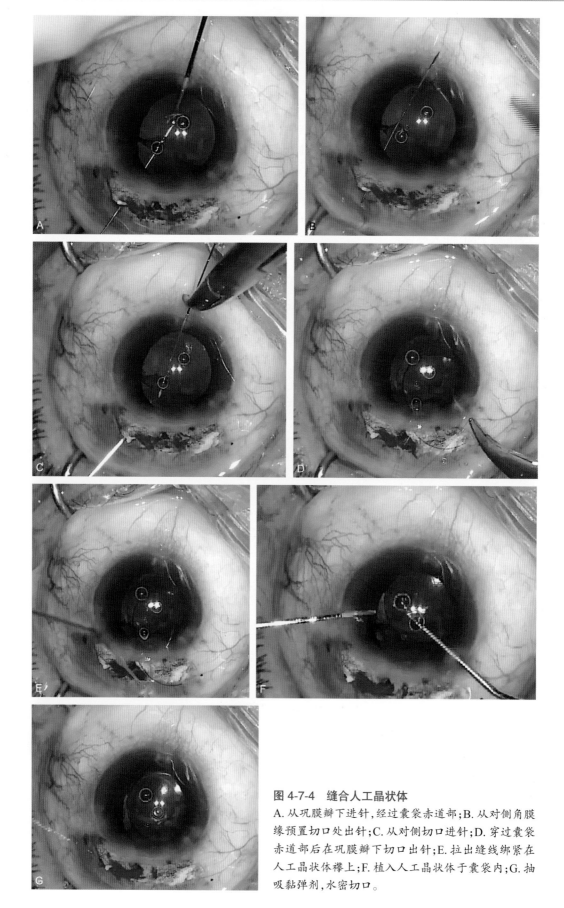

图 4-7-4 缝合人工晶状体

A. 从巩膜瓣下进针,经过囊袋赤道部;B. 从对侧角膜缘预置切口处出针;C. 从对侧切口进针;D. 穿过囊袋赤道部后在巩膜瓣下切口出针;E. 拉出缝线绑紧在人工晶状体襻上;F. 植入人工晶状体于囊袋内;G. 抽吸黏弹剂,水密切口。

(梁先军)

三、囊袋拉钩辅助下晶状体半脱位超声乳化及虹膜根部离断缝合手术技巧

（一）概述

采用囊袋拉钩固定脱位方向的囊袋口,可以安全进行白内障超声乳化手术。1 ml 注射器引导缝线的虹膜根部离断缝合技术,简单有效。

（二）手术方法

1.囊袋拉钩辅助下晶状体半脱位白内障超声乳化

（1）用 15° 穿刺刀（或 1 ml 注射器针头）根据脱位范围和程度,在晶状体悬韧带脱位侧做 1 ~ 4 个角膜缘穿刺口（图 4-7-5A）。

（2）使用囊袋拉钩钩住完整连续的环形前囊口（图 4-7-5B）。

（3）水分离,水分层。

（4）根据手术经验适当调整超声乳化参数,进行白内障超声乳化。

（5）根据脱位范围（90° ≤脱位范围≤120°）,囊袋内植入张力环后再植入人工晶状体,然后将虹膜拉钩取出（图 4-7-5C）。

2.注射器引导缝线的虹膜根部离断缝合技术

（1）虹膜离断侧角膜缘做以穹窿部为基底的结膜瓣。

（2）将 10-0 缝线穿入 1 ml 注射器针头中。

（3）1 ml 注射器针头穿行虹膜离断缘后从房角穿出于巩膜（距角膜缘 0.5 mm）（图 4-7-5D）。

（4）自巩膜缘从针尖处拉出缝线后,注射器针头退入前房进行第二次穿刺（图 4-7-5E）。

（5）巩膜缘处缝线进行打结埋于结膜瓣下（图 4-7-5F）。

视频 4-7-3

囊袋拉钩辅助下晶状体半脱位超声乳化及虹膜根部离断缝合手术技巧

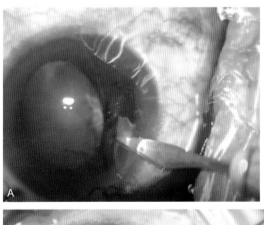

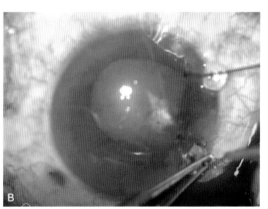

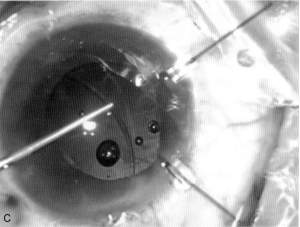

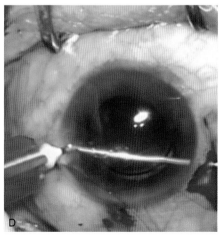

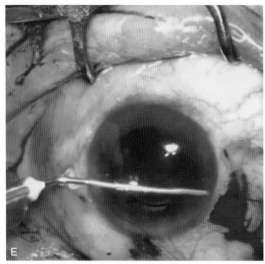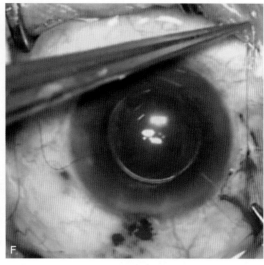

图 4-7-5　囊袋拉钩辅助处理晶状体半脱位及虹膜根部离断缝合

A. 用 15° 穿刺刀做角膜缘穿刺口；B. 用虹膜拉钩固定前囊口；C. 囊袋内植入人工晶状体后取出虹膜拉钩；
D. 用 1 ml 注射器针头修复虹膜根部离断；E. 用注射器针头进行第二次穿刺；F. 结扎巩膜缘缝线，线结埋
于结膜瓣下。

（三）关键点

1. 放置囊袋拉钩的切口隧道不要过长，约 1 mm。过长时不易钩住前囊口。

2. 水分离，水分层要彻底。

3. 设置超声乳化参数低流量、低灌注及低负压。

（四）病例示范

患者，男性，60 岁。左眼外伤性白内障，左眼晶状体半脱位，左眼虹膜根部离断。术前视力 0.15，瞳
孔竖椭圆形，约 3 mm×4 mm，7 点位到 11 点位到 13 点位后粘连，对光反应迟钝。虹膜根部 8 点位到
10 点位到 12 点位离断，相应部位晶状体悬韧带离断。晶状体混浊：C3N3P3。眼压 19 mmHg。进行虹
膜拉钩辅助下白内障超声乳化 + 囊袋张力环植入 + 人工晶状体植入 + 虹膜根部离断缝合术。术后第 1
天视力 0.8，眼压 16 mmHg，角膜透明，房闪（-），瞳孔欠圆，对光反应好，人工晶状体位正。

（高　岩）

四、晶状体半脱位虹膜拉钩辅助超声乳化术

（一）概述

采用虹膜拉钩钩住脱位侧囊袋并固定，固定后的囊袋具有抗张力、抗吸引力作用，防
止脱位范围进一步扩大及稳定囊袋，防止囊袋跟随负压运动而致囊袋破损。

（二）手术方法

1. 制作切口、撕囊。

2. 依据脱位范围使用 3 ～ 6 个虹膜拉钩钩住囊袋并固定。

3. 充分水分离（图 4-7-6A）。

4. 超声乳化碎核（图 4-7-6B），尽可能多地抽吸皮质，下方皮质尽量抽吸干净（图 4-7-6C）。

5. 依据脱位范围 <180°，植入普通张力环（图 4-7-6D）。如 180°< 脱位范围 <270°，植入改良双孔
张力环并缝合固定。若超声乳化碎核困难，也可在下方核块移除后植入张力环再继续超声乳化碎核

视频 4-7-4

晶状体半脱位
虹膜拉钩辅助
超声乳化术

步骤。

    6. 抽吸残余皮质。

    7. 植入人工晶状体并抽吸黏弹剂（图 4-7-6E）。

    8. 若有玻璃体脱出于切口，使用棉签和剪刀清除。

    9. 前房注射缩瞳剂，观察瞳孔至圆，无玻璃体疝出，否则使用内眼剪或玻切系统清除疝出玻璃体。

    10. 水密切口（图 4-7-6F）。

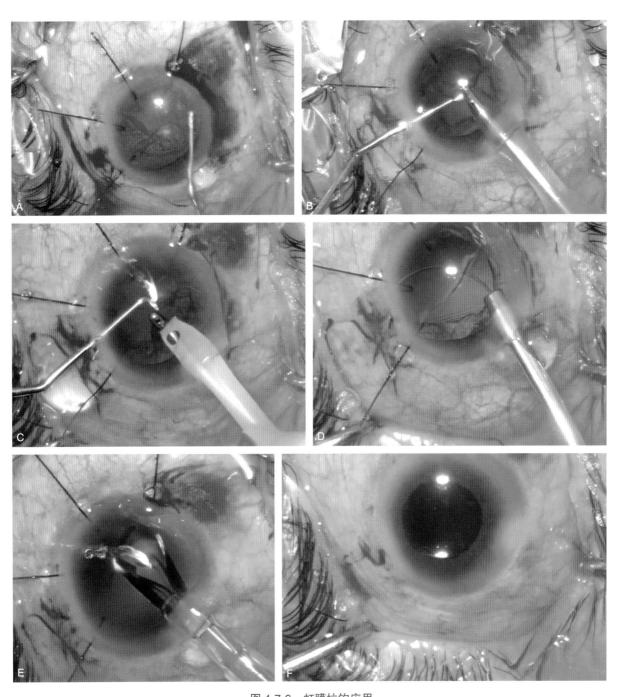

图 4-7-6　虹膜拉钩应用

A. 使用虹膜拉钩钩住囊袋并固定，充分水分离；B. 超声乳化碎核；C. 尽可能多地抽吸皮质；D. 植入普通张力环；
E. 植入人工晶状体；F. 水密切口。

（三）关键点

1. 虹膜拉钩钩住囊袋力道要均匀,宜紧不宜松。

2. 手术过程中每次器械进出前房要检查虹膜拉钩状态。

3. 水分离要充分,可减少转核时对悬韧带的损伤。

4. 脱位侧疝出的玻璃体尽量在超声乳化和 I/A 后处理,尽量减少扰动。

5. 植入张力环的时机可选择超声乳化前、超声乳化中、I/A 前、I/A 中、I/A 后,越晚植入张力环越有利于皮质清除,越早植入张力环越有利于保护悬韧带,术中需依据情况综合判断。

（四）病例示范

患者,男性,68 岁。因"右眼外伤性白内障,右眼晶状体半脱位"入院,入院后予以右眼白内障超声乳化抽吸术 + 囊袋张力环植入术 + 人工晶状体植入手术,术中见晶状体鼻侧脱位,范围 180°,予以虹膜拉钩钩住鼻侧囊袋并固定,顺利完成超声乳化碎核、I/A、张力环植入及人工晶状体植入。

（林　丁　彭满强　唐琼燕）

第八节　合并其他眼病的超声乳化手术技巧

一、合并偏中心角膜白斑的白内障手术技巧

（一）概述

角膜的病毒性炎症、外伤、手术等原因,均可造成角膜白斑,由于手术中视野受限,如何安全完成白内障手术,这是一个很棘手的问题。

视频 4-8-1

合并角膜白斑的白内障手术技巧

（二）手术方法

1. 将眼球放在红光反射最好的位置,在透明区域起瓣（图 4-8-1A）。

2. 在白斑下方撕囊时尽可能避免停顿（图 4-8-1B）。

3. 核处理时也要在透明角膜区域操作（图 4-8-1C）。

（三）关键点

1. 术前评估核硬度,主切口位置的设计。

2. 反复测量角膜曲率,避免人工晶状体计算误差,若角膜曲率测量困难,参考健眼角膜曲率。

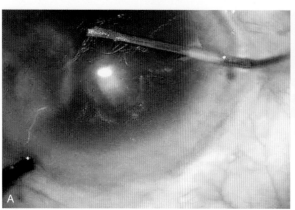
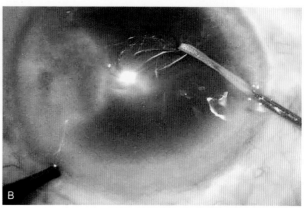

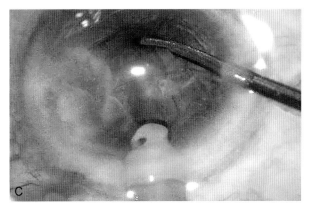

图 4-8-1　合并角膜白斑的白内障手术步骤

A. 撕囊时在透明区域起瓣；B. 在白斑下方撕囊时避免停顿；C. 核处理时也要在透明角膜区域操作。

（曹向荣）

二、玻切术后无硅油填充眼白内障手术技巧

（一）概述

玻切术后无硅油填充眼（俗称"水眼"），由于眼内没有玻璃体支撑，白内障手术时很容易造成深前房，并常常发生大的浪涌，手术操作难度增加。玻切术中有后囊损伤的患者，超声乳化时发生沉核到玻璃体腔的并发症并不少见。为此，笔者在撕囊后将晶状体核撬起拨转到前房进行超声乳化操作，可以极大地减少前述问题的出现。

视频 4-8-2

玻切术后无硅油填充眼白内障手术技巧

（二）手术方法

1. 做常规超声乳化手术主切口、侧切口，撕囊，水分离。

2. 用 chop 钩伸到 8 点位晶状体赤道部（主切口在上方），钩住晶状体核轻撬起晶状体核（图 4-8-2A），使局部晶状体核位于囊膜上方。

3. 在撬起的晶状体核下方注入黏弹剂，并用针头轻抬，轻拨转晶状体核，使整个晶状体核位于囊袋上方（图 4-8-2B）。

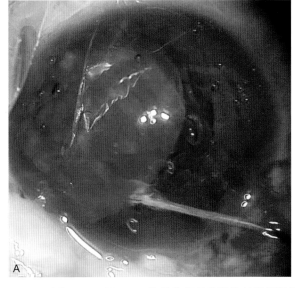
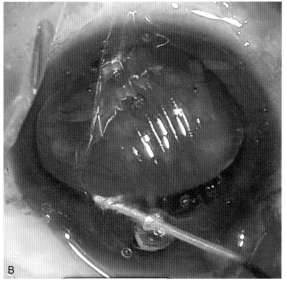

图 4-8-2　用 chop 钩钩住晶状体核将其轻轻撬起（A）；轻拨转晶状体核使其位于囊袋上方（B）

4. 在晶状体核下方再次补充黏弹剂。

5. 在晶状体核上方注入黏弹剂，防止晶状体核与内皮紧贴。

6. 前房内超声乳化晶状体核（图 4-8-3）。

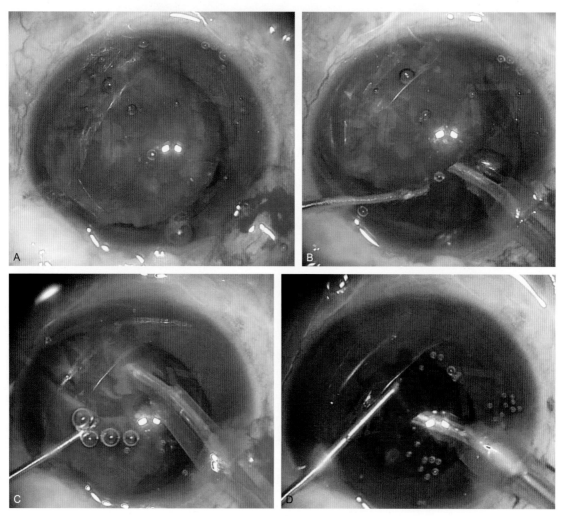

图 4-8-3　前房内超声乳化晶状体核

A.核的上下方注入黏弹剂；B.在前房内超声乳化核；C.将核劈开成核块后，逐一乳化吸除；D.吸除最后的核块。

（三）关键点

1. 撕囊要够大。撕囊前要对核大小做一个初步判断，核不大时可以按正常习惯撕直径 4.5～5.5 mm 大小的囊口，核大的棕色核、黑核，囊口可达 6～6.5 mm。

2. 水分离无须非常彻底，转核不要强求做到。

3. 撬核时 chop 钩要沿着晶状体核表面滑到晶状体赤道部，确定钩住了再撬起。

4. 黏弹剂最好选用弥散型黏弹剂，超声乳化时要及时补充黏弹剂。

5. 超声乳化时须严格控制超声能量，保护角膜内皮。

6. 超声乳化时如果发现后囊有破裂，可以把核块拨到前房周边处继续超声乳化，防止核块从后囊破损处滑落到玻璃体腔。

（武哲明　陈　韵　何曼莎）

三、后房注水降低玻切术后无硅油填充眼白内障手术难度手术技巧

（一）概述

高度近视玻璃体液化眼及玻切术后无硅油填充眼行白内障超声乳化时，因缺乏玻璃体支撑，灌注时晶状体虹膜隔后移，前房迅速加深，瞳孔扩大，严重者可引起房角后退、悬韧带断裂、后囊破裂及掉核等并发症。术中前房深度大幅度波动，可刺激引起瞳孔缩小，患者疼痛不适，增加手术难度。对此，笔者通过后房注水的方法平衡前后房压力，取得了较好的临床效果。

（二）手术方法

1. 对高度近视眼及玻切术后无硅油填充眼患者，超声乳化或 I/A 吸除皮质前，先用前房注吸针头，从瞳孔缘进入虹膜后向后房注入适量平衡盐溶液，维持后房压力，再进行后续手术操作。

2. 在人工晶状体植入前、人工晶状体植入后吸除黏弹剂前，也要用上述方法给后房注水，维持前后房平衡。手术过程中如果发现前房明显加深，也可用 chop 钩轻轻挑起虹膜，使眼内灌注液经悬韧带间隙进入玻璃体，使前后房压力平衡（图 4-8-4）。

视频 4-8-3

后房注水降低玻切术后无硅油填充眼白内障手术难度手术技巧

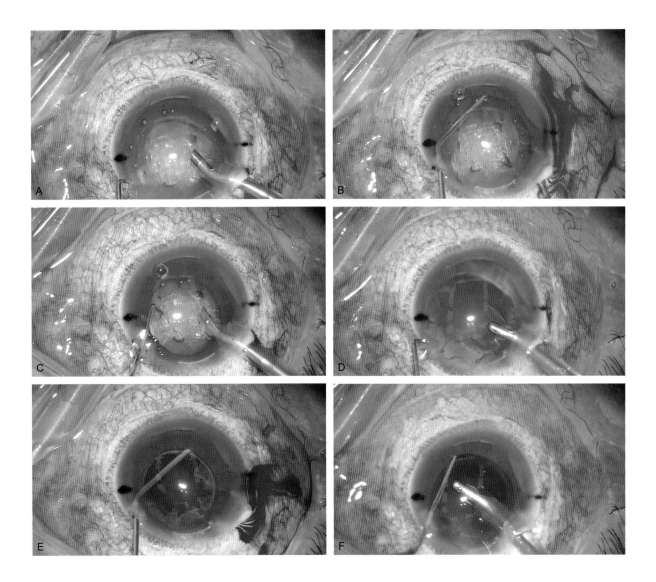

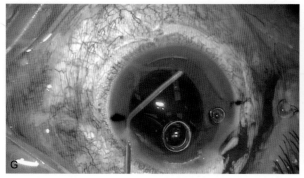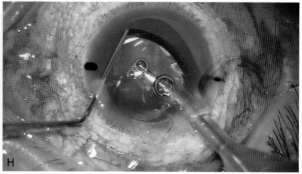

图 4-8-4　后房注水在玻璃体液化白内障术中的应用

A. 高度近视患者,乳化头进入前房后,可见前房加深,瞳孔扩大;B. 从虹膜后向后房注水;C. 后房注水后,超声乳化吸除晶状体核,此时前房稳定;D. 当注吸头进入后,再次见前房加深,瞳孔扩大;E. 再次从虹膜后向后房注水;F. 吸除皮质后,若发现前房加深,可用 chop 钩挑起虹膜,让水流入后房,平衡前后房压力;G. 注入黏弹剂后,植入人工晶状体前,再次向后房注水;H. 吸除前房黏弹剂时,若前房加深,可用 chop 钩挑起虹膜,使水流入后房,平衡前后房压力。

(三)关键点

1. 对此类患者,要注意适当降低瓶高,控制灌注速度。

2. 后房注水时要注意眼压不能过高,指测达到正常稍微偏高即可,此时前房深度轻度变浅。

3. chop 钩挑起虹膜边缘,平衡前后房压力的方法只适用于皮质完全清除干净后的手术步骤。在皮质吸除过程中不能采取此方法,避免皮质碎屑进入后房。

(李绍伟　李秋梅　丁　雪)

📖 推荐阅读资料

[1] 钱莉,陈玲,陈春霞,等. 玻璃体切除术后白内障的手术治疗探讨. 临床眼科杂志,2016,24(1):52-54.

[2] 史慧敏,周妍丽,李晶晶,等. 超声乳化手术治疗玻璃体切除术后并发性白内障. 临床眼科杂志,2010,18(1):46-48.

[3] 鄢俊杰,杨磊. 玻璃体切除术后并发性白内障超声乳化手术操作注意点与疗效观察. 中国眼耳鼻喉科杂志,2019,19(3):180-182.

[4] Li X,Li Q,BANO S,et al. Phacoemulsification in vitrectomized eyes:maintaining the stability of the anterior chamber via a new technique. European journal of ophthalmology,2021,31(3):1492-1496.

[5] MISRA A,BURTON R L. Incidence of intraoperative complications during phacoemulsification in vitrectomized and nonvitrectomized eyes:prospective study. Journal of cataract and refractive surgery,2005,31(5):1011-1014.

[6] SHOUSHA M A,YOO S H. Cataract surgery after pars plana vitrectomy. Current opinion in ophthalmology,2010,21(1):45-49.

[7] SOLIMAN M K,HARDIN J S,JAWED F,et al. A database study of visual outcomes and intraoperative complications of postvitrectomy cataract surgery. Ophthalmology,2018,125(11):1683-1691.

第九节　复杂白内障飞秒激光辅助超声乳化手术技巧

一、前房黏弹剂填充提高过熟期白内障飞秒激光撕囊成功率

(一)概述

视频 4-9-1

过熟期白内障撕囊相对困难,难以分辨晶状体囊膜边缘,撕囊时易出现前囊膜撕裂,增加手术难度及风险。使用前囊膜染色,也不能保证完全成功。用飞秒激光截囊使前囊膜撕裂风险大大降低,但是对于过熟期白内障,由于飞秒激光不能同时全周切开前囊膜,切开一部分前囊的瞬间会有大量液化的皮质溢出到前房,会阻碍激光的进一步切割,导致前囊切割不全。而且此时囊膜平面已发生改变,后续前囊膜切割也会不在一个位置,会导致囊膜切割不全。笔者采用前房黏弹剂填充下飞秒激光辅助过熟期白内障手术,使前囊膜表面不移动,防止皮质进入前房,不影响前囊膜的切割。

前房黏弹剂填充提高过熟期白内障飞秒激光撕囊成功率

(二)手术方法

1. 常规消毒铺巾,在无菌条件下行前房穿刺,前房注入黏弹剂至指测眼压 T_{+1}(图 4-9-1A)。

2. 转至飞秒激光治疗房间行飞秒激光辅助晶状体前囊膜切开,飞秒切割后前房只有前囊切割处有一圈气泡,视野好(图 4-9-1B)。

3. 回到超声乳化手术室,再次消毒铺巾,做主切口,探查前囊膜飞秒激光是否切割完整(图 4-9-1C)。

4. 取出前囊膜,将撕除的晶状体前囊膜展平,再次确认撕除的晶状体前囊膜是否完整(图 4-9-1D)。

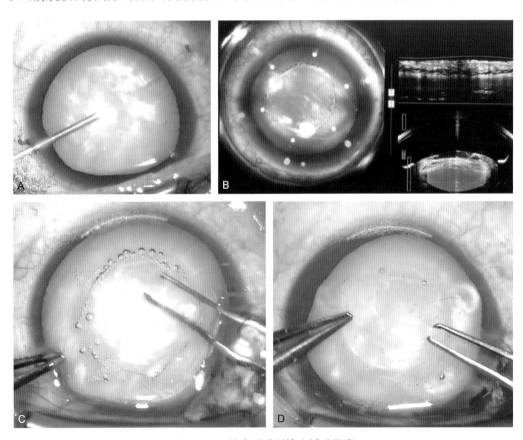

图 4-9-1　前房黏弹剂填充辅助撕囊

A.做侧切口,前房注满黏弹剂;B.飞秒激光辅助晶状体前囊膜切开;C.探查前囊膜是否切割完整;
D.将撕除的前囊膜展平,确认撕除完整。

5. 超声乳化术中可见制作的晶状体前囊切口呈圆环形边缘光滑（图 4-9-2）。

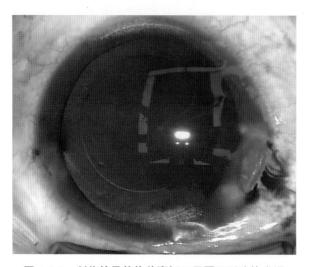

图 4-9-2　制作的晶状体前囊切口呈圆环形边缘光滑

（三）关键点

1. 做侧切口，隧道长一点。

2. 前房水放出彻底，充分注入黏弹剂。

3. 探查前囊膜是否完整，切割不完整容易引起囊膜撕裂。

4. 注意严格无菌操作。

（李绍伟　毕大光　丁　雪）

二、儿童眼外伤联合撕除后囊的飞秒激光白内障手术技巧

（一）概述

儿童的晶状体囊膜较韧且张力大，传统的手术方式要想做到连续环形居中撕囊非常困难，飞秒激光辅助白内障手术可以解决这一难题。儿童外伤性白内障在不能判断后囊膜是否完整时，给手术带来更多的不可预估性。飞秒激光辅助技术可以让手术更安全，如存在后囊膜破裂人工晶状体不能植入囊袋时，可以确保人工晶状体安置于睫状沟。

视频 4-9-2

儿童眼外伤联合撕除后囊的飞秒激光

（二）手术方法

1. 全身麻醉后飞秒激光前囊膜切开。

2. 常规消毒铺巾，开睑器开睑。

3. 剪开球结膜，做角巩膜缘切口。

4. 前房注入黏弹剂。

5. 先剪开粘连在晶状体前囊膜上的虹膜，再取出游离的前囊膜。

6. 手动 I/A 吸除混浊的晶状体（图 4-9-3A）。

7. 在确认后囊膜完整后，I/A 吸除剩余的晶状体组织（4-9-3B）。

8. 再次注入黏弹剂。

9. MVR 刀刺穿后囊膜（图 4-9-3C）。

10. 囊膜剪沿 MVR 刀切开方向剪开囊膜。

11. 逆时针方向撕后囊，下方后囊膜机化，不能做到连续环形撕除。

12. 继续逆时针方向撕后囊，在机化的囊膜处用囊膜剪剪开（图 4-9-3D）。

13. 注入黏弹剂后将人工晶状体固定于睫状沟（图 4-9-3E）。

14. 清除前房黏弹剂。

15. 缩瞳检查瞳孔正圆。

16. "8"字缝合主切口。

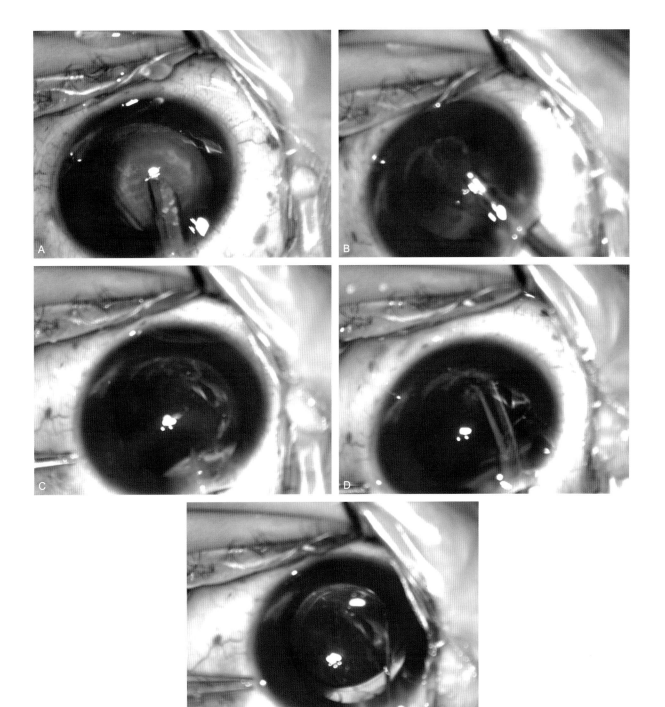

图 4-9-3 儿童眼外伤白内障手术皮质处理及撕除后囊

A. 手动 I/A 吸除晶状体软核与皮质；B. 吸除剩余的晶状体皮质；C. MVR 刀刺穿后囊膜；

D. 用囊膜剪剪开机化的囊膜；E. 将人工晶状体固定于睫状沟。

（三）关键点

1. 在不能确定后囊膜是否完好的情况下，先选择手动 I/A，可以使手术更安全。

2. 后囊膜的切开使用 MVR 刀，双刃，可预防囊膜纵向撕裂。

3. 人工晶状体后囊膜夹持时，后囊膜口最好为椭圆形，大小以 4 mm×5 mm 为佳。

4. 若后囊口大小不适合或不连续，果断放弃后囊膜夹持，视情况改为人工晶状体囊袋内或睫状沟固定。

5. 主切口选择角巩膜缘或巩膜隧道，"8"字缝合，避免儿童依从性欠佳如揉眼等导致切口裂开。

（四）病例示范

患者，男性，6 岁。患儿两个多月前在家附近小诊所拾得注射器，玩耍时不小心刺伤左眼，一直未予治疗。查体：右眼视力 0.6，左眼光感，光定位准确，眼前节情况见图 4-9-4A，后节窥不进。入院诊断：左眼外伤性白内障、左眼眼球穿通伤（陈旧性）。入院后行左眼白内障囊外吸除（飞秒激光辅助）加环形撕后囊加人工晶状体植入术。术后第 1 天角膜清晰（图 4-9-4B），左眼视力 0.5，小孔视力 0.6。

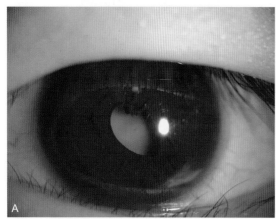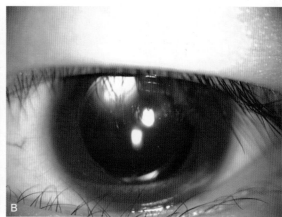

图 4-9-4　手术前后对比
A. 术前眼前节照相；B. 术后第 1 天眼前节照相。

（叶应嘉）

三、飞秒激光辅助治疗白内障合并恶性青光眼

（一）概述

恶性青光眼的形成常发生于青光眼小梁切除术后，由于睫状环阻滞，房水逆流导致浅前房、高眼压、瞳孔散大受限。治疗恶性青光眼需要摘除晶状体，并且沟通前后房及玻璃体腔，解决房水逆流。手术难点在于撕囊与劈核，以及前后房及玻璃体腔的沟通，飞秒激光辅助的白内障手术可以精准设定撕囊的范围及大小，且在眼前节成像系统引导下完成，非常精准与安全。

图 4-9-5 所示为患者青光眼术后，持续高眼压已半个月，前房浅，角膜水肿，晶状体混浊。

（二）手术方法

1. 首先采用飞秒激光完成晶状体前囊膜切开与劈核，前节 OCT 下可见前房极浅，设置前囊口直径与劈核模式（图 4-9-6）。

视频 4-9-3

飞秒激光辅助治疗白内障合并恶性青光眼

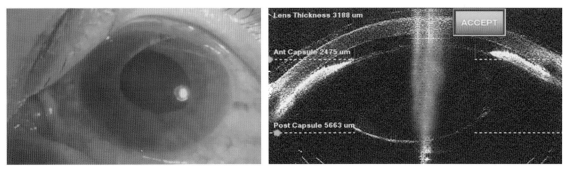

图 4-9-5 角膜雾状水肿伴浅前房

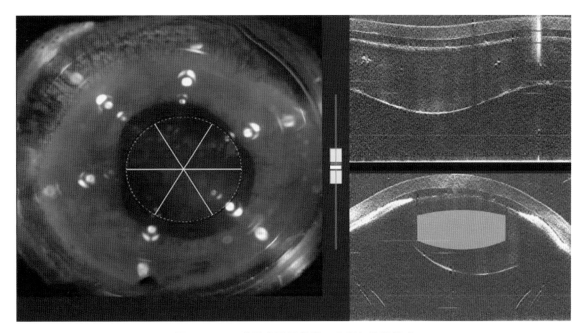

图 4-9-6 飞秒激光设置前囊口直径与劈核模式

2. 移除游离的晶状体前囊膜（图 4-9-7A）。

3. 超声乳化晶状体核块，吸除皮质（图 4-9-7B）。

4. 植入人工晶状体并调整位置（图 4-9-7C）。

5. 制作上方虹膜周切口。

6. 采用前段玻切，切开上方局部虹膜根部，沟通前后房（图 4-9-7D）。

7. 切开晶状体中央后囊膜，沟通后房与玻璃体腔。从虹膜周切口处伸入前段玻切，切开晶状体周边后囊，再伸入中央后囊后房，并切开中央 3 mm 范围的后囊膜（图 4-9-7E）。

8. 缝合切口，水密形成前房（图 4-9-7F）。

（三）关键点

1. 因恶性青光眼伴有浅前房，利用飞秒激光进行前囊膜切开时需注意避开角膜内皮层。

2. 恶性青光眼的手术需要前段玻切沟通前后房，采用周边后囊切开联合中央后囊同期切开，可减少常规方法只切开一处后囊口的情况下，因炎症导致后囊再次堵塞的风险。

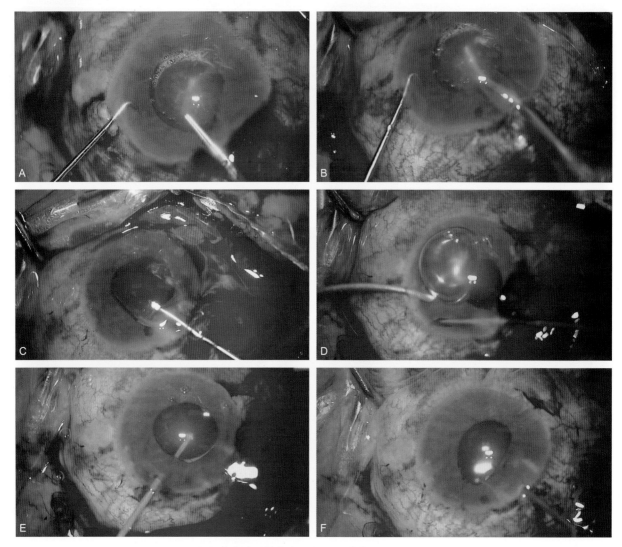

图 4-9-7　白内障合并恶性青光眼应用飞秒激光辅助技术及术中处理

A. 移除游离的晶状体前囊膜;B. 超声乳化晶状体核块;C. 调整人工晶状体位置;D. 用前段玻切头,切开上方局部虹膜根部;
E. 切开中央 3 mm 范围的后囊膜;F. 缝合切口,水密形成前房。

（王　勇）

四、球形晶状体合并不全脱位飞秒激光白内障手术技巧

（一）概述

晶状体脱位（图 4-9-8）的手术难点在于撕囊与劈核。飞秒激光辅助的白内障手术可以精准设定撕囊的范围及大小,且在眼前节成像系统引导下完成,非常精准与安全,尤其适合晶状体脱位手术。

（二）手术方法

1. 首先采用飞秒激光完成晶状体前囊膜切开与劈核。前节 OCT 下可见晶状体厚度显著增加,设置前囊口直径与劈核模式（图 4-9-9）。

2. 植入虹膜拉钩固定囊袋,完成超声乳化手术。移除飞秒激光切开后游离的前囊膜,采用虹膜拉钩固定晶状体囊口,沿着飞秒激光劈开的晶状体核块分离晶状体,逐一乳化并吸除（图 4-9-10A）。

3. 植入囊袋张力环（图 4-9-10B）,对于悬韧带松弛者,囊袋漂动,乳化最后一块核时后囊破裂风险增

视频 4-9-4

球形晶状体合
并不全脱位飞
秒激光白内障
手术技巧

加,可以先植入人工晶状体,再乳化核块。

4. 植入人工晶状体(图4-9-10C)。

5. 调整人工晶状体位置(图4-9-10D),再乳化残留核块。将残留核块调整至人工晶状体表面,乳化核块。

6. 缩瞳,水密切口。调整人工晶状体位置,吸除黏弹剂,卡巴胆碱注射液缩瞳,水密切口(图4-9-10E)。

（三）关键点

1. 飞秒激光完成前囊膜切开与劈核的关键点在于负压吸引眼球(docking),须确保眼球正位。

2. 晶状体不全脱位的超声乳化参数可降低流量与负压,避免晶状体脱位的加重。

3. 乳化最后一块核时后囊破裂的风险增加,可以先植入人工晶状体再乳化核块,降低后囊破裂的风险。

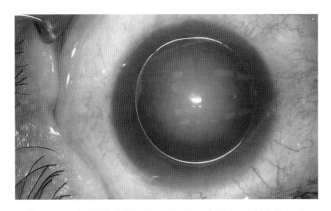

图4-9-8 晶状体全周悬韧带松弛,赤道部呈现金色反光

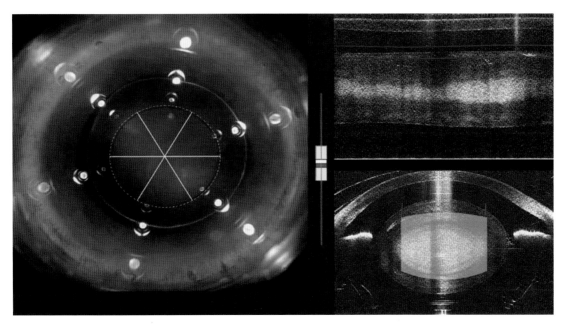

图4-9-9 飞秒激光设置前囊口直径与劈核模式

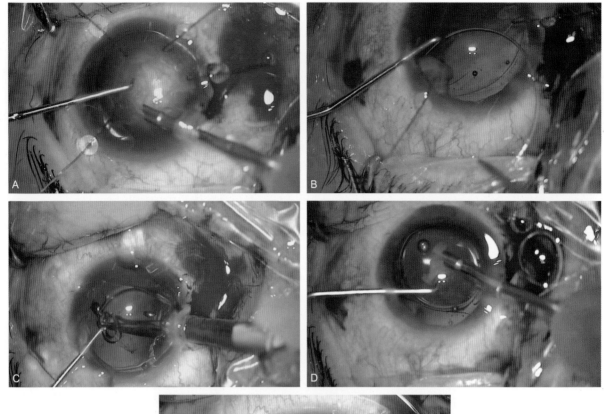

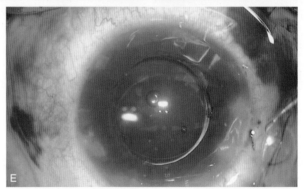

图 4-9-10　球形晶状体合并不全脱位的术中处理

A.将晶状体核块逐一乳化并吸除；B.植入囊袋张力环；C.植入人工晶状体；D.调整人工晶状体位置；E.缩瞳，水密切口。

（王　勇）

五、飞秒激光联合囊袋拉钩辅助晶状体半脱位白内障手术

（一）概述

视频 4-9-5

各种原因导致的白内障合并晶状体半脱位在临床上并不少见，也给手术医生带来了很大的挑战，手术中如果操作不当，会进一步加重晶状体脱位程度，甚至导致晶状体全脱位，增加手术难度和并发症。利用飞秒激光囊膜切开可以减少对悬韧带的进一步损伤，并用囊袋拉钩在术中稳定晶状体，可以最大限度地保证手术成功。

飞秒激光联合
囊袋拉钩辅助
晶状体半脱位
白内障手术

（二）手术方法

1.飞秒激光辅助做晶状体前囊切开和碎核（图 4-9-11A）。

2.前房注入黏弹剂，使晶状体位置稳定。黏弹剂分离前囊与皮质，用15°穿刺刀于角巩膜缘做4～5个穿刺口，放置并固定晶状体囊袋拉钩（图 4-9-11B）。

3. 充分水分离和水分层,用撕囊镊和劈核器做预劈核,超声乳化吸出核及皮质(图 4-9-11C)。

4. 晶状体脱位小于 90° 时,可囊袋内单纯植入三片式人工晶状体,将人工晶状体襻顶在脱位方向。晶状体脱位小于 180° 时,要植入囊袋内张力环(图 4-9-11D)。

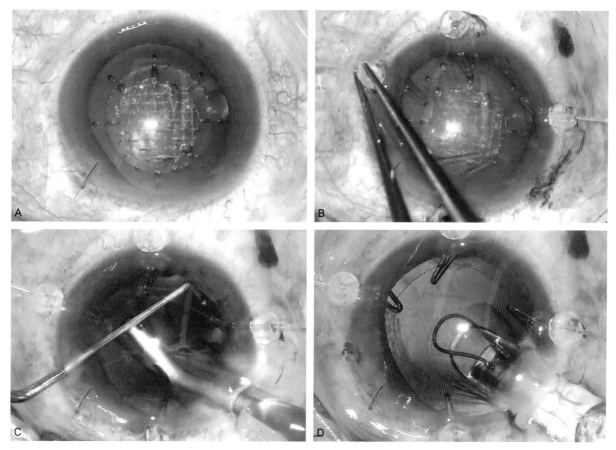

图 4-9-11　囊袋拉钩在晶状体半脱位白内障手术中的应用

A. 飞秒激光截囊,避免撕囊时加重脱位;B. 放置囊袋拉钩;C. 超声乳化小心吸除核块;

D. 植入张力环及三片式人工晶状体。

(三)关键点

1. 飞秒激光前囊膜切开口应根据晶状体偏位的程度,调整到晶状体的中央。

2. 一定要使用特制的囊袋拉钩,该拉钩不易撕裂囊袋。

3. 充分水分离,减少晶状体核旋转对囊袋的牵拉。

4. 吸除皮质时,要用劈核器辅助顶压囊袋对冲拉力。

(李绍伟　窦泽夏　丁　雪)

六、血管电凝法在永存原始玻璃体增生症手术中的应用

视频 4-9-6

(一)概述

永存原始玻璃体增生症(persistent hyperplastic of primary vitreous,PHPV)是由于胚胎原始玻璃体和玻璃体脉管系统未能消退而导致的先天性异常。

PHPV 多见于足月婴幼儿或儿童,病因尚不明确。根据其表型分为前部型、后部型和混合型。前部型主要表现为晶状体后可见白色膜状组织,组织内含有血管,散瞳后

血管电凝法在永存原始玻璃体增生症手术中的应用

可见晶状体周围有被拉长的睫状突,可导致白内障、继发性青光眼、角膜混浊等。后部型表现为纤维增殖向后与视网膜相连,甚至引起牵拉性视网膜脱离或形成玻璃体条索,可合并视网膜发育不良或视神经发育不全。

PHPV 因其阻碍视觉发育常导致严重视力损害,但由于膜的血管化和茎部出血,PHPV 手术出现玻璃体积血或前房积血的发生率也较高。本节介绍前部 PHPV 术中电凝血管的方法,可减少术中和术后出血。

（二）手术方法

1. 前部 PHPV 合并白内障患儿,首先常规吸除白内障（图 4-9-12A）,前房注入黏弹剂,可见后囊纤维化,伴有血管（图 4-9-12B）。

2. 电凝后囊的血管（图 4-9-12C）后,剪开纤维化的后囊（图 4-9-12D）,注意不要剪残存的玻璃体动脉,避免出血。然后掀起后囊,可见玻璃体残存血管,电凝玻璃体残存血管（图 4-9-12E）,电凝后剪断残存血管（图 4-9-12F）。

3. 取出机化膜（图 4-9-12G）后,行前部玻切术（图 4-9-12H）。

（三）关键点

1. 仔细观察纤维膜上的血管走行,先电凝后再剪开,避免出血。

2. 在剪开后囊纤维膜时,避免剪断玻璃体残存血管。

3. 取出机化膜后,要切除干净前部玻璃体。

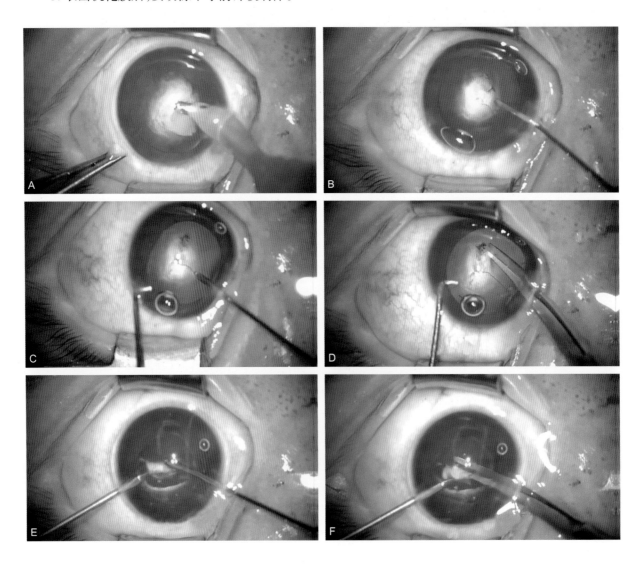

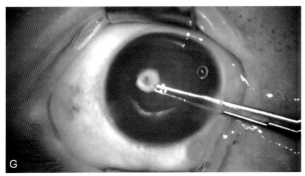
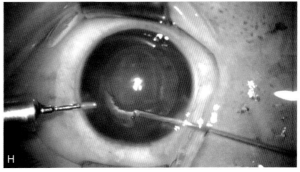

图 4-9-12　血管电凝法

A. 前部永存原始玻璃体增生症（PHPV）患儿，常规吸除白内障；B. 前房注入黏弹剂，见后囊纤维化，伴血管；
C. 电凝后囊血管；D. 剪开纤维化的后囊；E. 电凝玻璃体残存血管；F. 剪断血管；G. 取出机化膜；H. 行前玻切。

（李绍伟　毕伟康）

• 推荐阅读资料 •

[1] CREMA A S, WALSH A, YAMANE I S, et al. Femtosecond laser-assisted cataract surgery in patients with marfan syndrome and subluxated lens. Journal of refractive surgery, 2015, 31 (5): 338-341.

[2] DADA V K, SHARMA N, SUDAN R, et al. Anterior capsule staining for capsulorhexis in cases of white cataract: comparative clinical study. Journal of cataract and refractive surgery, 2004, 30 (2): 326-333.

[3] FRIEDMAN N J, PALANKER D V, SCHUELE G, et al. Femtosecond laser capsulotomy. Journal of cataract and refractive surgery, 2011, 37 (7): 1189-1198.

[4] GOLDBERG M F. Persistent fetal vasculature (PFV): an integrated interpretation of signs and symptoms associated with persistent hyperplastic primary vitreous (PHPV). American journal of ophthalmology, 1997, 124 (5): 587-626.

[5] HOFFMAN R S, SNYDER M E, DEVGAN U, et al. Management of the subluxated crystalline lens. Journal of refractive surgery, 2013, 39 (12): 1904-1915.

[6] HUNT A, ROWE N, LAM A, et al. Outcomes in persistent hyperplastic primary vitreous. British journal of ophthalmology, 2005, 89 (7): 859-863.

[7] JINAGAL J, GUPTA P C, RAM J, et al. Outcomes of cataract surgery in children with persistent hyperplastic primary vitreous. European journal of ophthalmology, 2018, 28 (2): 193-197.

[8] KOHNEN T. Femtosecond laser capsulotomy. Journal of cataract and refractive surgery, 2014, 40 (12): 1947-1948.

[9] ZHU Y, CHEN X, CHEN P, et al. Lens capsule-related complications of femtosecond laser-assisted capsulotomy versus manual capsulorhexis for white cataracts. Journal of cataract and refractive surgery, 2019, 45 (3): 337-342.

第十节 联合青光眼手术技巧

一、非穿透小梁切除联合超声乳化白内障及人工晶状体植入手术技巧

（一）概述

视频 4-10-1

术中联合白内障手术和丝裂霉素使用，拓宽了手术适应证，提高了滤过泡的成功率。与小梁切除＋白内障超声乳化抽吸术＋人工晶状体植入术相比，降压效果相当，术后并发症减少，尤其是滤过过强相关的并发症。

（二）手术方法

非穿透小梁切除联合超声乳化白内障及人工晶状体植入手术技巧

1. 制作结膜瓣、浅层巩膜瓣（图 4-10-1A）。

2. 在远离巩膜瓣区域制作透明角膜切口。

3. 常规超声乳化碎核、抽吸皮质、植入人工晶状体、水密切口（图 4-10-1B、C）。

4. 游离并切除巩膜瓣下深层巩膜组织，有条件时可放置丝裂霉素或 5- 氟尿嘧啶，依据患者眼压程度调整放置时间（图 4-10-1D）。

5. 游离并切除巩膜静脉窦（Schlemm 管）外壁（图 4-10-1E）。

6. 检查并确认减压室及房水外渗情况，若外渗太弱，可撕除 Schlemm 管内壁甚至微穿透后弹力层（狄氏膜）（图 4-10-1F）。

7. 巩膜瓣下注射交联透明质酸钠凝胶（图 4-10-1G）。

8. 对位缝合结膜瓣，结膜瓣下注射交联透明质酸钠凝胶（图 4-10-1H）。

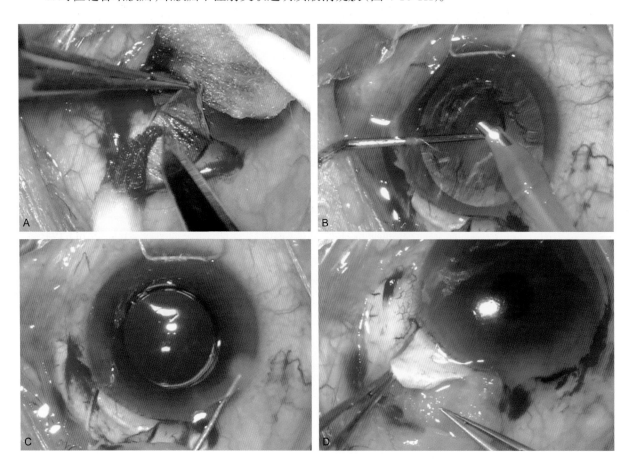

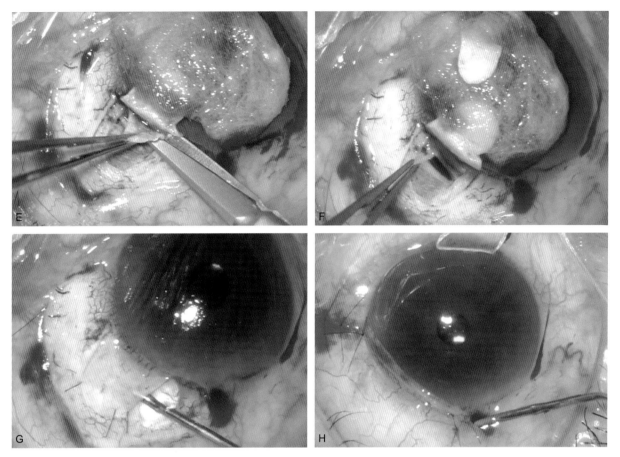

图 4-10-1　非穿透小梁切除联合超声乳化白内障及人工晶状体植入手术步骤

A. 制作结膜瓣、浅层巩膜瓣；B. 常规超声乳化碎核；C. 水密切口；D. 放置丝裂霉素；E. 游离并切除 Schlemm 管外壁；F. 撕除 Schlemm 管内壁；G. 巩膜瓣下注射交联透明质酸钠凝胶；H. 结膜瓣下注射交联透明质酸钠凝胶。

（三）关键点

1. 关键点在于解剖关系的把握，当游离深层巩膜组织时，随机排列的巩膜纤维汇集为规则的纵行排列结构，即为巩膜突，表明深度合适。

2. 深层巩膜切除时，若切穿巩膜进入前房，可改为小梁切除术，此时禁用交联透明质酸钠凝胶。

3. 巩膜瓣须缝合紧密，有利于房水内引流。

4. 交联透明质酸钠凝胶足量，形成架桥作用。

5. 在非穿透或穿透性小梁切除术联合白内障手术时，由于白内障手术对虹膜形成一定的刺激，进行小梁切除步骤时，常在虹膜表面形成渗出膜，因此在小梁手术完成后使用 I/A 对虹膜表面进行一次清理，如有渗出膜可吸除。

（四）病例示范

患者，女性，56 岁。因"右眼原发性慢性闭角型白内障、右眼年龄相关性白内障"入院，入院后予以右眼非穿透小梁 + 白内障超声乳化抽吸术 + 人工晶状体植入术，术中鼻上方制作滤过巩膜瓣，颞侧制作透明角膜切口用于白内障手术，制作结膜瓣、巩膜瓣后行常规白内障手术，白内障手术完成后行非穿透小梁术。

（林　丁　叶长华　彭满强　厉　君）

二、真性小眼球青光眼联合白内障手术技巧

（一）概述

视频 4-10-2

真性小眼球青光眼联合白内障手术容易出现术中浅前房、高眼压甚至爆发性脉络膜上腔出血。笔者采取术中持续应用黏弹剂维持眼压的方法能够减少上述并发症的发生率，提高手术成功率。

真性小眼球青光眼联合白内障手术技巧

（二）手术方法

1. 制作结膜瓣、巩膜瓣，放置丝裂霉素（图 4-10-2A、B）。

2. 制作侧切口。

3. 前房注射黏弹剂（图 4-10-2C）。

4. 制作预留巩膜放血通道（图 4-10-2D）。

5. 制作主切口、撕囊、超声乳化碎核、前房注射黏弹剂后退出超声乳化手柄（图 4-10-2E）。

6. 抽吸皮质，前房注射黏弹剂后退出 I/A 手柄（图 4-10-2F）。

7. 植入人工晶状体并抽吸黏弹剂，前房注射黏弹剂后退出 I/A 手柄。

8. 完成小梁切除步骤（图 4-10-2G）。

9. 抽吸前房黏弹剂（图 4-10-2H）。

10. 水密切口。

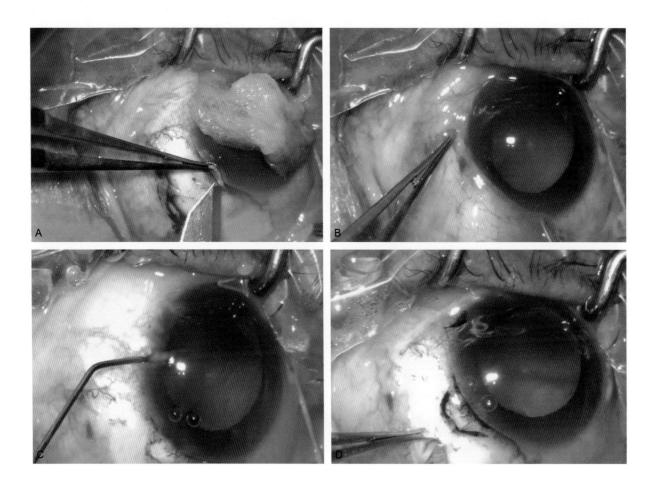

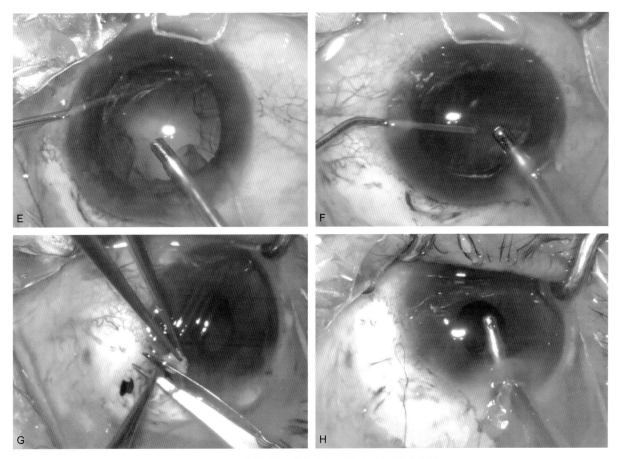

图 4-10-2　真性小眼球青光眼联合白内障手术步骤

A. 制作巩膜瓣切口；B. 放置丝裂霉素；C. 前房注射黏弹剂；D. 制作预留巩膜放血通道；E. 碎核后前房注射黏弹剂后退出超声乳化手柄；F. 抽吸皮质，前房注射黏弹剂后退出 I/A 手柄；G. 完成小梁切除步骤；H. 抽吸前房黏弹剂。

（三）关键点

1. 手术全程前房压力需恒定，多使用黏弹剂维持前房稳定。

2. 术中关注眼压改变，尽量使用低负压、低能量，二挡底与三挡初之间切换，减少浪涌。

3. 若遇到爆发性脉络膜上腔出血发生，须镇定，关闭切口，稳定后完成剩下步骤，如有困难，不能勉强。

4. 对青光眼 - 白内障联合手术需非常熟练，操作速度要快，尤其是 16 mm 以下眼轴患者。

（四）病例示范

患者，女性，51 岁。因"右眼真性小眼球、右眼并发性白内障"入院，患者入院时测量眼轴右眼为 16.03 mm，眼压 44 mmHg。入院后术前降低眼压至 <20 mmHg，术前静脉滴注甘露醇，予以右眼白内障超声乳化抽吸术 + 人工晶状体植入 + 小梁切除术，术中每次器械进出前房均采用黏弹剂稳定前房，手术过程顺利，未发生并发症。

（林　丁　叶长华　彭满强）

三、超声乳化白内障摘除联合小梁嵌顿术

（一）概述

将切除的小梁组织缝合在巩膜瓣下，可有效抑制巩膜瓣的层间愈合，起到长期控制眼压的作用。

视频 4-10-3

超声乳化白内障手术联合小梁嵌顿术

（二）手术方法

1. 先做以穹窿为基底的结膜瓣，制作巩膜瓣，进行常规的超声乳化手术。

2. 切除部分小梁组织，虹膜根部切除（图 4-10-3A）。

3. 用 10-0 缝线穿过切下的小梁组织中部，将其固定在巩膜瓣层间，部分突出于巩膜瓣外（图 4-10-3B）。

4. 然后逐层缝合，形成前房。

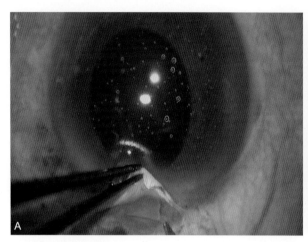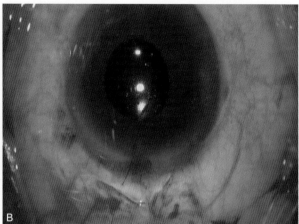

图 4-10-3 小梁嵌顿术

A. 切除部分小梁组织；B. 将其固定在巩膜瓣层间，部分突出于巩膜瓣外。

（三）关键点

1. 小梁组织要规整。

2. 切除的小梁组织应确保置于巩膜瓣下方，部分突出于巩膜瓣平面。

（曹向荣）

第五章　青光眼手术技巧

第一节　激光周边虹膜切开术技巧

周边虹膜切开可以解除瞳孔阻滞,平衡前、后房压力,使虹膜膨隆消失、房角加宽,减少房水流出阻力。适应证包括:原发性急、慢性闭角型青光眼的早期,前房角粘连闭合范围小于180°,无视神经及视野损害者;按国际地域性和流行病学眼科学组(International Society of Geographical and Epidemiological Ophthalmology,ISGEO)分类的可疑原发性房角关闭(primary angle closure suspect,PACS)、原发性房角关闭(primary angle closure,PAC);葡萄膜炎所致瞳孔闭锁导致虹膜膨隆;无晶状体眼瞳孔阻滞性青光眼;恶性青光眼未手术眼;先天性小眼球和辅助高褶虹膜综合征的诊断等。

一、如何预防激光虹膜周边切除术中出血

(一)概述

术中出血是激光虹膜周边切除术较常见的并发症(发生率 >50%),少量的出血术后 1 ～ 2 天即可自行吸收,大量出血可引起术后眼压急剧升高、视力下降。因此,预防或减少激光虹膜周边切除术中、术后出血非常重要。

(二)手术方法

1.激光部位　选择虹膜周边部、虹膜隐窝处,此处组织血管少,不容易出血。

2.压迫眼球止血,一旦术中出血,即刻用 Abraham 接触镜或拇指经睑皮肤压迫眼球,每 30 秒松开一次观察是否继续出血,直至出血停止。

3.虹膜面有新生血管者,可以先使用氩激光封闭血管后再进行 YAG(钇铝石榴石)激光虹膜周边切除术。

(三)关键点

1.激光部位不要太靠近虹膜根部,以免损伤虹膜大动脉,引起大出血。

2.术中压迫眼球力度要适中。

3.详细询问病史,长期使用抗凝剂如阿司匹林、华法林者,使用氩激光技术相对安全。

二、虹膜肥厚患者 YAG 激光虹膜周边切除术技巧

(一)概述

激光虹膜周边切除术主要是利用激光切除部分周边虹膜,沟通前后房,达到解除瞳孔阻滞的目的。对于虹膜较薄、周边有隐窝者很容易一次性击穿,而对于虹膜肥厚患者,常常需要多次激光治疗,此时可

以通过使用 Abraham 接触镜、高能量激光或联合氩激光,提高一次性激光击穿虹膜的概率。

(二)手术方法

1. 激光部位　选择虹膜周边部、虹膜隐窝处,此处较薄,更容易切穿。

2. Abraham 接触镜的使用　激光通过 Abraham 接触镜的聚焦,作用于虹膜面的能量增加 2.67 倍,而角膜上的能量减少 36%。

3. 激光能量　YAG 激光虹膜周边切除术一般使用 4～12 mJ 能量,对于虹膜肥厚患者,建议使用 10～12 mJ 高能量。

4. 也可以先使用氩激光照射 5～20 次(光斑直径 50 μm,时间 0.02～0.05 秒,功率 1000 mW),使相应部位虹膜萎缩变薄后,再进行 YAG 激光虹膜周边切除术。

(三)关键点

1. 聚焦要准确位于虹膜面上。

2. 使用高能量(10～12 mJ)激光击射,避免低能量多次反复击射。

3. 避开角膜老年环。

4. 虹膜全层击穿的体征

(1)色素颗粒随房水从激光孔涌向前房。

(2)虹膜变平坦,前房加深,房角增宽。

(3)看见晶状体前囊是最直接的证据。

(叶长华)

📖 推荐阅读资料

[1] BHATTACHARYA B. Step by step laser in ophthalmology. New Delhi:Jaypee Brothers Medical Publishers(p) Ltd,2009:142-149.

[2] MINCKLER D S,BUSKIRK M V. Color atlas of ophthalmic surgery glaucoma. Philadelphia:J.B. Lippincott Company,1992:279-290.

第二节　小梁切除术的相关手术技巧

一、下方角膜缘牵引缝线避免角膜的压迫和手术区的牵拉

(一)概述

牵引固定缝线是青光眼小梁切除术中常用的技术,常用上直肌牵引缝线和上方角膜缘牵引缝线。上直肌牵引缝线存在诸多缺陷,如结膜出血、上直肌创伤、术后上睑下垂等。上方的角膜缘牵引缝线可能引起角膜和前房变形、巩膜瓣制作困难和影响小梁组织(角巩膜组织)切除等问题。采用下方角膜缘的牵引缝线,利用开睑器下半部分钢丝类似滑轮和支点的作用,可以使眼球有效下转,并且避免了上方缝线牵拉和压迫造成的不便。

视频 5-2-1

小梁切除术

（二）手术方法

1.采用6-0铲形针显微缝线,在下方(5～7点位)角膜缘处,做一个深1/2角膜厚度、跨度4mm左右的牵引缝线(图5-2-1A)。

2.使用可调节开睑器,松开开睑器将牵引缝线置于开睑器钢丝的下方然后将缝线从眼睑与开睑器之间拉出(图5-2-1B)。

3.开睑器起到滑轮和支点的作用,调整开睑器旋钮,将眼睑撑开,同时将牵拉缝线向上牵拉固定,眼球则被缝线牵引向下转动,使上方的手术区得以充分暴露(图5-2-1C、D)。此时再进行制作巩膜瓣或者切除小梁等操作,均不会受到牵引缝线的干扰。

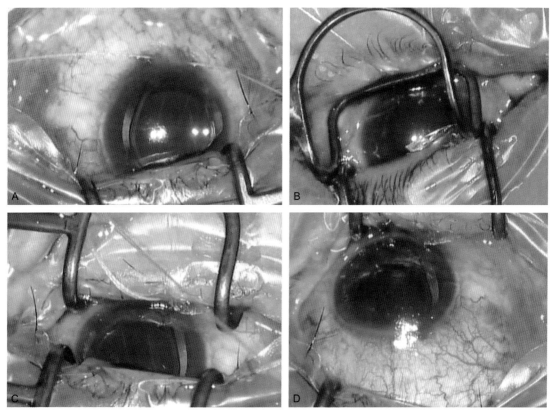

图 5-2-1 下方角膜缘牵引缝线

A.5点位到7点位之间角巩膜缘处做牵引缝线;B.松开开睑器将牵引缝线置于开睑器钢丝的下方;C.逐渐调整开睑器的旋钮,开睑器逐渐开大,同时向上方拉动牵引缝线;D.将牵引缝线固定于斜上方,眼球上方充分暴露。

（三）关键点

1.操作时需要采用带有旋钮的可调节式开睑器,缝线必须压在开睑器下方,以开睑器作为滑轮和支点,否则无法起到向下牵引的作用,无法达到充分暴露和固定的效果。

2.此种方法对于睑裂较大的病例更易操作,睑裂过小的病例则暴露不足,可选用上方角膜缘或者上直肌固定缝线。

二、衬垫棉片防止止血中过度烧灼

（一）概述

烧灼止血是巩膜表面出血止血的常用方式,当采用烧灼止血器进行止血时,烧灼头常因为温度过高,造成巩膜表面烧灼过度导致炭化,加重术后瘢痕增殖。通过衬垫棉片的方法可以避免局部温度过高引起的过度烧灼和热损伤。

(二)手术方法

1. 制作 0.5 mm 左右厚度的小片湿润棉絮薄片,或者在棉签的顶端制作 2 mm×2 mm 大小、厚度约 0.5 mm 的湿润棉絮薄片。利用酒精灯的外焰对止血器的烧灼球进行加热,当烧灼球呈现暗红色时,停止加热。

2. 将湿润棉絮薄片衬垫在烧灼头下,对出血点和巩膜瓣切开区范围暴露的表浅血管进行烧灼止血和预防性烧灼(图 5-2-2A)。由于烧灼头通过湿润的棉絮对血管进行烧灼止血,尽管烧灼头本身温度达到 400℃以上,但是水分蒸发会带走多余的热量,这样对出血点烧灼的瞬时温度不会超过 100℃,避免了温度过高引起的烧灼过度和表面组织的焦化(图 5-2-2B、C)。

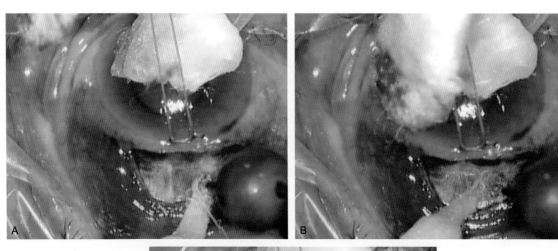

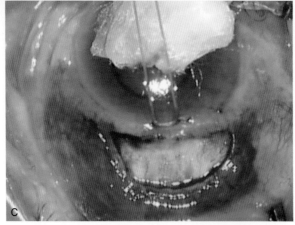

图 5-2-2 衬垫棉片防止止血中过度烧灼

A.将湿润棉片衬垫于烧灼头下对出血点烧灼止血;B.棉片会因为烧灼头的高温引起焦化,但是巩膜表面由于棉片保护不会出现过度烧灼;C.衬垫棉片烧灼止血的结果显示在充血显著的巩膜表层无烧灼过度的痕迹。

(三)关键点

1. 棉片制备不宜过厚或者过薄,过厚热量阻隔不能达到止血效果,过薄不能有效保护巩膜,仍会产生热量过高的情况。

2. 棉片要保持湿润适度,在烧灼止血时以便通过蒸发带走多余的热量起到保护作用。

三、隧道法制作巩膜瓣

(一)概述

青光眼滤过手术中,巩膜瓣的制作是一个重要的步骤,其制作质量直接影响手术的效果。巩膜瓣的常规制作方法是巩膜剖切法,这里介绍的是隧道法。其优点是速度快,创面整齐,对于有白内障超声乳化手术经验的医生来说很容易掌握。

(二)手术方法

1. 于角膜缘后 4 ~ 5 mm 的位置,垂直切开长度 5 mm 的巩膜,深度约 1/2 巩膜厚度(图 5-2-3A)。

2. 制作巩膜隧道,并进入透明角膜约 1 mm。隧道内部形成梯形形状(图 5-2-3B)。

3. 以剪刀剪开巩膜隧道两侧,形成梯形巩膜瓣(图 5-2-3C)。

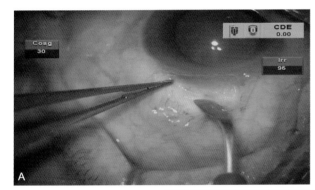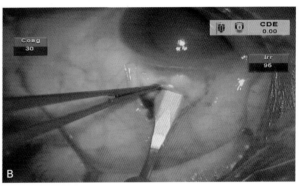

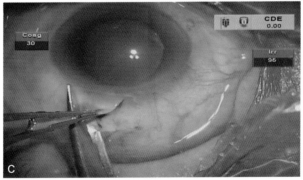

图 5-2-3 隧道法制作巩膜瓣
A. 巩膜隧道起始位置;B. 隧道内部形成梯形形状;C. 完成梯形巩膜瓣。

(三)关键点

1. 巩膜瓣的厚度一般为 1/2 巩膜厚度。由于使用隧道刀制作巩膜隧道,起始位置的深度很重要。

2. 隧道刀行进方向要依据巩膜与角膜的弧度,原则是与眼球表面保持平行,否则可能造成巩膜瓣厚度过薄或过厚、提前进入前房、巩膜瓣穿孔游离等问题。

3. 对于过薄的巩膜瓣,可以在其下方再制作一个深层巩膜瓣以达到合适的厚度。

四、黏弹剂协助虹膜大范围外脱回复

(一)概述

小梁切除时由于虹膜松弛或者后房压力高常会发生虹膜从切口向外脱出的情况,大范围外脱不能

够回复进前房,行大范围虹膜切除会造成术后瞳孔变形或者出现双瞳,影响视觉质量。一般情况下可以利用虹膜回复器,推动虹膜回复,但是在虹膜基质萎缩失去活性时,虹膜难以回复,即便回复也容易再次外脱。利用黏弹剂的推顶作用可以有效地使虹膜回复进前房,并避免回复后的外脱。

（二）手术方法

1. 切除小梁时,如果出现虹膜自小梁切口的显著外脱,可以在虹膜膨隆处剪开一个小口,使后房的房水可以自虹膜后流出,避免虹膜进一步大范围外脱(图 5-2-4A)。

2. 在近虹膜根部处做与小梁切口相当或者略大于小梁切口的周边部虹膜切除,利用黏弹剂针头从上方推顶虹膜切口的前端使之进入前房,并推动注射器的黏弹剂,利用它的顶压力量使虹膜进一步复位、瞳孔恢复圆形,避免虹膜再次脱出(图 5-2-4B、C)。

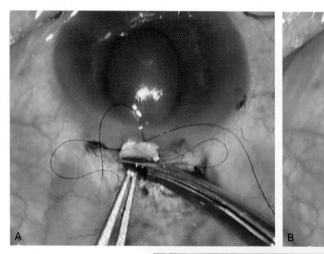
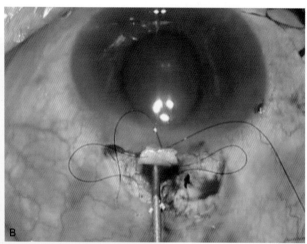
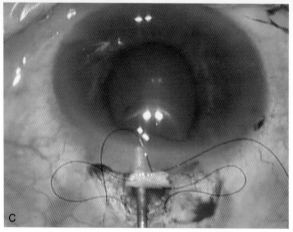

图 5-2-4 黏弹剂协助虹膜大范围外脱回复
A. 虹膜大范围脱出,推顶虹膜,从虹膜根部做虹膜周边切除,避免虹膜切除范围过大;
B. 用黏弹剂针头推顶虹膜同时推注黏弹剂;C. 虹膜在黏弹剂的推顶作用下还纳回前房。

（三）关键点

1. 回复虹膜前务必完成虹膜周边切除,否则虹膜无法回复。

2. 黏弹剂针头推顶虹膜进入前房的同时推注黏弹剂,尽量利用黏弹剂的推顶作用让虹膜复位,而非单纯利用针头机械作用使虹膜进入前房,以免引起虹膜的进一步损伤。

3. 虹膜还纳回前房后尽快关闭巩膜瓣,缝合时要轻柔,否则虹膜容易再次外脱。

五、预置缝线降低小梁切除术中的手术风险

(一)概述

在传统小梁切除手术中,常在周边虹膜切除术后进行巩膜瓣的缝合。由于此时前房与大气相通,眼球壁缺乏张力松软不易缝合。镊子固定、缝线牵拉都会引起眼压波动,增加虹膜外脱、睫状体脱离、脉络膜上腔出血甚至恶性青光眼的发生率。在小梁切除之前进行预制缝线,这样周边虹膜切除术后不需要缝合,只需将缝线打结,减少了对眼球的牵拉和压迫,简化了手术操作并提高了手术安全性。

(二)手术方法

1. 抗代谢药物浸润冲洗之后,巩膜瓣顶端各预置两针固定缝线(图5-2-5A),这两根预制缝线暂时不进行结扎,在完成虹膜周边切除术后再将巩膜缝合线结扎,埋线。由于此时没有进行小梁切除和建立角膜侧切口,眼球内压力没有改变,眼球壁具有很好的紧张度,巩膜瓣缝合起来非常简便。

2. 待小梁切除时将预制缝线向两侧分开,暴露出足够范围可保障小梁切除顺利实施(图5-2-5B)。虹膜周边切除后,立即结扎巩膜预置缝线,关闭巩膜瓣,尽快形成前房,避免了较长时间低眼压和低眼压状态下对眼球的扰动。

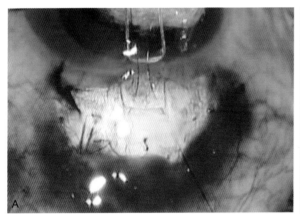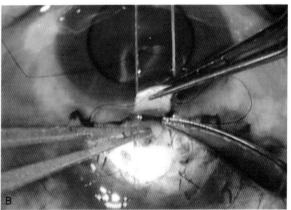

图5-2-5　预置缝线位置示意图
A. 两根巩膜预制缝线;B. 小梁切除时,将预置缝线分于两侧,对手术操作并无妨碍。

(三)关键点

1. 预置缝线的步骤安排是关键,一定要安排在小梁切除之前完成。

2. 预置缝线并不拆除,最后结扎固定仍然要遵循松紧适宜的原则,过紧难以建立有效滤过,过松又容易发生低眼压浅前房。

六、单股结膜外可拆除缝线技术调控术后眼压

(一)概述

传统的青光眼手术巩膜瓣的缝合要松紧适度。过紧会导致房水外流困难,眼压升高;过松会使房水流出过畅,导致眼压低、浅前房等并发症。即便手术经验丰富的医生也难以做到缝线松紧适度,控制好每一个病例术后眼压。单股可拆除缝线技术将缝线的可拆除端置于结膜外侧,这样一方面可以相对较紧结扎保持术中眼压的平稳,另一方面如果术后发生眼压升高滤过量不足,则可以拆除缝线使滤过量增加。

(二)手术方法

1.巩膜瓣顶端也就是游离的两端,左边端点用 10-0 缝线做一传统方式的固定缝合,缝线以 5-1-1 线结扎,将缝线埋入巩膜下。

2.巩膜瓣右侧端及巩膜床的边缘各 1.5 mm 处进行缝合,缝线从远侧巩膜出针后继续向前在结膜下潜行 7 ～ 10 mm 后穿过结膜,达到结膜外侧(图 5-2-6A)。

3.可拆除缝线的巩膜侧打结方法:巩膜瓣结扎固定采用单纯的四个连续结打成滑结,单线端回拉压线,双股端埋在传统缝线线下,避免移动从结膜切口处露出引起房水渗漏(图 5-2-6B)。

4.结膜外暴露在结膜囊的缝线距离结膜出针处 6 ～ 8 mm 打一个环形结,避免缝线的外端滑动进入到结膜下。如果术后眼压升高,则拉动缝线的这一端,可以使巩膜缝线松脱,进而将缝线拆除(图 5-2-6C)。

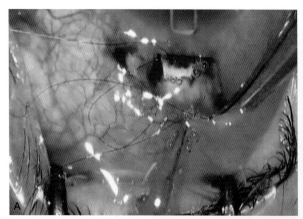
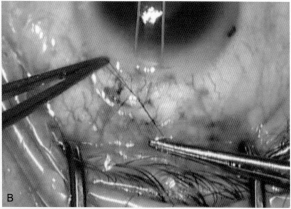
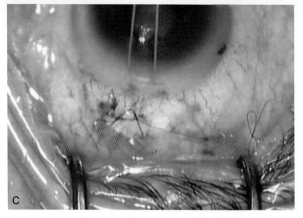

图 5-2-6　单股结膜外可拆除缝线技术

A.右侧缝线从巩膜穿出后,在结膜下走行 7 ～ 10 mm 后穿过结膜;B.拉紧缝线,单线端回拉压线,双股端埋在传统缝线线下;
C.结膜外暴露在结膜囊的缝线距离结膜出针处 6 ～ 8 mm 打一个环形结。

(三)关键点

1.固定缝线端的缝合要松紧适度,可拆除缝线的压线要紧实,不能松动,否则容易发生术后低眼压,起不到调节眼压的作用。

2.可拆除缝线的暴露端,需要在结膜下走行一段距离后才从结膜下穿出,距离要足够长,避开滤过泡的范围,避免房水渗漏。结膜外的线结要长短适宜。

七、可拆除缝线的制作方法

(一)概述

青光眼滤过手术中,通过制作可调节(可拆除)缝线,手术中紧密缝合巩膜瓣,在手术后一定时期拆除,既有利于术后前房形成,又能在术后增殖发生前通过拆除缝线维持滤过量。可拆除缝线在减少术后浅前房发生的风险的同时,保证了滤过手术的效果。此处介绍一种可拆除缝线的缝合方法。

(二)手术方法

1. 从巩膜侧进针,从角膜穿出。

2. 再从角膜进针经过巩膜瓣层间从巩膜瓣一侧出针。

3. 再从巩膜瓣进针,从巩膜床出针。

4. 将线尾在持针器上绕4周,持针器抓取线套,打结。整个过程如图5-2-7所示。

5. 从侧切口前房注水,检查滤过情况,对缝线松紧度进行必要的调整。

(三)关键点

1. 在夹持缝线的时候,注意不要损伤缝线;如果缝线有损伤,将来在拆线的时候可能因为缝线断裂造成无法拆除。

2. 图5-2-7中所示第2步,缝线应该在巩膜瓣层间穿行,不可缝穿巩膜瓣,更不能缝合到下面的巩膜床。

3. 在打结时,注意防止凝血、筋膜等组织卷入线套中,避免未来可能会造成拆除困难。

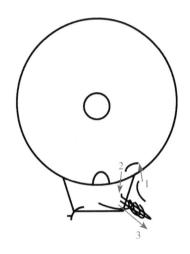

图5-2-7 打结过程

1. 从巩膜侧进针,从角膜穿出;2. 从角膜进针经过巩膜瓣层间从巩膜瓣一侧出针;3. 从巩膜瓣进针,从巩膜床出针。

（李思珍 叶长华 林 丁 赵 平）

第三节 引流装置植入手术技巧

一、Ahmed青光眼引流阀"巩膜隧道"植入法

(一)概述

Ahmed青光眼引流阀植入术眼内操作少,患者易于接受,但术中需要以覆盖物遮盖引流管,目前临床常采用自体巩膜瓣、异体巩膜瓣、阔筋膜、心包膜等材料遮盖引流管,引流管覆盖物的选择及术后引流管暴露进而导致手术失败一直是制约手术操作安全性的瓶颈,也给手术实施带来了一定的困难。笔者对传统的手术技术进行了一些改良,通过巩膜穿刺隧道植入及固定,不需异体材料,使手术更加方便,并发症发生率降低。

视频5-3-1

引流阀

（二）手术方法

1. 常规表面麻醉，制作颞上或颞下结膜瓣，不须做巩膜瓣，在距离角膜缘约 2 mm 处向后用 23G 针头（5 ml 注射器针头）穿刺做一放射状浅层巩膜隧道，长约 6 mm（图 5-3-1A）。

2. 将引流盘用生理盐水初始化后，置入眼球筋膜鞘（Tenon 囊）与赤道后巩膜之间间隙，将修剪为适当长度的引流管穿入浅层巩膜隧道。

3. 引流管从后面巩膜隧道引出后，再做前房穿刺口，将引流管植入前房。

4. 8-0 可吸收缝线在引流管近引流盘部将其固定在巩膜表面（图 5-3-1B），缝合结膜瓣。

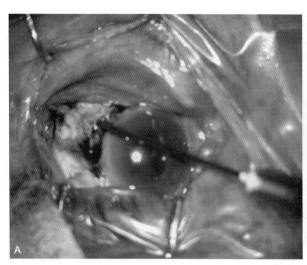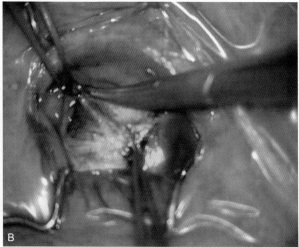

图 5-3-1　23G 针穿刺做隧道（A）；固定引流管（B）

（三）关键点

1. 用 23G 针头制作巩膜隧道时要注意防止穿刺过深，时刻保持针尖隐约可见，防止刺穿眼球。

2. 引流管尽量靠近引流盘处，用 0/8 可吸收缝线扎紧固定于巩膜，防止引流管滑动，同时可以早期限制房水外流。

二、Ex-PRESS 青光眼引流钉"巩膜隧道"植入法

（一）概述

视频 5-3-2

Ex-PRESS 青光眼引流钉植入术

Ex-PRESS 青光眼引流钉形成房水从前房到巩膜层间和结膜下间隙的可控引流，可被认为是一种微穿透性青光眼手术，其经典手术方法为做结膜瓣后再做一巩膜瓣，瓣下穿刺植入 Ex-PRESS，缝合巩膜瓣及结膜瓣，笔者对这一手术方式稍作改良，采用巩膜隧道内植入方式，使手术更加简便。

（二）手术方法

1. 常规表面麻醉，做以穹窿为基底的结膜瓣后，做约 3 mm×3 mm 大小巩膜隧道（图 5-3-2A），而不用做巩膜瓣。

2. 巩膜隧道下 1 ml 注射器针头平行于虹膜刺入前房（图 5-3-2B），将 Ex-PRESS 沿相应穿刺口植入（图 5-3-2C）。

3. 在 Ex-PRESS 引流钉口对应位置缝合巩膜隧道 1 针（图 5-3-2D）。

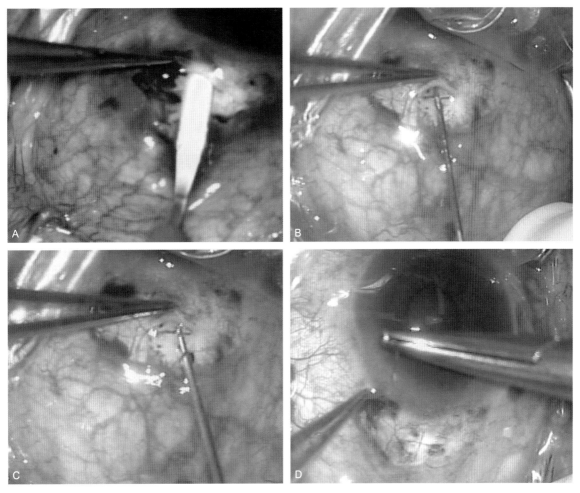

图 5-3-2 Ex-PRESS 青光眼引流钉"巩膜隧道"植入

A. 制作 3 mm × 3 mm 大小巩膜隧道；B. 1 ml 注射器针头平行于虹膜刺入前房；C. 植入引流钉；D. 缝合切口。

（三）关键点

1. 做巩膜瓣时要注意厚度为 1/3 ～ 1/2 巩膜厚度。

2. 1 ml 注射器针头穿刺时要注意与虹膜平行。

3. 缝合巩膜时要注意缝线位置正好压住 Ex-PRESS 引流钉外口。

（吴作红）

第四节 房角粘连分离术技巧

房角粘连性关闭是原发性闭角型青光眼的重要病理生理基础，房角粘连分离手术是通过物理机械的办法来分离前房角的虹膜根部与小梁网、角膜内皮之间的粘连，从而暴露功能性小梁网，恢复房水生理外流通道的手术过程。通过重建房水的生理外流通道来降低眼压，避免外滤过手术导致的滤过泡相关的中长期并发症。

视频 5-4-1

房角分离术

一、黏弹剂分离法

（一）概述

局部注入黏弹剂将房角隐窝机械性撑开和扩张，达到分离房角粘连的目的。此方法优点是对虹膜刺激小,术后反应轻;缺点是分离效果有限,适用于粘连不是非常紧密的房角关闭或者初发的粘连性关闭。

(二)手术方法

通过角膜切口将黏弹剂针头放置在接近房角顶点的位置,通过快速推注黏弹剂使房角顶端的局部空间快速被动扩张来分离虹膜根部与角膜内皮的粘连(图5-4-1)。

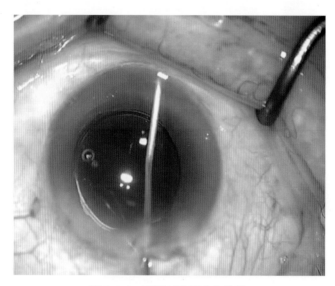

图5-4-1　黏弹剂分离房角粘连

(三)关键点

1.黏弹剂分离时针头的位置必须尽量靠近虹膜根部,术中可见针头略微被角膜缘遮盖。

2.黏弹剂选择内聚性好的大分子黏弹剂,例如玻璃酸钠,避免使用弥散性强、分子量小的,例如甲基纤维素、硫酸软骨素等。

3.推注黏弹剂应该是“弹丸式”推注,每次快速推注出一定量的黏弹剂,对房角顶部产生机械性扩张的作用。

4.在直视房角镜下操作有利于避免风险,提高分离的成功率。

二、辅助器械分离法

(一)概述

房角粘连紧密的情况下黏弹剂分离效果差,可以使用辅助器械来牵拉虹膜根部,将虹膜从小梁网或角膜内皮上“撕脱”下来。此类方法优点是分离效果确切,特别是在直视房角镜辅助下进行分离,可以直接看到粘连的虹膜根部从粘连部位上“撕脱”下来,暴露出小梁网。缺点是大多数辅助器械属于金属制品,反复接触虹膜刺激反应重,可能在术中就出现渗出膜,因此操作过程尽量短暂。如果不在房角镜辅助下分离或者经验不足,容易导致虹膜根部撕脱和房角出血。

(二)手术方法

1.常用的器械有专用的房角粘连分离器,也可用微型虹膜恢复器、25～27G眼内镊等。

2.将辅助器械放置在靠近虹膜根部的位置,通过向后及向瞳孔区施加牵拉力从而将虹膜根部与小梁网或角膜内皮的粘连机械性分开(图5-4-2)。

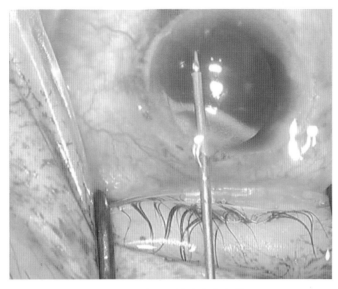

图 5-4-2 辅助器械分离房角粘连

（三）关键点

1. 在直接房角镜直视下可以选择用辅助器械来分离。

2. 顽固的房角粘连，直视下分离效果更确切，可以减少虹膜根部裂伤、撕脱和房角出血的风险。

3. 辅助器械分离粘连时器械的尖端避免过度靠近房角的顶点，通过对周边虹膜的牵拉同样可以起到分离粘连的作用。

三、灌注抽吸（I/A）手柄分离法

（一）概述

因为房角粘连分离手术常常合并白内障手术同时进行，因此可利用术中的灌注抽吸手柄来吸住中周部虹膜并牵拉虹膜根部，达到房角粘连分离的效果。优点是方法简便操作简单易行。缺点是对虹膜干扰稍大，易引起轻度脱色素和加重术后炎症反应。

（二）手术方法

在保持前房稳定和恒定负压情况下，灌注抽吸手柄吸住中周部虹膜后向瞳孔中心区牵拉虹膜，从而将虹膜根部从粘连的小梁网或者角膜内皮上分离下来（图 5-4-3）。

（三）关键点

1. 选择较高的负压吸引力（550～600 mmHg），吸住中周部虹膜待完全堵塞吸孔后增加负压从而将局部虹膜牢牢抓住。

2. 不必过于靠近房角，避免损伤角膜内皮。

3. 缓慢向瞳孔中心区牵拉虹膜，以看到周边虹膜的展平伸展轻度紧绷为宜，避免用力过猛导致虹膜根部撕脱伤。

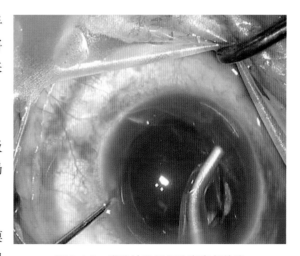

图 5-4-3 灌注抽吸手柄分离房角粘连

4.初学时可以辅助房角镜观察周边虹膜根部和房角情况,熟练后可以通过观察周边虹膜的展平情况来调整牵拉的力度和时间。

(毛　进)

第五节　周边虹膜切除术技巧

急性闭角型青光眼的发病机制是瞳孔阻滞。一旦发生瞳孔阻滞,房水积聚于后房,推挤周边虹膜向前,可以引起房角急性关闭。一旦房角关闭,房水在眼内积聚,会加重虹膜向前膨隆,进而进一步加重房角关闭,形成恶性循环。在虹膜周边部位造孔可以改变房水流向,从而预防青光眼急性发作的发生。可以使用激光进行周边虹膜造孔术,或通过手术的方法,行虹膜周边切除术。

视频 5-5-1

周边虹膜切除术

一、角膜缘切口完成周边虹膜切除

(一)概述

周边虹膜切除术可使前后房沟通,有效解除瞳孔阻滞,通常需要打开结膜、制作巩膜隧道切口后切除周边虹膜,这种方法损伤较大。这里介绍的角膜缘切口的方法可以实现微创操作。

(二)手术方法

1.以 15° 穿刺刀制作角膜缘 1 mm 垂直切口(图 5-5-1A)。

2.制作垂直切口时可以经过结膜制作角巩膜部位的切口,优点是可以在结膜下操作,并且术后结膜可以覆盖切口,起到保护角膜切口的作用。

3.轻压切口后唇放出部分房水,周边部虹膜有可能脱出到切口中。如果虹膜没有脱出,可以使用 0.12 mm 的有齿镊从切口中抓取虹膜并使其脱出于切口之外,另一只手持剪剪除脱出的虹膜(图5-5-1B)。

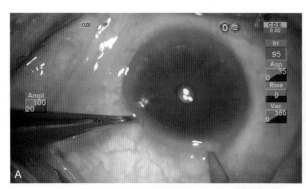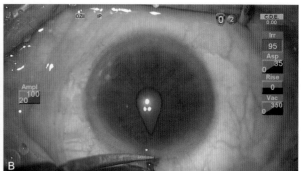

图 5-5-1　制作角膜缘垂直切口(A);剪除脱出的虹膜(B)

(三)关键点

1.角膜缘切口因为只有 1 mm 左右,易于闭合,因此采用垂直切口而未选择隧道切口。如果选用隧道切口,进行周边虹膜切除的时候可能会遇到困难。

2.从切口中抓取虹膜并使其脱出的过程中,注意不要过度牵拉虹膜,以免造成虹膜根部血管受损出血。

3.手术结束时可以轻度水化切口使之闭合。

二、冲水法去除虹膜后表面色素膜层残留

(一)概述

在剪除根部虹膜时,有时可能残留后表面的色素膜层,造成虹膜切除不完全。使用冲水法去除色素膜层,可以减少损伤晶状体的风险。

(二)手术方法

1.剪除根部虹膜并复位。此时可能发现虹膜后表面有色素膜层残留。

2.冲洗切口部位,随着冲洗,没有被剪除的虹膜后表面的色素膜层可能脱出于切口中,以钝针头轻拨即可去除(图 5-5-2)。

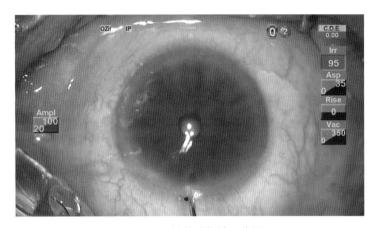

图 5-5-2　钝针头轻拨示意图

(三)关键点

1.如果虹膜后表面的色素膜层没有被剪除,不建议使用器械机械性去除,有可能损伤晶状体。使用冲吸针头轻轻冲洗可以使色素膜层脱出,轻轻剥离即可去除。

2.在冲洗时注意不要过度注水,大量液体可能通过虹膜根切口进入后房,引起房水迷流、前房变浅、眼压升高等。

3.如果出现房水迷流的情况,可以反复轻压切口后唇,促进眼内液体尤其是后房液体流出,之后在其他位置再做一个侧切口注水以恢复前房。

(赵　平)

第六节　青光眼手术并发症处理技巧

对于青光眼滤过手术,术后形成功能良好的滤过泡是手术成功的关键,但即使是经验丰富的手术医生,也不能确保手术后滤过泡都具备功能性。因此,为了提高滤过手术的成功率,需要术后对非功能性滤过泡进行处理,使之转变成功能性滤过泡,滤过泡分离术和滤过泡重建术就是其中的处理方法。

滤过泡分离术的主要适应证是包裹型滤过泡,包裹型滤过泡是指房水可以通过小梁切除的内口及巩膜瓣引流到巩膜瓣的周围,但巩膜瓣周围被致密的纤维组织包裹,房水不能被进一步排出吸收。

滤过泡重建术则适用于扁平型滤过泡或滤过泡未形成,即巩膜瓣紧密粘连、房水不能排出。具体要根据术后的眼压高低、滤过泡的形态和超声生物显微镜(UBM)检查来判断。

脉络膜脱离和恶性青光眼是青光眼滤过手术后较常见的前房变浅的并发症,它们的区别是脉络膜脱离是低眼压性浅前房,恶性青光眼是高眼压性浅前房。经过保守治疗后如果不能恢复,两者可能都需要手术处理。

一、滤过泡分离术中减少结膜下出血的技巧

(一)概述

滤过泡瘢痕化的常见原因之一是术中造成结膜下和筋膜内积血,导致成纤维细胞增殖和瘢痕的形成。因此,在做滤过泡分离操作时避免或减少结膜下的出血成为关键。

视频 5-6-1

滤过泡针拨分离术

(二)手术方法

1. 撑开眼睑,嘱患者朝下注视,暴露滤过泡。

2. 用针头从距离滤过泡包裹组织约 10 mm 处刺入结膜,并在结膜下潜行至包裹区。

3. 用针尖的侧刃划开包裹组织壁,可见房水弥散至滤过泡周围(图 5-6-1)。

4. 术毕在远离滤过泡区域注射 5- 氟尿嘧啶 5 mg。

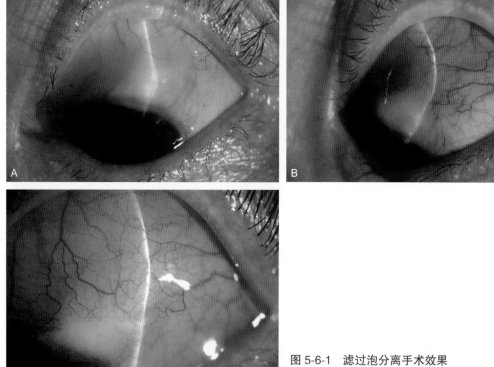

图 5-6-1　滤过泡分离手术效果

A.滤过泡局限于前部,眼压 39 mmHg;B.滤过泡针刺分离术毕;C.滤过泡针刺分离术后一周,眼压 15 mmHg。

(三)关键点

1. 术眼表面麻醉后,局部滴复方托吡卡胺滴眼液 1 ～ 2 次,结膜血管收缩,有利于分辨巩膜表层血管。

2. 术中也可通过结膜下注射生理盐水或黏弹剂增加操作空间,减少分离针头在结膜下潜行过程中触及血管的机会。

二、滤过泡修补术中通过结膜减张实现结膜腾挪遮盖

(一)概述

对于渗漏点距离角巩膜缘略远的滤过泡瘘,需要上方有足够的球结膜向下移位遮盖渗漏点,如果遇到结膜穹窿较浅的患者,就需要通过上方穹窿部结膜的松解实现球结膜的腾挪遮盖。

(二)手术方法

1.沿滤过泡渗漏区上缘弧形剪开球结膜,向上分离结膜瓣。

2.清除渗漏区结膜上皮,沿角巩膜缘去除宽约0.5 mm角膜上皮。

3.将结膜瓣下拉覆盖至渗漏区,用非吸收10-0缝线间断缝合将结膜瓣固定于角巩膜缘(褥式缝合)。

(三)关键点

1.沿渗漏点上方弧形剪开球结膜后,向上分离结膜瓣时可以带上筋膜组织。

2.在穹窿部水平剪开结膜时尽量不带筋膜。

(刘学群)

三、脉络膜上腔放液术

视频 5-6-2

脉络膜脱离是青光眼术后的一种常见并发症,首先应该采取保守治疗的方法,比如使用阿托品散瞳、口服激素及静脉滴注高渗脱水剂等。如果经过一段时间的保守治疗没有恢复,可以考虑脉络膜上腔放液术。

脉络膜上腔放液术

(一)概述

在脉络膜上腔放液术中,由于一部分脉络膜上腔液体流出,眼压下降,从内部对脱离的脉络膜挤压的力量减少,可能出现脉络膜上腔液体残留的问题,造成手术效果不佳。术中可以通过反复前房注水以增加脉络膜上腔液体排出的效果。

(二)手术方法

1.距离角膜缘3～4 mm,制作长度约1 mm、放射状巩膜全层切口,可见淡黄色脉络膜上腔液体流出。

2.一手持镊固定巩膜切口的一侧,另一手以虹膜恢复器轻压切口的另一侧,放出淡黄色脉络膜上腔液体(图5-6-2A)。

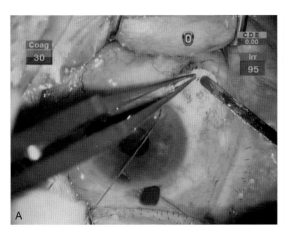
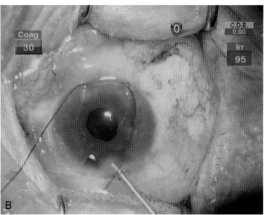

图 5-6-2　脉络膜上腔放液术

A.挤压巩膜切口,放出淡黄色脉络膜上腔液体;B.前房注水,加深前房,提升眼压。

3. 眼压降低后，前房注水以提升眼压（图5-6-2B），促进脉络膜上腔液体排出并防止眼压过低造成的并发症。继续放液。上述步骤交替重复进行，直至不再有液体流出。

（三）关键点

1. 放液时以一手持镊固定一侧切口，另一手持虹膜恢复器等器械挤压另一侧切口，形成切口两侧的交错，有利于液体排出。

2. 放出一定量液体后，以虹膜恢复器在切口周围的巩膜表面沿由远及近的方向挤压巩膜，利于排净液体。

3. 不断前房注水以利于液体排出。

（赵　平）

四、恶性青光眼的手术处理

（一）概述

恶性青光眼亦称睫状环阻滞性青光眼，大多数发生于青光眼小梁切除术后（少数可发生在小梁切除术中）。临床主要体征有眼压升高、前房普遍变浅甚至消失（没有瞳孔阻滞）。其发病机制为房水无法从后房经过虹膜周切口正常流向前房和滤过泡，而是向后迷流至玻璃体腔，导致玻璃体腔容积增加，晶状体虹膜隔前移，前房变浅甚至消失，眼压升高。临床中从根本上解决恶性青光眼的手术原理是建立一条从前房到后房直至玻璃体腔的通道。

视频 5-6-3

恶性青光眼手术

手术时机的选择根据浅前房分级：前房浅Ⅰ～浅Ⅱa者使用药物治疗并观察；前房浅Ⅱb时，如果眼压居高不下，尽早手术干预，而眼压低于35 mmHg者，可予药物治疗并观察；前房浅Ⅲ者，急诊手术。

恶性青光眼的前段玻璃体切除（简称"玻切"），其手术原理是建立从前房到后房直至玻璃体腔的通道，需要切除前段玻璃体、玻璃体前界膜、睫状小带、虹膜根部（VHZI手术，vitrectomy-hyaloido-zonula-iridectomy），甚至可以切除部分赤道部晶状体囊膜。既保证通道的通畅性，又保证人工晶状体在晶状体囊袋的稳定性是手术成功的关键。

（二）手术方法

1. 球后麻醉，压迫软化眼球（对于晚期青光眼患者，做球周麻醉）。

2. 晶状体（或白内障）超声乳化吸除及人工晶状体植入。

3. 颞下方睫状体平坦部（距角巩膜缘约3.5 mm）穿刺插入23G或25G玻切套管，行前段玻切。

4. 用玻切头通过超声乳化手术侧切口伸入前房抵达虹膜周切口处，切除周切口下方晶状体悬韧带、部分赤道部晶状体囊膜及基底部玻璃体，使前房和玻璃体腔相通。

5. 术毕，巩膜穿刺口缝合一针（25G玻切套管免缝合）。

6. 如果是人工晶状体眼，也可以行角膜缘入路前段玻切，完成VHZI手术。

（三）关键点

1. 先做超声乳化及人工晶状体植入术，再做前段玻切形成前房和玻璃体腔的通道，避免了部分赤道部囊膜切除后再植入人工晶状体引起后囊膜破裂的风险。

2. 使用高速玻切设备。高速玻切低负压模式能减少晶状体囊膜的过度清除。

3. 超声乳化手术的侧切口可以尽量靠近虹膜周切口，便于玻切头通过并到达虹膜周切口。

4. 也可以使用玻切头再制作一处虹膜周切口，以利于手术操作。

（刘学群）

第七节　小梁消融术技巧

青光眼小梁消融术是近年发展起来的微创青光眼手术(micro invasive glaucoma surgery, MIGS)的代表手术之一。主要适应证是开角型青光眼,如果联合白内障超声乳化手术,术后降眼压效果更好。该手术的原理是通过内路方法消融掉一部分 Schlemm 管内壁,使房水可以不通过小梁网直接进入 Schlemm管中,再通过集液管吸收。本节介绍的一些手术技巧,同样适用于其他内路 MIGS。

一、不改变习惯坐位方向实现房角镜下手术

(一)概述

一般房角镜下手术,绝大多数医生坐在患者的颞侧,显微镜向术者方向倾倒,患者向医生的对侧转头,房角镜置于患者眼睛的鼻侧,这种坐位需术者手臂前伸,操作舒适度差,另外,多数医生习惯坐在患者的头上方向手术。除此以外,如果采用上述方法在进行房角观察和操作及进行其他手术操作时,需要不断变换显微镜的角度,降低了手术的效率。本技巧可以保持医生的坐位习惯,并且不需要调整显微镜的角度。

视频 5-7-1

小梁消融术

(二)手术方法

1. 医生坐在患者的头上方向。
2. 需要观察房角及进行房角操作时,让患者向左侧偏头,并且向左侧转眼球,医生左手持房角镜,通过显微镜观察房角(图 5-7-1)。如果是左利手的医生,方向正好相反。
3. 在进行白内障超声乳化等其他操作时,只需让患者头位恢复水平即可。

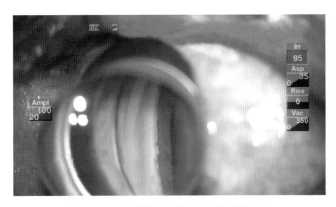

图 5-7-1　显微镜下应用房角镜观察房角

(三)关键点

1. 患者向左侧偏头要达到足够合适的角度。
2. 偏头的同时,患者眼睛也要尽量向左转。
3. 显微镜要调整为垂直状态,如果为倾斜状态可能会影响观察房角的范围。

二、通过 Schlemm 管回血确定其位置

(一)概述

在房角镜下,准确确定 Schlemm 管的位置是手术成功的关键。对于小梁色素较多的房角来说,

Schlemm 管容易发现,如果小梁色素较少,Schlemm 管位置的准确判断有一定难度。本方法可以快速准确定位 Schlemm 管。

(二)手术方法

1. 在房角镜下观察房角时,轻轻从角膜切口中放出少量房水,降低眼压。

2. 可以看到,在 Schlemm 管的位置,有鲜红色的血液反流(图 5-7-1)。

(三)关键点

1. 在观察到血液反流进入 Schlemm 管时,要注意观察,记住 Schlemm 管和周围组织的相对位置关系,比如与虹膜根部的距离、与其他易辨识的特征解剖结构的位置关系等。

2. 在消融操作时,因为前房灌注的原因,眼压重新升高,Schlemm 管回血可能被清除,这时依据之前记忆的位置关系找寻 Schlemm 管的位置。

三、"蜻蜓点水"与圆周运动消融小梁

(一)概述

小梁消融术是使用消融手柄头端的足板插入 Schlemm 管中,在足板与电极之间产生的等离子效应作用下,消融掉小梁网组织,进而开放 Schlemm 管,达到降低眼压的目的。在消融过程中,如果使用不当,可能损伤虹膜根部,也可能插入过深进入巩膜而不是进入 Schlemm 管中。本方法有利于提高消融操作的成功率。

(二)手术方法

1. 将小梁消融手柄头端插入前房(图 5-7-2A),接近房角。

2. 用尖端锋利的足板轻轻刺入 Schlemm 管,并且轻轻上提,使足板进入 Schlemm 管并紧贴 Schlemm 管的内壁。这个动作需要轻柔,故曰"蜻蜓点水"。

3. 将脚踏踩到 3 挡(可以听到连续的"哔"音),同时匀速轻柔转动手柄,使手柄尖端沿 Schlemm 管进行圆周运动,消融掉 Schlemm 管内壁约 60° 的范围(图 5-7-2B)。

4. 翻转手柄,同样采用圆周运动的方式,消融掉另一侧大约 60° 范围的 Schlemm 管内壁(图 5-7-2C)。

(三)关键点

1. "蜻蜓点水"的动作一定要轻柔,否则容易插入过深,进入巩膜层间而非 Schlemm 管。

2. 应始终保持足板位于 Schlemm 管中,转动时应保持足板与 Schlemm 管平行,就是进行"圆周运动"。

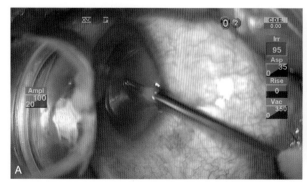
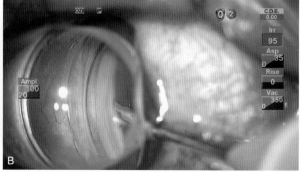

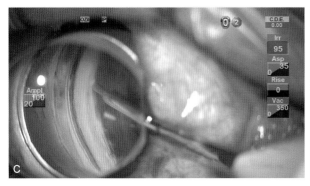
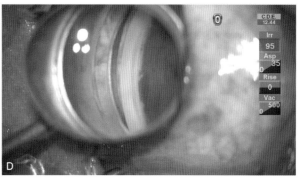

图 5-7-2 "蜻蜓点水"与圆周运动消融小梁

A. 将小梁消融手柄头端插入前房;B. 消融 Schlemm 管内壁约 60°;C. 消融掉另一侧 60° 范围 Schlemm 管内壁;
D. 血液反流进入前房。

3. 如果转动时遇到较大阻力,可能位置过深刺入了 Schlemm 管外侧的巩膜组织,此时需要进行仔细调整,确保在 Schlemm 管中操作。

4. 在脚踏位于 3 挡的时候转动手柄,否则只是机械性切割而非消融。

5. 消融过程中可能有出血从 Schlemm 管流入前房(图 5-7-2D),这是正常现象,表明集液管功能良好,预示手术成功。

(赵 平)

📖 推荐阅读资料

[1] 葛坚,刘奕志. 眼科手术学. 3 版. 北京:人民卫生出版社,2013.

[2] 李美玉. 青光眼学. 北京:人民卫生出版社,2004.

[3] 谢立信. 眼科手术学:理论与实践,北京:人民卫生出版社,2003.

[4] 张舒心,唐炘,刘磊. 青光眼治疗学. 2 版. 北京:人民卫生出版社,2011.

[5] 张秀兰,王宁利. 图解青光眼手术操作与技巧. 北京:人民卫生出版社,2016.

[6] 张秀兰,王宁利. 图解临床青光眼诊治. 北京:人民卫生出版社,2014.

[7] 中华医学会. 临床技术操作规范眼科学分册. 北京:人民军医出版社,2007.

[8] AHMAD A A,ROHIT V. Advanced glaucoma surgery.Switzerland:Springer,2015.

[9] ALLINGHAM R R,DAMJI K F,FREEDMAN S,et al. Shields textbook of glaucoma. 6th ed. Philadelphia:Lippincott,2011.

[10] BETTIN P, KHAW P T. Glaucoma surgery. Basel:Karger,2012.

[11] CARETTI L, BURATTO L. Glaucoma surgery treatment and techniques. Switzerland:Springer,2018.

[12] FRANCIS B A,SARKISIAN S R,JAMES C T. Minimally invasive glaucoma surgery a practical guide. New York:Thieme,2017.

[13] GANDHI M,BHARTIYA S. Glaucoma drainage devices a practical illustrated guide. Singapore:Springer,2019.

[14] KAHOOK M Y,SCHUMAN J S. Chandler and grant's glaucoma. 5th ed. New Jersey:Slack Incorporated,2013.

[15] MERMOUD A,SHAARAWY T M. Non-penetrating glaucoma surgery. London:CRC Press,2001.

[16] STAMPER R L,LIEBERMAN M F, DRAKE M V. Becker-Shaffer's diagnosis and therapy of the glaucomas. 8th ed. St. Louis:Mosby,2009.

[17] PAPADOPOULOS M, KHAW P T,SHAARAWY T M. Glaucoma volume 2:surgical management. Collingwood:Saunders Ltd,2009.

第六章 斜视手术技巧

第一节 暴露眼外肌及缝合结膜切口的相关技巧

一、暴露直肌的相关技巧

(一)概述

斜视手术中准确暴露和分离直肌很重要,能避免肌肉撕裂,减少出血,为后续的操作提供方便。这里将介绍如何准确找到眼外肌。

视频 6-1-1

暴露直肌相关技巧

(二)手术方法

1. 穹窿结膜切口或者角膜缘切口,分离至暴露巩膜壁。

2. 打开眼球筋膜鞘(Tenon 囊)下间隙,显微镊夹持肌肉止端附近的结膜下组织,找到直肌附着点边界。

3. 直视下钩取肌肉。如果没有见到肌肉附着点,盲钩肌肉可能钩取不全,引起出血。

4. 斜视钩进钩时应将斜视钩尖端紧贴巩膜面,斜视钩的方向与肌肉附着点平行。

5. 分离肌肉周围组织。

(三)关键点

1. 找到直肌止端,在可视下钩取肌肉(图 6-1-1A)。

2. 斜视钩钩取肌肉时始终紧贴巩膜面,掌握肌肉止端长度及走行,顺着肌肉方向。尤其是上直肌止端,鼻侧距离角膜缘近,颞侧距离远,因此不能平行角膜缘,位置也不要过深,避免钩到上斜肌前部肌腱(图 6-1-1B)。

3. 分离外直肌周围组织时,剪刀要远离肌肉方向,靠近球结膜方向,避免打开肌鞘,同时注意不要剪到下斜肌(图 6-1-1C)。分离内直肌周围组织时,剪刀要远离球结膜方向,靠近肌肉方向,避免打开眶隔(图 6-1-1D)。分离上、下直肌时,充分分离垂直直肌肌间膜,减少术后对眼睑的影响(图 6-1-1E)。

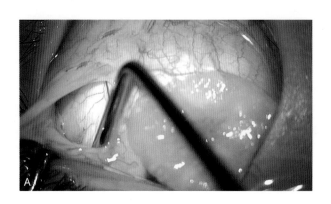

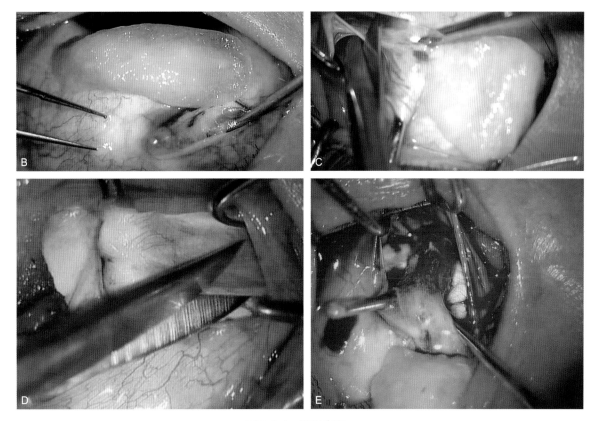

图 6-1-1　暴露直肌

A. 钩取左眼外直肌前,看到肌肉止端;B. 斜视钩顺着左眼上直肌走行钩取肌肉;C. 分离左眼外直肌肌间膜;
D. 分离左眼内直肌肌间膜;E. 分离左眼下直肌肌间膜。

(杨积文)

二、暴露上斜肌的相关技巧

(一)概述

上斜肌手术并不难操作,关键在于准确找到上斜肌,尤其在需要上斜肌加强时,如果钩取上直肌时不慎剪断上斜肌则手术无法进行。这里将介绍如何准确找到上斜肌。

(二)手术方法

1. 手术切口选择　如果做上斜肌折叠,在颞上方做结膜切口。做上斜肌后徙,选在鼻上方结膜切口。

2. 分离至巩膜,先钩取上直肌,将上直肌外缘周围的 Tenon 囊分离以暴露上斜肌肌腱。

3. 在上直肌颞侧止端后 4～6 mm 处寻找上斜肌肌腱。可见巩膜表面的上斜肌肌腱呈菲薄、半透明状。

(三)关键点

1. 分离上直肌周围 Tenon 囊时注意和上斜肌肌腱区分,如果组织从上直肌发出,则可以分离,如果和上直肌没有联系,从上直肌下方经过,则可能是上斜肌肌腱(图 6-1-2A)。

2. 寻找上斜肌肌腱时,从上直肌颞侧附着点后 4～6 mm 处开始,如果看不到,则用无齿平镊紧贴巩膜面沿上直肌颞上方向后寻找(图 6-1-2B、C)。如上述位置没有找到,需要到上直肌鼻侧寻找,部分患者的上斜肌位置可能有变异。

视频 6-1-2

暴露上斜肌相关技巧

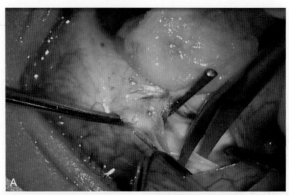

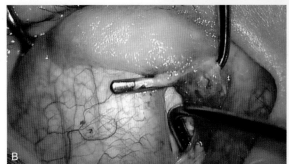
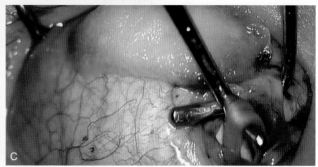

图 6-1-2 暴露上斜肌
A. 分离从左眼上直肌发出的肌间膜;B. 上斜肌位置;C. 钩取上斜肌。

（杨积文）

三、暴露下斜肌的相关技巧

（一）概述

下斜肌位置较深,钩取下斜肌时不容易完全钩取,为确定肌肉完全,可能反复钩取肌肉,对于局部麻醉患者会加重疼痛,应尽量在可视下操作。这里将介绍如何快速充分地暴露下斜肌。

视频 6-1-3

暴露下斜肌相关技巧

（二）手术方法

1. 颞下方穹窿结膜切口,剪开 Tenon 囊直达巩膜面。

2. 两把镊子交替将 Tenon 囊向前拉,直到看见粉红色、水平走行的下斜肌。

3. 用小斜视钩轻压巩膜壁,发现肌肉下缘,在直视下钩取下斜肌。

4. 斜视钩尖端在 Tenon 囊最薄弱处钝性轻柔分离。

（三）关键点

1. 结膜下切口附近,剪刀剪 Tenon 囊时不要向后方,避免打开眶隔。

2. 两把镊子交替向上牵拉 Tenon 囊(图 6-1-3A),直到在直视下看见下斜肌上缘(图 6-1-3B),尽可能找到下斜肌下缘(图 6-1-3C)。但个别病例下斜肌解剖位置过深,无法直视下找到下缘,可以参考上缘位置钩取肌肉。

3. 小斜视钩尖端暴露时,选择在下斜肌边缘最薄弱的 Tenon 囊组织处钝性分离,避免暴力,防止脂肪溢出(图 6-1-3D)。

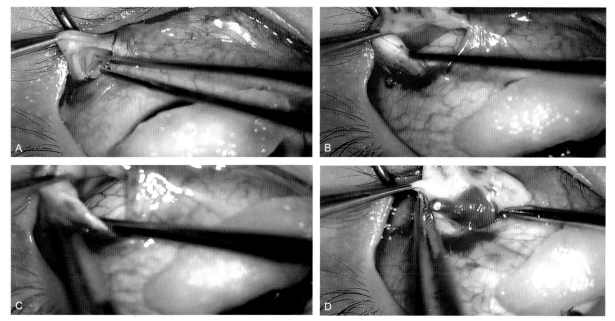

图 6-1-3　暴露下斜肌

A. 两把镊子交替向上牵拉 Tenon 囊；B. 分离筋膜至看见左眼下斜肌上缘；C. 分离筋膜至看见左眼下斜肌下缘；
D. 斜视钩尖端钝性分离，在筋膜最薄弱处出钩。

（卜立敏）

四、缝合穹窿部结膜切口的相关技巧

（一）概述

缝合穹窿部结膜切口一般有连续缝合和间断缝合两种方式，不同的情况使用不同的缝合方式。这里将介绍穹窿部结膜切口缝合的不同方法与技巧。

（二）手术方法

结膜切口张力小时适合连续缝合，缝合速度快，拆线容易。结膜切口张力较大或老年人球结膜菲薄，连续缝合容易撕裂，需要间断缝合。

1. 连续缝合　找到结膜线型切口一个尖端，从结膜面进针，间距 2 mm 处结膜切口左右两侧分别出针，最后一针出口位于结膜切口另一个尖端的结膜面。

2. 间断缝合　结膜线型切口两侧对合做手术结，间距 2.5 mm。

（三）关键点

1. 缝合结膜切口时选择无齿显微镊，避免撕裂球结膜。找到结膜切口边缘缝合，注意区分结膜及结膜下组织（图 6-1-4A）。

2. 切口张力较大或老年人球结膜菲薄时可让患者注视正前方，间断缝合（图 6-1-4B）。

3. 上、下直肌手术需先缝合结膜下组织再缝合球结膜，以避免影响眼睑位置（图 6-1-4C）。

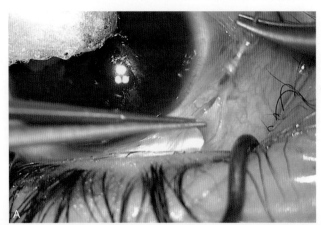

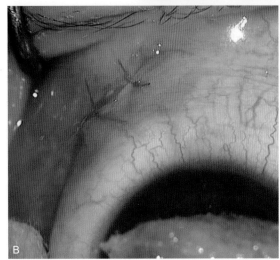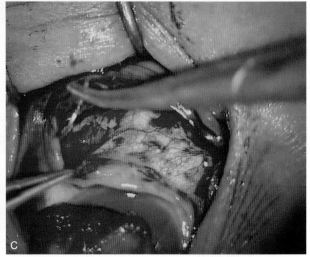

图 6-1-4　缝合技巧

A. 连续缝合左眼鼻上方球结膜时,区分结膜与结膜下组织;B. 间断缝合左眼颞下方球结膜;
C. 缝合右眼颞下方结膜下组织。

（薛　旻　唐　琰）

第二节　直肌后徙及缩短手术的相关技巧

一、直肌后徙手术的相关技巧

（一）概述

直肌后徙手术是斜视中最常见的手术方式,是各种斜视手术的基础,各个步骤标准、规范、准确,可以减少手术并发症,精准手术效果。这里将介绍直肌后徙手术的相关技巧。

（二）手术方法

1. 钩取直肌。

2. 在距直肌附着点后 1 ～ 1.5 mm 处双套环方法预置 6-0 可吸收缝线。

3. 用血管钳夹持缝线前肌腱,剪刀剪开肌肉附着点。

4. Moody 锁定镊夹持肌肉止端固定眼球。

视频 6-2-1

直肌后徙手术
相关技巧

5. 尺规垂直肌肉止端量取后徙量。

6. 持针器夹持预置缝线一侧缝针,将针尾压向巩膜侧,使针尖自动在巩膜内滑动,针在巩膜内穿行一段距离后,使针尖穿出巩膜。

7. 缝线打结,缝合结膜切口。

（三）关键点

1. 预置缝线位于肌肉附着点后 1 ～ 1.5 mm（图 6-2-1A）。距离过小,断开肌肉时容易剪到缝线。距离过大,则肌肉后徙量减少。

2. 血管钳夹持止端,在可视下剪断肌肉,避开缝线（图 6-2-1B、C）。

3. 剪断肌肉附着点时,剪刀完全打开伸入,注意避免剪到缝线和肌止点处巩膜（图 6-2-1D）。

4. 测量肌肉后徙量时,用尺规垂直止端方向,起点位于肌肉止端下。角度倾斜或起点位置不准,可能测量的量不正确,影响手术效果（图 6-2-1E）。

5. 缝合巩膜进针方向与巩膜平行,不可将针尖朝向眼球。进针位置平行肌肉止端方向（图 6-2-1F）。

6. 缝合巩膜时,持针器夹持缝针,使针尾微微下压向巩膜（图 6-2-1G）。

7. 进针后保持始终能看见针的走行,缝合 2.5 ～ 3 mm。针尖表面巩膜过于透明,说明缝合偏浅。如表面巩膜没有隆起,说明缝合过深（图 6-2-1H）。

8. 缝线打结时,确保两侧肌肉端拉到缝线进针位置（图 6-2-1I）。

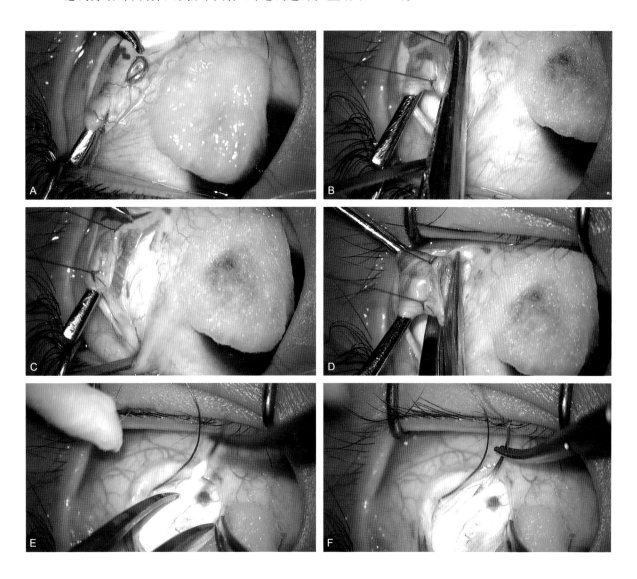

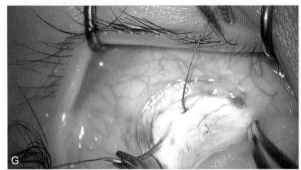
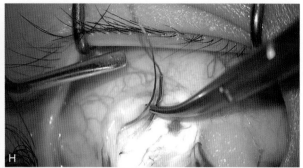
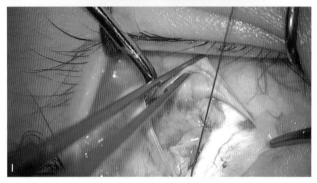

图 6-2-1　左眼直肌后徙术

A. 预置缝线位置；B. 血管钳夹持肌肉止端；C. 血管钳夹持后，缝线位置清晰；D. 剪断肌肉止端时，剪刀完全打开；E. 尺规垂直肌肉止端测量后徙量，起点位于肌肉止端下；F. 进针方向与巩膜平行，位置与肌肉止端平行；G. 针尾加压向巩膜；H. 进针 2.5～3 mm 后穿出巩膜；I. 缝线打结确定两侧肌肉拉到进针位置。

（杨积文）

二、直肌缩短手术的相关技巧

（一）概述

直肌缩短手术，缝合位置确切，才能减少出血，避免肌肉丢失，精准手术效果。本节旨在探究直肌缩短手术的相关技巧。

（二）手术方法

1. 钩取直肌，分离肌间膜。

2. 在预计缩短的肌肉后 1 mm 双套环方法预置 6-0 可吸收缝线。

3. 用血管钳夹持缝线前 1 mm 肌肉，剪开肌肉，去除肌止端肌肉。

4. 缝线缝合在原来肌止端处。

视频 6-2-2

直肌缩短手术相关技巧

（三）关键点

1. 预置缝线位于预计缩短量的肌肉后 1 mm，为准确测量距离，在尺规测量时直接比预计缩短距离多量出 1 mm。尺规起始处位于斜视钩的中央，如尺规位置不准确，会影响测量准确性（图 6-2-2A）。

2. 在测量位置预置缝线，第一针板层缝合（图 6-2-2B），第二、三针全层缝合 1/3 肌腹宽度（图 6-2-2C）。如果第二、三针缝合位置过近，则会减小肌腹宽度。

3. 血管钳夹持止端，在缝线前 1 mm 处可视下剪断肌肉，目的是避开缝线，距离缝线太近，有缝线脱落风险（图 6-2-2D、E）。

4. 缝合在原肌肉止端时缝合浅层巩膜，位置确定，防止缝线滑脱。

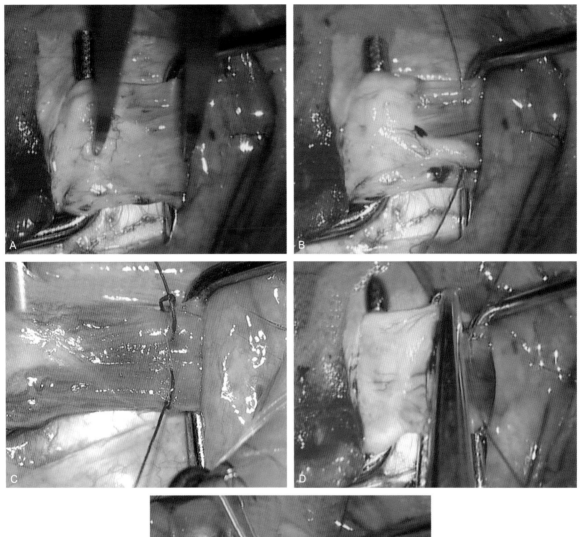

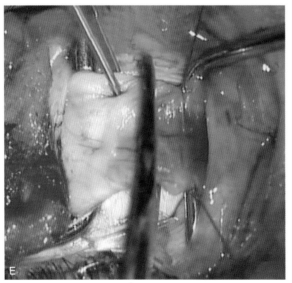

图 6-2-2 左眼直肌缩短术

A. 尺规测量预计缩短肌肉量;B. 预置双套环缝线:第一针板层缝合;C. 预置双套环缝线:第二、三针全层缝合,1/3 肌腹宽度;

D. 血管钳夹持缝线前肌肉;E. 缝线前 1 mm 处剪断肌肉。

(杨积文)

第三节　斜肌后徙及缩短手术的相关技巧

一、上斜肌后徙手术的相关技巧

视频 6-3-1

(一)概述

减弱亢进的上斜肌,一般上斜肌止端移至上直肌鼻侧端即可。这里将介绍上斜肌后徙手术的相关技巧。

上斜肌后徙手术相关技巧

(二)手术方法

1. 鼻上方穹窿结膜切口。
2. 钩取完整上直肌,在上直肌颞侧腹侧面向后方 4 ~ 6 mm 处,暴露上斜肌肌腱。
3. 紧贴巩膜面钩取上斜肌肌腱,于上斜肌止端前 1 mm 行双套环缝线,之后于上斜肌止端离断。
4. 将上斜肌双套环缝线从上直肌腹侧面穿过,后徙至上直肌鼻侧止点后 4 mm,即后徙 10 mm (图 6-3-1A),根据上斜肌亢进程度行不等量后徙。

(三)关键点

1. 上斜肌后徙手术选择鼻上方切口,便于后徙肌肉暴露切口。
2. 暴露上斜肌止端肌腱选择上直肌颞侧,向后方 4 ~ 6 mm 处。
3. 双套环缝线在上斜肌止端固定缝线,不要距离止端过远,影响后徙量(图 6-3-1B)。

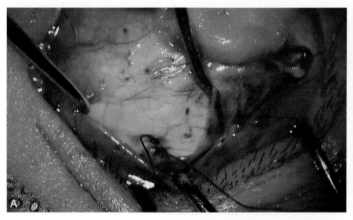
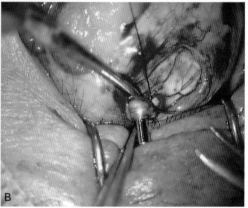

图 6-3-1　右眼上斜肌后徙术

A.上斜肌后徙于上直肌鼻侧巩膜表面;B.上斜肌双套环缝线位置。

(杨积文)

二、下斜肌后徙手术的相关技巧

视频 6-3-2

(一)概述

减弱亢进的下斜肌,根据亢进程度不同转位位置不同。这里将介绍下斜肌后徙手术的相关技巧。

下斜肌后徙手术技巧

（二）手术方法

1. 行颞下方穹窿结膜切口,剪开 Tenon 囊直达巩膜面。

2. 两把镊子交替将 Tenon 囊向前拉,直到看见粉红色、水平走行的下斜肌。

3. 用小斜视钩轻压巩膜壁,发现肌肉下缘,在直视下钩取下斜肌。

4. 斜视钩尖端在 Tenon 囊最薄弱处钝性轻柔分离。

5. 下斜肌肌腹下放入另一个斜视钩,于两个斜视钩之间的下斜肌行双套环缝线,断开颞侧端肌肉,电凝鼻侧肌肉止端止血。

6. 重新钩取下斜肌确定没有下斜肌残留。

7. 钩取下直肌,将缝线固定在下直肌颞侧相应位置巩膜表面。

（三）关键点

1. 钩取下直肌位置确切,如位置前移,可能导致后徙量过大或者变成前转位。

2. 颞侧端下斜肌断开后一般出血较少,可以不用电凝。

3. 下斜肌后徙量取决于下斜肌亢进程度和上斜程度。如上斜程度重则后徙在下直肌附着点下 1～2 mm（图 6-3-2）。如程度轻则后徙在下直肌附着点外 2 mm 后 4 mm 处。

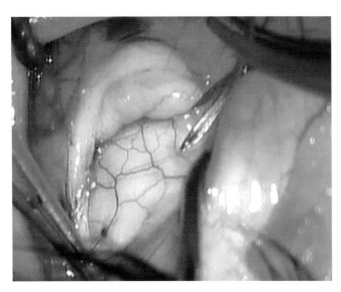

图 6-3-2　左眼下斜肌后徙术

下斜肌转位至下直肌附着点下 1～2 mm。

（杨积文）

三、上斜肌折叠手术的相关技巧

（一）概述

本术式用于加强麻痹上斜肌的下转和内旋功能,适用于明显的上斜肌麻痹。在明确术前检查后,手术中同样需要检查上斜肌,评估是否存在肌肉麻痹。这里将介绍上斜肌折叠手术的相关技巧。

（二）手术方法

1. 颞上方穹窿结膜切口。

视频 6-3-3

上斜肌折叠手术相关技巧

2. 钩取完整上直肌，在上直肌颞侧腹侧面向后方 4 ～ 6 mm 处，暴露上斜肌肌腱。

3. 紧贴巩膜面钩取上斜肌肌腱，斜视钩钩起肌腱向上牵拉（图 6-3-3A）。

4. 用 5-0 不可吸收缝线在上直肌肌腹下、上斜肌肌腱穿出处的前缘和后缘分别缝合打结（图 6-3-3B）。

5. 眼球向内上方做牵拉试验，如牵拉过紧需放松缝线。

6. 折叠的上斜肌肌腱尖端用 8-0 可吸收缝线缝合一针，将折叠的肌腱环向颞侧展平后缝合固定于巩膜面（图 6-3-3C）。

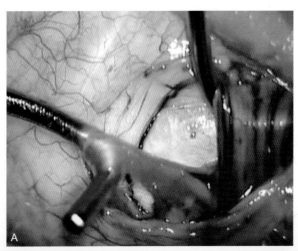

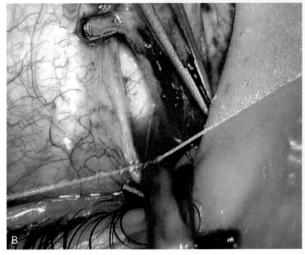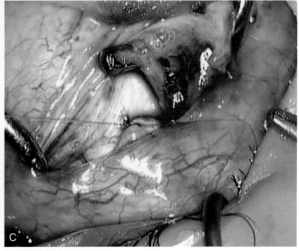

图 6-3-3　左眼上斜肌折叠术

A. 钩起上斜肌肌腱，向上牵拉；B. 在上斜肌肌腱靠近肌止端处固定缝线；
C. 折叠的肌腱环向颞侧缝合固定于巩膜面。

（三）关键点

1. 牵拉上斜肌肌腱如果肌腱比较紧张，可能并不适合做上斜肌折叠手术，重新考虑手术设计。

2. 折叠后的肌腱环须展平固定于巩膜表面，避免折叠处局部过度隆起。

（杨积文）

第四节　特殊斜视手术技巧

一、改良 Harada-Ito 手术

（一）概述

加强上斜肌前部肌腱的内旋力量矫正外旋视。后天性外伤引起的滑车神经麻痹较常见,此手术矫正临床有症状的外旋视。此类患者较少见,如诊断明确,手术可明显改善症状。此处旨在探究改良 Harada-Ito 手术的相关技巧。

（二）手术方法

1. 钩取上斜肌肌腱。

2. 用剪刀钝性分离上斜肌肌腱前 1/3 ～ 1/2,沿着肌腱走行向鼻侧分离 15 mm。

3. 肌腱附着处用 6-0 可吸收缝线预置双套环缝线。

4. 切断止端处前部上斜肌肌腱。

5. 钩取外直肌,外直肌附着点后 8 mm 处、对应巩膜处,将上斜肌前部肌腱缝合于浅层巩膜（图 6-4-1）。

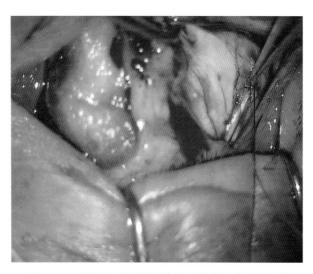

图 6-4-1　右眼上斜肌肌腱缝合于外直肌后 8 mm 处

（三）关键点

1. 上斜肌前部肌腱起到内旋作用,因此选择前 1/3 ～ 1/2 肌腱。

2. 手术远期欠矫,术中可轻微过矫。

（杨积文）

二、改良 Yokoyama 手术

（一）概述

高度近视眼轴明显拉长,超出肌肉圆锥容纳范围后,增长的眼球从外直肌和上直肌肌间膜处疝出,引起眼球限制性内下斜视。该手术的目的为改善眼球在肌锥内正常位置,重建外直肌和上直肌之间的 Pulley 连接带。

视频 6-4-1

改良 Yokoyama 手术

（二）手术方法

1. 穹窿结膜切口,暴露外直肌和上直肌。

2. 5-0 不可吸收缝线一端缝合在外直肌肌止点后 12 ～ 14 mm 上方 1/2 处。

3. 5-0 不可吸收缝线另一端缝合在上直肌止点后 12 ～ 14 mm 颞侧 1/2 处。

4. 将两条肌肉拉近,并将此 5-0 不可吸收缝线打结(图 6-4-2)。

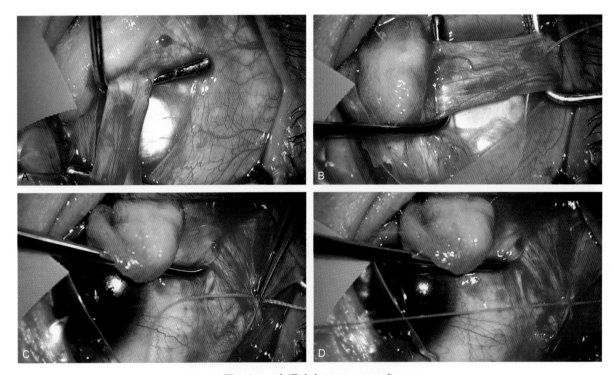

图 6-4-2　右眼改良 Yokoyama 术
A. 上直肌分离长度;B. 外直肌缝线位置;C. 上直肌与外直肌连接,镊子夹持线结;
D. 上直肌和外直肌各 1/2 连接后。

（三）关键点

外直肌和上直肌肌腹纵行分开尽量向后,位置靠前不能起到重建 Pulley 作用。

（林　江）

推荐阅读资料

[1] 费里斯 . 斜视手术操作与技巧 . 龚宇,刘虎,译 . 南京:江苏科学技术出版社,2010.

[2] 赖特 . 斜视手术彩色图谱 .3 版 . 杨士强,译 . 北京:北京大学医学出版社,2013.

第七章　玻璃体视网膜手术技巧

第一节　视网膜脱离巩膜外路手术

显微镜直视下巩膜外垫压手术技巧

（一）概述

使用手术显微镜直视下视网膜裂孔的定位与巩膜外冷凝，可作为传统 20D 双目间接检眼镜下巩膜外加压术治疗孔源性视网膜脱离的一种补充方式。

（二）手术方法

1. 术前检查玻璃体情况和视网膜脱离范围、裂孔形态、裂孔数目。显微镜直视下巩膜外加压的手术方式主要适用于赤道或赤道前的裂孔导致的视网膜脱离。

2. 主要手术器械

（1）Laqua 巩膜压痕标志器（图 7-1-1A）。

（2）Meyer-Schwickerath 巩膜顶压器（图 7-1-1B）。

（3）Esson 铲式拉钩（图 7-1-1C）。

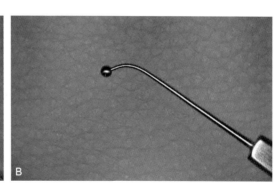

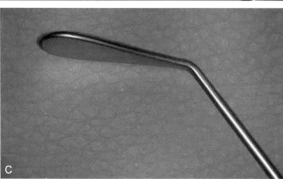

图 7-1-1　巩膜外加压手术器械

A. Laqua 巩膜压痕标志器；B. Meyer-Schwickerath 巩膜顶压器；C. Esson 铲式拉钩。

3. 手术步骤

（1）暴露术野巩膜和分离相邻的两条直肌，引入 1 号线作牵拉直肌的吊线。

（2）根据视网膜脱离位置范围选择放液点放液。

（3）眼球变软后，显微镜调节至最小的放大倍数（约 4 倍），并缩小显微镜的照明光斑，直视下观察视网膜（图 7-1-2A）。

（4）显微镜下发现视网膜裂孔后，用 Esson 铲式拉钩拉开筋膜和结膜暴露该区巩膜，用 Laqua 巩膜压痕标志器顶压该处巩膜，然后在显微镜直视下将 Laqua 巩膜压痕标志器移动至裂孔中心后稍用力顶压巩膜，去除 Laqua 巩膜压痕标志器后，在巩膜表面会留下一个清晰的圆形压痕（图 7-1-2B）。

（5）用干棉签吸干巩膜表面液体后，用医用标志笔标志该位置，后用干棉签吸干标志墨水，防止标志墨水扩散（图 7-1-2C）。

（6）用 Meyer-Schwickerath 巩膜顶压器的针尖定位在蓝色标志点上（图 7-1-2D），用力顶压后在显微镜直视下确认是否对应裂孔中心。如果裂孔较大，还要用上述方法分别标示出裂孔的边缘，由巩膜表面的 3 ～ 4 个标志点可以描述裂孔的大小和形态。

（7）显微镜直视下冷冻裂孔周围视网膜（图 7-1-2E）。

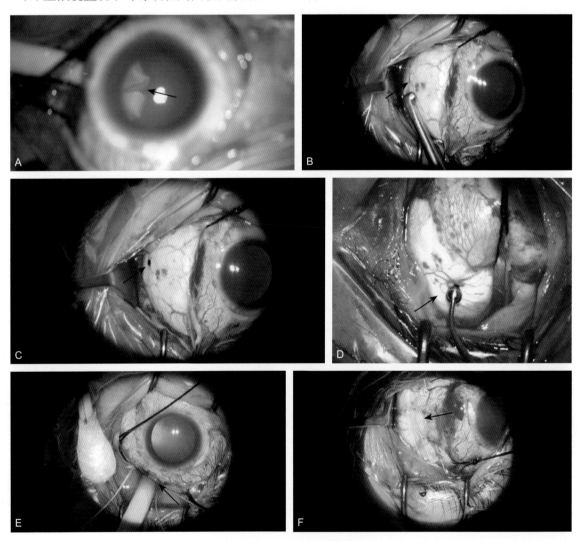

图 7-1-2　巩膜外垫压手术步骤

A. 顶压器顶压下采用显微镜直视下观察到视网膜裂孔；B. 用 Laqua 巩膜压痕标志器标示裂孔位置；C. 用标志笔标示裂孔；D. 用 Meyer-Schwickerath 巩膜顶压器再次确认标志点是否对应裂孔；E. 显微镜直视下冷冻视网膜裂孔；F. 缝合固定后的硅胶植入体。

（8）根据裂孔的大小选择巩膜垫压植入体的大小和形态。用5-0白色聚酯线褥式缝合,压陷植入体时结扎褥式缝合线(图7-1-2F)。

(三)关键点

1.用 Laqua 巩膜压痕标志器准确快速定位裂孔,按压持续5秒钟,压痕才会明显。用 Meyer-Schwickerath 巩膜顶压器再次确认裂孔,定位后能很好地固定在原点,不会滑动。

2.显微镜放大倍数和入射光线的光斑均要小,利于观察视网膜。

3.缝合后部浅层巩膜时,用有齿镊压迫巩膜,使巩膜面朝向术者,利于缝合浅层巩膜。

(刘　斐　彭绍民　唐仕波)

📖 推荐阅读资料

ZHANG Z Y,LIANG X L,SUN D W,et al. The scleral buckling of primary rhegmatogenous retinal detachment under the surgical microscope. Ophthalmic surgery,lasers & imaging,2011,42(3):96-101.

第二节　玻璃体切除手术基本操作的技巧

一、有严重睫状体脱离和脉络膜脱离时套管放置技巧

(一)概述

视频 7-2-1

睫状体脱离(图7-2-1A)和脉络膜脱离(图7-2-1B)严重时,容易导致穿刺刀或套管针进入到睫状体上腔或视网膜下。通过采用前房灌注、增加眼压,引流出脉络膜上腔的液体、减轻睫状体的脱离等手术技巧可减少三通道穿刺切口的误操作。

有严重睫状体脱离和脉络膜脱离时套管放置技巧

(二)手术方法

1.透明角膜缘切口,穿刺刀入前房,注入眼内灌注液,增加眼压。在有晶状体眼时,也可利用5ml注射器针头进行睫状体平坦部穿刺后进入玻璃体内注射眼内灌注液升高眼压。

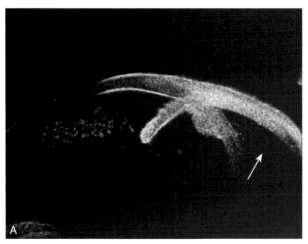
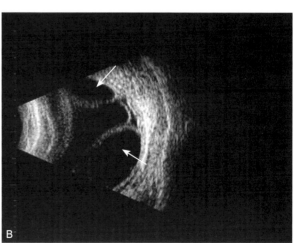

图 7-2-1　超声图像

A.超声生物显微镜(UBM)提示睫状体脱离;B.B超提示脉络膜脱离。

2. 角膜缘后 3.5～4.0 mm 处睫状体平部切口位置,利用矛形 MVR 刀做巩膜切口,引流出脉络膜上腔的液体。

3. 显微镜下,利用 25G 或 23G 穿刺刀再次穿刺睫状体平坦部,观察到刺破睫状体组织进入玻璃体腔后,再放置套管,进行玻璃体手术操作。

(三)关键点

1. 穿刺刀入前房后,前房可注入黏弹剂加深前房,避免放置灌注管入前房时,灌注管伤及晶状体。

2. 引流脉络膜上腔液体时,可用虹膜恢复器反复压巩膜切口,保证脉络膜上腔的液体引流干净。

3. 放置玻璃体腔灌注管,打开灌注开关时,还应该通过眼内光纤照明显微镜下检查灌注管是否在玻璃体腔,防止灌注管误入脉络膜上腔。

(刘　勇)

二、角膜接触镜和非接触式广角镜的术中应用技巧

(一)角膜接触镜的应用技巧

1. **概述**　玻璃体视网膜手术中,目前应用的主要有两类角膜接触镜:手持式角膜接触镜、各类斜面角膜接触镜(又称浮式角膜接触镜)。了解其各自优缺点及应用技巧,有助于减少手术风险和缩短手术时间、提高手术效率。

2. **手术方法**

(1)手持式角膜接触镜(hand-held infusion lenses,HHI)(图 7-2-2A):建立 PPV(pars plana vitrectomy,PPV)三通道后,角膜缘后约 1.5 mm 处缝合接触镜固定环(landers 环),也可不缝合接触镜固定环,使用此广角镜时助手安装好手持手柄与镜头后,涂适量甲基纤维素或其他角膜保护剂于角膜表面或镜头角膜接触面,助手在助手镜下手持手柄扶持角膜接触镜水平放置于角膜上后,在手术显微镜观察下协助术者完成玻璃体手术。

(2)浮式角膜接触镜:角膜缘缝置 landers 环后放置不同斜面度的角膜接触镜于角膜面,或涂适量甲基纤维素于角膜表面后直接将带有硅胶固定环的角膜接触镜(图 7-2-2B)放置于角膜上。

3. **关键点**

(1)避免术中眼压过高、过低或手术时间过长引起角膜水肿、后弹力层皱褶。避免角膜干燥,可应用甲基纤维素类角膜保护剂。

(2)手持式角膜接触镜主要优势:术野范围大、立体感强;小瞳孔及屈光间质混浊对术野范围的影响小;气 - 液交换或气下操作时清晰度较高。

(3)助手扶持角膜接触镜的关键点:①水平放置于角膜平面;②合并瞳孔偏位或角膜局部白斑时,接触镜凹面的中心部位放置于透明屈光光学中心部位;③配合术者的光源移动而轻度水平移动,可增加术者的视野范围;④可放置少量甲基纤维素或角膜保护剂等于角膜表面以增加接触镜凹面与角膜的贴合度从而增加镜下视野的清晰度。

(4)浮式角膜接触镜具有放大倍数高、景深好、亮度高的优点,缺点是手术视野小,观察不同部位时需要更换不同的透镜。其使用时的关键点:①在视网膜细节处理较多,如增生性玻璃体视网膜病变、严重的糖尿病视网膜病变需解除皱褶、剥除纤维膜时,若使用浮式角膜接触镜 landers 环的缝线固定是必要的;②在后极部的处理时,如制作玻璃体后脱离、剥除黄斑前膜、剥除内界膜等细微操作时,建议使用浮式角膜接触镜,因其放大倍数高且立体感强,可增加手术中视野的清晰度。

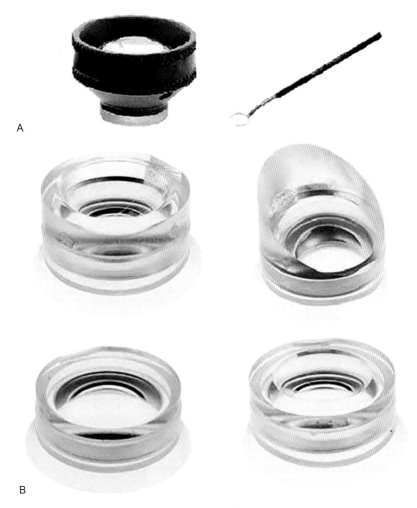

图 7-2-2 角膜接触镜
A. 手持式角膜接触镜;B. 浮式角膜接触镜。

（杨 艳 梁 军）

（二）RESIGHT 700 非接触广角观察系统的应用技巧

1. 概述 非接触广角观察系统在玻璃体手术中应用越来越广泛,以 RESIGHT 700 为例,介绍非接触广角观察系统的应用。

2. 手术方法

（1）RESIGHT 700 是电动内调焦的非接触广角观察系统,除了内调焦系统外,还有两个非球面广角镜,一个是广角的 128D 镜,另一个是后极部的 60D 镜。

（2）使用非接触广角镜时,首先将手术显微镜下的焦点调节至角膜最清晰时（图 7-2-3A）,然后拉动位于内调焦物镜外侧带有消毒帽的旋钮（图 7-2-3A 中黑色的旋钮）,将处于备用工作位置的非接触广角观察系统沿着滑轨向主刀术者方向滑动到如图 7-2-3B 所示位置,此时调节位于内调焦系统外侧的旋钮（需安装消毒帽）使内调焦镜位于内调焦系统的中部,放于可旋转的中间位置较好,以便于内调焦时上下范围大一些。

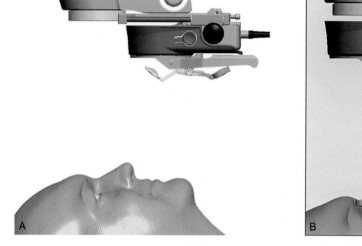
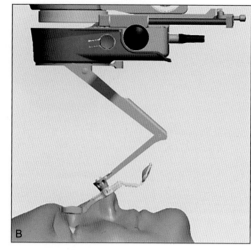

图 7-2-3　RESIGHT 700 使用方法

A. 首先将手术显微镜下的焦点调节至角膜最清晰时；

B. 将处于备用工作位置的非接触广角观察系统沿着滑轨向主刀术者方向滑动。

（3）将金属连杆向下拉，使球面镜置于角膜上方 0.5 ～ 1.0 cm 处，关闭显微镜的光源，启用眼内照明系统。

（4）RESIGHT 700 调焦可完全由脚踏所设定的微调开关来电动调节，而此时显微镜原有的上下移动调节焦距变成了用来调节可视眼内的光圈大小，当显微镜下移，非球面镜接近角膜时，光圈变大，眼内可视的范围变大，反之变小。

3. 关键点

（1）使用 60D 非球面镜眼底观察时后极部视网膜更清晰，但可见的范围变小，稍有移动即可移出可视范围，此时为了看清不同部位的病变，需要转动眼球同时调节 X-Y 轴或平移显微镜以看清要手术的部位。

（2）术中角膜可用保护剂，如甲基纤维素，但在角膜表面涂一均匀薄层即可，不要涂得过多或薄厚不均匀，因此在涂甲基纤维素前后都要滴用 BSS 或林格液，使角膜表面不干燥，如干燥不清晰就要冲去涂层再重新涂角膜保护剂。

（3）周边部玻璃体或视网膜的切除仍需要在外顶压下完成。

（4）眼轴过长的患者，非接触球面镜边缘会妨碍玻切头或眼内镊等器械的操作，更换接触镜操作更为便利。

（彭绍民　赵婷婷　唐仕波）

三、玻璃体基底部切除的手术技巧

（一）概述

视频 7-2-2

基底部玻璃体是指锯齿缘前后各 2 ～ 4 mm 范围的玻璃体，因有丰富的胶原纤维，黏稠不易切净，且易形成增殖，产生与锯齿缘平行的环形皱襞，形成增生性玻璃体视网膜病变（proliferative vitreoretinopathy，PVR），即前部 PVR，为复杂性视网膜脱离手术失败的重要原因。因此，尽可能切净基底部玻璃体十分重要。

玻璃体基底部切除的手术技巧

（二）手术方法

1. 术前充分散瞳，便于观察玻璃体基底部。

2. 接触或非接触广角镜的使用 广角镜特别是广角角膜接触镜有着更广的视野,在助手的配合下,通过导光纤维、玻切头移动或转动眼球,手术视野可达锯齿缘。利用蚕食或类似理发的推剪技术将基底部玻璃体切除。

3. 术者自行顶压或助手顶压

(1)自行顶压:术者用反向钉镊或斜视钩做巩膜外顶压,使基底部暴露,无须前置镜将其切除。顶压的力量是从前向后,沿着眼球切线方向,略带向眼球内顶的力量即可。若患者睑裂小,球结膜张力大,可在鼻下方结膜做放射状剪开,通过剪开的结膜口,将斜视钩或反向钉镊伸入结膜下顶压,以避免造成结膜的撕裂。

(2)助手顶压:顶压操作由助手完成,可在非接触或接触镜下进行,顶压方法同上(图 7-2-4A)。

4. 有晶状体眼行基底部切除时,易伤及晶状体。因此,需通过自行顶压或助手顶压,充分暴露基底部,同时以 6 点位锯齿缘为分界点,一侧的基底部玻璃体切除干净后,交换切割头与导光纤维位置,将另一侧的基底部玻璃体切除干净。

5. 对周边皮质混浊的白内障,或年长者可先行白内障手术,再行基底部玻切。

6. 对需联合行白内障及玻切术者,白内障摘除后,囊袋特别是后囊松弛,容易切破或切除后囊膜,使晶状体隔屏障破坏,导致玻璃体腔的硅油进入前房。因此,可在前房及囊袋内注入适量透明质酸钠,使囊袋及后囊有一定张力,切割时不易误伤。

7. 对严重的基底部玻璃体增殖,如环形增殖、基底部前移、睫状突或虹膜粘连等导致基底部不易暴露,可先行白内障摘除,再行玻切,将增殖的病变组织尽可能清除干净,必要时可用眼内膜钩或玻璃体剪,彻底松解视网膜粘连。

8. 如基底部玻璃体彻底清除后,脱离的视网膜因视网膜缩短、僵硬仍不能复位,可行周边视网膜切开,必要时辅以巩膜环扎术使视网膜复位。

(三)关键点

1. 尽可能切除基底部玻璃体。

2. 玻切头要锋利,避免因玻切头负压牵拉玻璃体而造成医源性视网膜裂孔。

3. 有晶状体眼要避免伤及晶状体,可在晶状体后留有小气泡,做后囊位置的标记(图 7-2-4B)。

4. 顶压时不能力量过大过猛,以免损伤晶状体悬韧带。

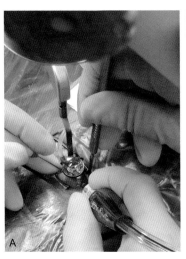
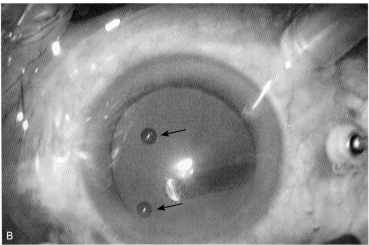

图 7-2-4 顶压操作由助手完成（A）；晶状体后小气泡,做玻切术中后囊位置的标记（B）

(叶 波 兰丽霞)

四、术中气 - 液交换的手术技巧

(一)气 - 液交换在玻璃体视网膜手术中的技巧

视频 7-2-3

1. 概述 气 - 液交换是玻璃体视网膜手术中的重要步骤,通过气液交换来排出玻璃体腔及视网膜下的液体达到复位视网膜和 / 或闭合裂孔的目的。不同镜下的气 - 液交换的手术技巧有所差异,在本节中以非接触广角镜下的 25G 微创玻璃体手术为范例来论述。

气 - 液交换

2. 手术方法

(1)气 - 液交换:常规 PPV 三通道建立,切除玻璃体及处理视网膜后进行气 - 液交换。气压一般设置为 35 ~ 40 mmHg。

(2)后极部视网膜裂孔时:三通开关旋至关闭灌注液开通进气通道,笛针头或 25G 玻切头置于玻璃体腔中部,在负压吸除玻璃体腔液体的同时气体进入玻璃体腔内,随着玻璃体腔的液体逐渐减少,将玻切头更换为笛针头,置于裂孔附近,吸除视网膜下液体。

(3)赤道部及周边视网膜裂孔时:气 - 液交换开始时,广角镜下用笛针头或玻切头注吸模式下置于裂孔上方(图 7-2-5A)。若直接用切割头进行排液,切割头开口面向或侧向放置于裂孔上,靠近裂孔后缘,防止吸住视网膜组织。视网膜下液逐渐排出、气体平面逐渐下降,当气体越过裂孔后缘时,将笛针头或玻切头置于玻璃体腔及视神经盘前彻底置换出玻璃体腔残余液体(图 7-2-5B)。完成气 - 液交换后行裂孔周围的激光封闭。

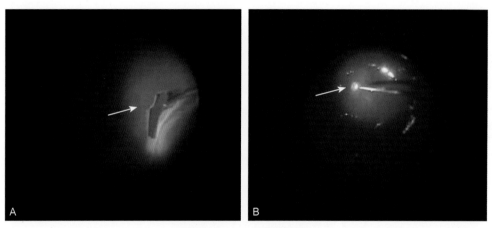

图 7-2-5　气 - 液交换技巧

A. 广角镜下气 - 液交换,玻切头置于裂孔上方、随着液体排出逐渐下移;
B. 气 - 液交换,视网膜下液排出后吸除残余玻璃体腔液体。

3. 关键点

(1)广角镜下行气 - 液交换可获得较清晰视野。对于大多数孔源性视网膜脱离可不应用重水辅助而直接进行气 - 液交换,气下行眼内光凝及眼内气体或硅油的填充,可精简手术步骤并减少重水使用的相关并发症。

(2)气 - 液交换时笛针头或玻切头开口避免接触裂孔周围视网膜组织,防止吸入视网膜组织。

(3)周边部的裂孔性视网膜脱离在气 - 液交换后可能会存在少量液体积存于后部脱离区的情况,若其裂孔激光封闭良好,不影响其视网膜复位。

(4)在人工晶状体眼时,尤其后囊切开眼,气 - 液交换、气 - 重水交换时可出现人工晶状体后多个滴状水珠形成而影响气 - 液交换时的术野清晰度,此时,可用带硅胶管笛针头轻轻擦拭人工晶状体后表面,或于人工晶状体后表面均匀涂抹少量黏弹剂。

（二）巨大裂孔、锯齿缘离断、大范围松弛视网膜切开后的气 - 重水交换的手术技巧

1. **概述**　对于巨大裂孔、锯齿缘离断、大范围松弛视网膜切开后通常需要行重水注入排出视网膜下液来复位视网膜,但由于手术中眼内不同填充物质变化的影响,以及气 - 重水交换时由于气体的压力和水的重力的作用,视网膜边缘常常发生翻卷、皱褶或向后滑动移位,为了解决此问题,需要注意气 - 重水交换的手术方法及技巧。

2. **手术方法**

（1）在完成玻切、视网膜前表面纤维增殖膜剥除、视网膜完全松解后,注入重水,压平视网膜至裂孔或视网膜切开处的后缘,在重水的压力下,通过裂孔或切开处排出视网膜下液,重水下可行视网膜激光光凝,再行气 - 灌注液 - 重水交换（图 7-2-6A）。

（2）气体进入玻璃体腔内,广角镜下,先将笛针头或玻切头放置在灌注液与重水界面的最低处或裂孔处,将重水泡上方的灌注液和重水泡外的视网膜下的液体和玻璃体腔的液体吸除,然后笛针头或玻切头位于重水泡内吸除重水（图 7-2-6B）,经由灌注管玻璃体腔注入气体,随着重水的排出减少,最终由气泡置换眼内重水,完成气 - 重水交换。

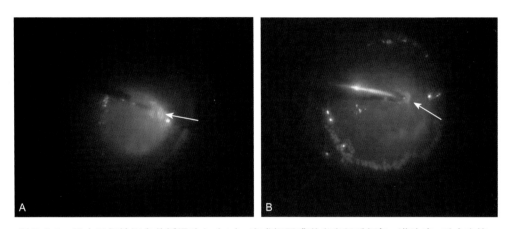

图 7-2-6　重水于视神经盘前缓慢注入（A）；完成视网膜激光光凝后行气 - 灌注液 - 重水交换,玻切头于视神经盘前吸除残余重水（B）

3. **关键点**

（1）视网膜牵引未完全解除时,重水注入的高度应注意勿超过裂孔及视网膜切开的后缘,避免进入视网膜下。

（2）重水平面与灌注口保持一定距离,或尽量减少器械的频繁出入,以防止液流冲击眼内重水形成大量重水小泡于表面,重水小泡很容易进入视网膜下。若出现重水小泡可用玻切头轻微碰触小泡使之溶入重水大泡以免影响手术视野清晰度。

（3）气 - 重水交换时应注意在取出重水之前在空气泡下面尽可能完全引流视网膜下液。周边孔或周边视网膜切开时,待气泡进入眼内后,可先吸除上方灌注液再将笛针头放至孔周吸除重水,防止液体或重水进入视网膜下。但要注意在孔边缘可能有视网膜下液残留于气泡和重水泡之间的楔形部位,所以在气 - 重水交换时,可在气体完全覆盖之前反复吸取几次周边孔周的液体或重水。即便如此仍有些情况造成气 - 重水交换过程中视网膜下液不能完全排出,若仅少量液体残留于后极部脱离区视网膜下,不影响激光封闭裂孔及视网膜最终的复位。

（4）气 - 液交换完成后避免眼压波动,避免过多的眼内操作,防止展平的视网膜由于重力向后明显地滑动移位,轻微的移位可利用带硅胶管的笛针头重新抚平。

（杨　艳　梁　军）

五、眼内视网膜光凝手术技巧

25G 照明和激光一体光纤在玻切术中应用的技巧

视频 7-2-4

25G 照明和激光
一体光纤在玻切
术中的应用

1. 概述　玻切术中 10 点位和 2 点位的切口套管附近需要进行眼内激光光凝时，由于光纤照明及晶状体的影响，激光较难完成。采用 25G 照明和激光一体光纤来进行眼内激光治疗，特别方便和容易完成。

2. 手术方法

（1）放置三通道玻切套管，首先可以用一体光纤照明来完成玻切术。

（2）需要激光时，可直接启动激光模式在照明下进行光凝，当网膜裂孔或变性区在 10 点位或 2 点位套管下方时，可以拔出玻切头，在巩膜外顶压器顶压下准确完成激光光凝。

3. 关键点

（1）由于照明和激光光纤是一体的（特别是 25G 的），照明的亮度和范围稍差一些，要注意调整光纤与视网膜的距离。

（2）激光光凝时激光头距离视网膜近一些。

（彭绍民　赵婷婷　唐仕波）

六、术中硅油注入的手术技巧

（一）大范围视网膜切开后硅油注入技巧

视频 7-2-5

大范围视网膜
切开硅油注入

1. 概述　玻切术中行大范围视网膜切开后由于重力作用视网膜切开处后缘容易向后翻卷或移位，为了避免发生视网膜卷边、视网膜皱褶复位不理想甚至硅油注入视网膜下等并发症，可采用广角镜下重水 - 气体 - 硅油交换。

2. 手术方法

（1）广角镜下光纤照明，利用重水压平复位视网膜后激光光凝视网膜切开处后缘，先行气体 - 重水交换，由灌注管注入气体，气体压力设定为 40 mmHg，先吸出重水上方的灌注液，再将笛针开口置于视网膜切开处后缘前方，由前向后吸除视网膜下液及重水，重水平面退回视网膜切开最后缘过程中，将笛针开口始终置于重水泡内，排尽重水。

（2）再行气体 - 硅油交换，气体压力设定为 30 mmHg，广角镜直视下玻璃体腔注入硅油，硅油面越过视网膜切开后缘时，逐渐降低气体压力，硅油面达到赤道前时，调整气体压力为 15 mmHg 直至玻璃体腔注满硅油，指测眼压正常（图 7-2-7）。

3. 关键点

（1）广角镜下光纤照明辅助直视下操作。

（2）缓慢注入硅油，保持眼压稳定。

（3）硅油注入操作连续，避免反复中断操作。

（二）移除玻璃体腔残余气体的技巧

1. 概述　术中硅油注入后期上方通常会剩余一些气泡，为了尽可能注满硅油，可采用直接排气法、压力差排气法及间接排气法。

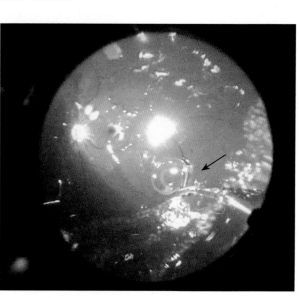

图 7-2-7　广角镜直视下玻璃体腔注入硅油

视频 7-2-6

术中硅油注入
清除残余气泡

视频 7-2-7

硅油注入术中
排出残余气体：
压力差排气法

视频 7-2-8

硅油注入术中
排出残余气体：
间接排气法

2. 手术方法

（1）有晶状体眼直接排出剩余气体技巧：硅油注入末期，将 10 点位注油口置于低位，开放置于高位的 2 点位切口排尽空气后，注满硅油至眼压为 Tn（图 7-2-8A）。

（2）有晶状体眼硅油 - 气体交换末期将灌注气压改为 10 ～ 15 mmHg 并将灌注管口处于高位，保持 2 点位巩膜切口密闭，注满硅油，利用压力差使剩余气泡向更低压力的灌注管口移动，观察硅油进入灌注管内后即可（图 7-2-8B）。

（3）无晶状体眼前房气泡的处理：将笛针头自巩膜套管进入前房气泡内，利用眼压通过笛针负压排尽空气，注满硅油至眼压为 Tn（图 7-2-8C）。

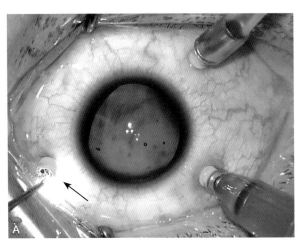
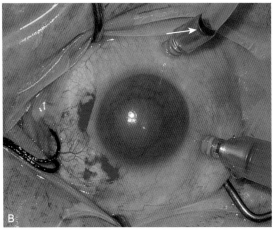
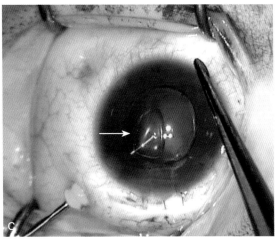

图 7-2-8 移除玻璃体腔残余气体

A. 有晶状体眼直接排出剩余气体技巧；B. 观察硅油进入灌注管内；C. 无晶状体眼前房气泡的处理。

3. 关键点

(1) 硅油注入末期眼压高于灌注管气压后再行排出气体操作,注意保护晶状体与角膜内皮。

(2) 注油口置于低位,排气口置于高位。

(3) 排出剩余气体后补充注满硅油,指测眼压 Tn。

(三) 有晶状体眼硅油进入前房的处理技巧

1. 概述　术中硅油注入时由于压力过大、晶状体悬韧带松弛及断裂或者人工晶状体眼后囊不完整,容易发生硅油进入前房并发症,对此可事先往前房注入黏弹剂以避免硅油进入前房。发生硅油入前房后可采用单切口或双切口前房黏弹剂注入法排出硅油。

2. 手术方法

(1) 单切口法:15° 穿刺刀于上方 11 ~ 12 点位角膜缘做一隧道切口,将黏弹剂针头置于前房内最下方 6 点位,注入黏弹剂将硅油推向上方切口附近轻压切口后唇,排出硅油 (图 7-2-9A),前房注满黏弹剂,密闭上方角膜隧道切口,指测眼压 Tn。

(2) 双切口法:15° 穿刺刀上方 11 ~ 12 点位及下方 6 ~ 7 点位角膜缘分别做一隧道切口,自上方切口注入黏弹剂,利用黏弹剂将硅油推向下方切口附近轻压后唇排出硅油 (图 7-2-9B、C) 前房注满黏弹剂,密闭上方、下方角膜隧道切口,最后玻璃体腔注满硅油,指测眼压 Tn。

视频 7-2-9

黏弹剂注入处理前房硅油:双切口法

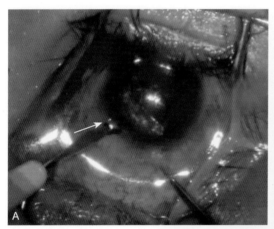
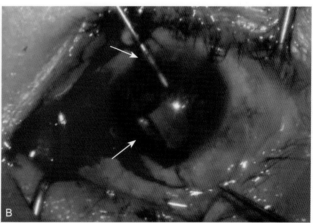
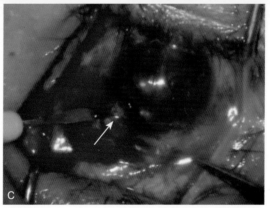

图 7-2-9　单切口法 (A);双切口法 (B、C)

3. 关键点

(1) 硅油注入末期避免眼压过高。

(2) 利用黏弹剂置换前房硅油。

（3）密闭角膜隧道切口,避免切口渗漏前后房压力差导致硅油再次进入前房。

（张　伟　梁　军）

七、玻璃体腔硅油取出的手术技巧

23G/25G 手动硅油取出的手术技巧

视频 7-2-10

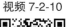

手动硅油取出手术技巧

1. 概述　硅油是眼底外科手术重要的玻璃体替代物,硅油填充眼内后,一般在 3 ～ 6 个月取出,以消除或者预防硅油填充的各种并发症。轻硅油的取出途径可以分为两种:①直接从玻璃体腔经睫状体平坦部;②穿越瞳孔经角膜缘。笔者常用第一种途径进行硅油取出。传统的取油方法是使用 20G 穿刺刀在颞下方和颞上方做巩膜穿刺口,颞下方置入灌注头。颞上方使用拔出针芯的 20G 留置套管针或 12 号针头连接在 10 ml 的注射器上进行硅油取出。近年来,随着 23G 和 25G 微创玻切系统的日臻普及,人们开始尝试各种微创取油法,机器的使用无疑减少了手动抽吸硅油的各种不便,但目前来说,微创取油法仍然面临着三大难题:①巩膜穿刺口孔径较小,硅油较难顺畅地通过,耗时较长;②如果使用机器进行抽吸,增加了手术的费用,且难以在设备尚不配套的医疗机构进行大范围开展;③玻璃体腔内容易残留硅油滴,需要多次冲洗抽吸,甚至多次的气 - 液交换方能保证硅油完全取出。针对以上问题,中山大学中山眼科中心张少冲教授开创了一种不依赖于机器进行硅油主动抽吸的微创取油方法,该方法取油可以产生大于 650 mmHg 的负压,明显高于机器所能产生的负压,因此是一种快捷的取油方法,以下简称为"张氏取油法"。该方法既保留了传统取油法高效快速的优点,又吸收了经结膜巩膜微创切口创伤小愈合快的优点,手术所需材料易于配备,费用较低,适合在各级眼科机构开展。

2. 手术方法

（1）该方法进行硅油取出所需要的材料为一个 10 ml 注射器,一段聚乙烯管（可从输液器或输血器的排气管截取)(图 7-2-10A)。做 23G/25G 的常规切口,颞下方切口置入灌注管,一般在颞上方切口进行硅油取出的操作。如果患者眼底情况良好,硅油取出后不需要进行其他眼内操作,可以只做颞下和颞上两个切口。

（2）将事先准备好的聚乙烯管套入 10 ml 的注射器,用剪刀截取一部分,聚乙烯管露出 2 ～ 3 mm 的长度,截取时必须保证管子横截面的平整光滑,以保证气密性,并避免造成不必要的结膜创伤(图 7-2-10B）。

（3）将预先套好聚乙烯管的注射器垂直于巩膜表面扣置于颞上方巩膜穿刺套管的"帽子"上,用手提拉注射器活塞手柄产生负压,抽取注射器真空 5 ～ 8 ml,助手用血管钳夹住注射器的活塞轴(图 7-2-10C、D）,术者只需轻轻扶住注射器观察硅油取出的情况即可。

（4）持续抽吸,待通过瞳孔观察到油液交界面时,将颞上方巩膜穿刺口的方位微调至接近眼球顶端的位置,以保证硅油仍然可被顺畅抽出,避免突然抽吸到灌注液而造成眼压突然变化(图 7-2-10E）。

（5）硅油取尽以后根据病情需要进行下一步操作。

3. 关键点

（1）选择在颞上方切口取硅油,是因为颞上方可以轻松转动眼球,使颞上方切口位于眼球的最高点,有利于最后一点硅油的取出。最后剩下一小滴硅油时,硅油常位于套管后面,此时可以顶压切口附近的巩膜,使硅油滴顺利从套管流出。也可从颞上方巩膜穿刺口连续数次插入笛针 / 导光纤维,以充分导出玻璃体腔内的硅油(图 7-2-11）。当最后一滴硅油取出后,可以看到套管处出水非常顺畅。

（2）由于 23G/25G 的管道很细,因此,在放置灌注管后,制作第二个切口时,容易将少量的硅油挤入灌注管内,常规的眼内灌注液压力不足以将管道内的硅油挤出,因此,在负压抽取硅油时,会发现眼压降

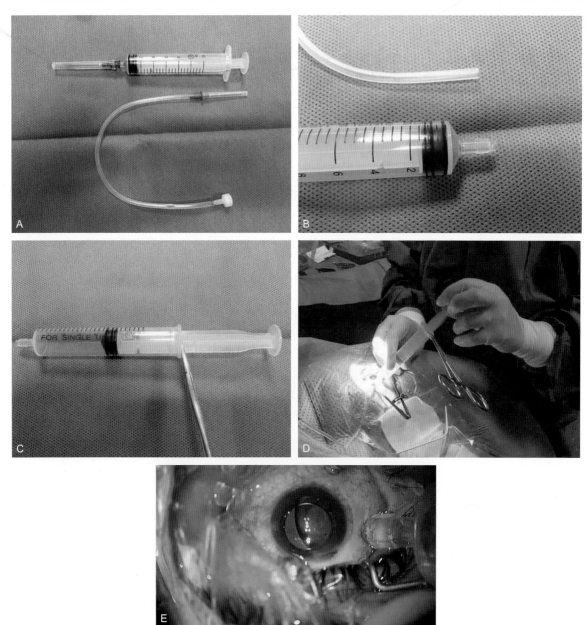

图 7-2-10　手动硅油取出方法

A. 10 ml 注射器和聚乙烯管；B. 将聚乙烯管套在注射器上，前端保留 2 ～ 3 mm；C、D. 术中以止血钳夹住注射器的活塞轴，保持注射器内一定的负压吸引；E. 通过瞳孔区观察到油液界面时，轻轻调整眼球的位置，使颞上方的穿刺口位于眼球的顶端。

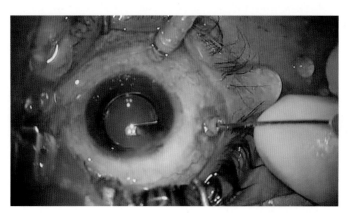

图 7-2-11　从颞上切口连续数次插入笛针，以充分导出玻璃体腔内的硅油

低,没有灌注液进入眼内,此时,可以让助手挤压墨菲滴管,或者使用机器的瞬间加压功能(Constellation 机器可以瞬间将眼压提升到 60 mmHg),帮助灌注管前端的少量硅油进入玻璃体腔,此后进行常规灌注即可。或者在做切口时,全部切口做完再放置灌注管亦可避免这个问题。

(3)取油的过程中,要时刻留意硅油进入注射器的速度,硅油黏度强,因此流速很慢,一旦发现液体快速进入注射器,说明抽取的不是硅油,而是灌注液,应立即调整套管的角度或解除负压,否则容易导致低眼压的并发症。

(张静琳　张少冲　张钊填)

📖 推荐阅读资料 •

ZHANG Z, WEI Y, JIANG X, et al. A machine-independent method to have active removal of 5,000 centistokes silicone oil using plastic infusion tube and 23-gauge microcannulas. BMC ophthalmology, 2015, 15:114.

第三节　晶状体手术联合玻璃体切除手术中的技巧

一、晶状体全脱位的晶状体切除手术技巧

(一)概述

视频 7-3-1

晶状体全脱位的晶状体切除手术技巧

晶状体脱位可由晶状体悬韧带断裂引起,包括晶状体全脱位和半脱位,可同时并存晶状体混浊。常见于眼球钝挫伤及白内障手术摘除时晶状体后囊膜破裂使部分晶状体皮质、晶状体核部分或全部落入玻璃体腔内。在这些情况下,可以引起继发性青光眼、晶状体源性的眼内炎症、视网膜脱离等并发症,如不及时处理,视力将受到影响。采用玻璃体手术是处理晶状体全脱位的唯一方法。对于晶状体核的处理,可采用超声粉碎及玻切头切除两种方式。这里对无超声粉碎下晶状体切除手术技巧进行阐述。

眼外伤及其他各种原因导致晶状体或晶状体核脱入玻璃体腔,需要行后入路玻切将晶状体皮质及晶状体核切除。Ⅲ级核以下的晶状体核切除并不困难,而Ⅲ级核以上的晶状体核,尤其是Ⅳ、Ⅴ级裸核切除比较困难,即使应用超声粉碎也难以切除,并容易出现一些并发症。通过双手"人工乳化"技术,可在不需要超声粉碎的帮助下完美切除,且并发症少。

(二)手术方法

1. 建立 23G 或 25G 玻切灌注,23G 或 20G 三通道玻切,切除玻璃体,游离脱位晶状体。

2. 玻切头高吸力吸抓晶状体至玻璃体腔中部(图 7-3-1A),利用照明光纤辅助与玻切头配合,双手操作将晶状体"劈-碎"人工乳化成细屑或细块状(图 7-3-1B),同步"吸-切"晶状体(图 7-3-1C)。

3. 切除周边玻璃体;检查周边视网膜。

(三)关键点

1. 确保灌注管位于玻璃体腔。

2. 高负压将晶状体自视网膜前吸引至玻璃体腔中央,这点至关重要,切忌在视网膜前操作造成视网膜损伤。

3. 利用照明光纤辅助,行双手晶状体"劈-碎"人工乳化成细屑或细块状,同时同步"吸-切"。

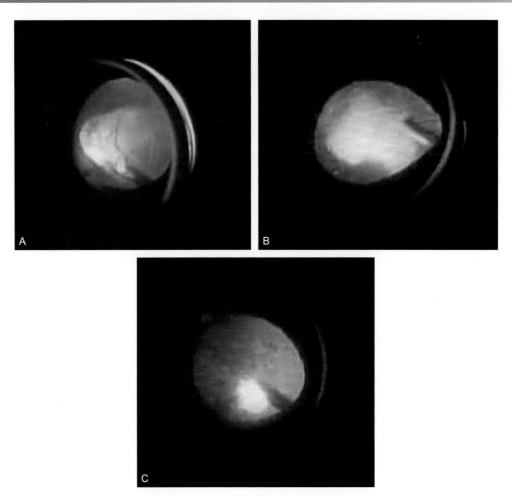

图 7-3-1 晶状体全脱位晶状体切除技巧
A.玻切头负压吸抓晶状体;B.光纤辅助下双手"劈-碎"晶状体;C.同步"吸-切"晶状体。

4.操作要点 抓住不放、"劈-碎"、乳化、同步"吸-切"。

(胡建斌)

二、保留前囊膜的晶状体切割手术技巧

(一)概述

玻切术中需联合白内障手术时考虑二期植入人工晶状体,需保留前囊膜,晶状体切割要求手法轻柔,避免悬韧带断裂和前囊膜的不完整,同时处理前囊膜下和赤道部上皮细胞,减轻后发性白内障的形成。

(二)手术方法

1.常规放置 23G 巩膜穿刺套管,颞下方灌注。

2.玻切头切除晶状体后囊膜中央约 8 mm×8 mm 的范围(图 7-3-2A)。

3.调高玻璃体切除的负压,降低切除的频率。将晶状体的核切掉。

4.降低玻璃体切除的负压,将周边部的皮质和前囊膜下的皮质吸引至前部玻璃体腔后切掉(图 7-3-2B)。

5.玻切头伸到赤道部(图 7-3-2C)和前囊膜下(图 7-3-2D),低压吸引前后左右抛光去除晶状体上皮细胞。

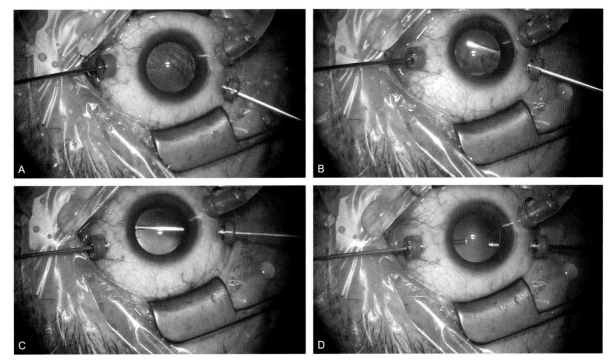

图 7-3-2　保留前囊膜的晶状体切割

A.切开晶状体后囊膜约 8 mm×8 mm 的范围;B.将赤道部和前囊膜下皮质低压吸引至前部玻璃体腔,再启动玻切模式,将其切除;C.负压吸引清除赤道部晶状体上皮细胞;D.调整照明光纤的角度,可见颞侧前囊下残留晶状体上皮细胞,低压吸除联合玻切头前后左右抛光将其吸除。

（三）关键点

1.晶状体后囊膜切除范围尽量大,但要避免损伤悬韧带。

2.切除晶状体核时,高负压低频率可以提高效率,但要远离晶状体前囊膜。

3.赤道部皮质和前囊膜下皮质应低负压吸至前部玻璃体腔后再切除。

4.调整照明的角度可以清楚地看到残留的上皮细胞,处理时负压一定要低。

（姜　剑）

三、晶状体全脱位重水辅助下超声乳化的手术技巧

（一）概述

眼外伤、马方综合征或其他原因导致的晶状体脱位于玻璃体腔,须行玻切术将晶状体切除,Ⅲ级以下的晶状体核使用此种方法很容易去除,而Ⅲ级以上的晶状体核则可行玻切后游离脱位晶状体,通过重水辅助,将脱位的晶状体浮至瞳孔区,借助超声乳化将晶状体移除,提高手术效率、减少术中并发症。

（二）手术方法

1.常规建立 25G 玻切术三通道,切除玻璃体,游离脱位的晶状体。

2.眼内注入重水至睫状体水平,浮出晶状体至瞳孔区,进行常规超声乳化。

3.根据术中情况行人工晶状体巩膜隧道固定术。

（三）关键点

1.确定灌注管位于玻璃体腔。

视频 7-3-2

晶状体全脱位重水辅助下超声乳化

2.形成玻璃体完全后脱离。

3.重水需注入睫状体水平。

4.术毕重水移除干净,避免残留。

5.顶压下检查周边部是否有晶状体皮质残留及视网膜变性或裂孔。

(范文学　孙　青)

四、过熟期白内障晶状体脱位继发青光眼的手术技巧

视频 7-3-3

过熟期白内障晶状体脱位继发青光眼手术技巧

(一)概述

过熟期白内障是一种以皮质过熟为主要表现的白内障。容易合并悬韧带松弛、晶状体半脱位(图 7-3-3A)、浅前房(图 7-3-3B、C)、继发性青光眼,增加了白内障超声乳化手术的难度。手术目的是摘除混浊的晶状体,重新形成前房,恢复视功能,控制眼压。

(二)手术方法

1.术前常规准备　麻醉,散瞳,静脉滴注甘露醇降眼压。

2.使用 TSV-25G 灌注头在 10 点位角膜缘后 3.5 mm 行玻璃体腔穿刺,用 25G 玻切头无灌注下切除部分前段玻璃体,降低玻璃体腔压力,有利于前房形成。

3.做 3 点位角膜缘侧切口,前房内注入黏弹剂,形成前房,上方 3.0 mm 透明角膜切口。

4.连续环形撕囊　由于晶状体内张力较大,囊膜菲薄,刺穿囊膜时容易出现囊膜向周边裂开。所以在刺开前囊膜之前尽量用黏弹剂压平,以便撕囊过程可以控制。同时,在刺穿前囊膜后,用注射器抽吸部分已经液化的皮质,降低囊袋内的张力,顺利完成撕囊。由于皮质已经液化,可以不必行水分离和水分层。

5.白内障超声乳化　乳化过程中见悬韧带断裂,吸除部分核块后,两侧囊袋向中央卷折。以劈核器顶住脱位点位的晶状体赤道部,降低瓶高,放慢超声乳化晶状体核的速度,以确保安全。

6.超声乳化摘除白内障核块后,维持前房灌注状态,同时经侧切口注入黏弹剂,以保持前房稳定,避免前房变浅或消失的过程中,玻璃体向前突出,加大晶状体悬韧带断裂的范围,然后植入囊袋张力环。

7.植入囊袋张力环后,若发现两侧囊袋边缘有少许玻璃体,覆于囊袋前缘,注入黏弹剂压住脱出的玻璃体,小心清除晶状体皮质。

8.注入黏弹剂于前房和囊袋内,植入三片式球面人工晶状体,旋转人工晶状体,把双襻置于水平;注意在旋转人工晶状体时,动作宜轻柔,减轻对悬韧带的压力,避免悬韧带断裂范围进一步扩大。

9.用卡巴胆碱注射液缩瞳,若两侧悬韧带断裂处的囊袋前有少许玻璃体,采用经侧切口灌注,非同轴切除两侧悬韧带断裂处的玻璃体,恢复瞳孔正圆。行玻切术时降低灌注,避免玻璃体进一步水化,增加玻璃体脱出。玻切头开口不宜朝向虹膜,以避免损伤虹膜或者瞳孔缘。

10.水密切口。

11.术后查房见角膜透明,前房反应轻,散瞳后见人工晶状体位置基本居中(图 7-3-3D、E)。

(三)关键点

1.使用 25G 微创手术器械无灌注下行前段玻切,降低玻璃体腔压力,有助于形成前房。

2.由于晶状体内张力较大,囊膜菲薄,刺开前囊膜之前尽量用黏弹剂压平。同时,在刺穿前囊膜后,用注射器抽吸部分已经液化的皮质,降低囊袋内的张力,可以不必行水分离和水分层。

3.术前检查如超声生物显微镜(UBM)发现悬韧带松弛、晶状体半脱位,做好植入囊袋张力环的准备。在植入张力环之前尽量减少对晶状体悬韧带施压。

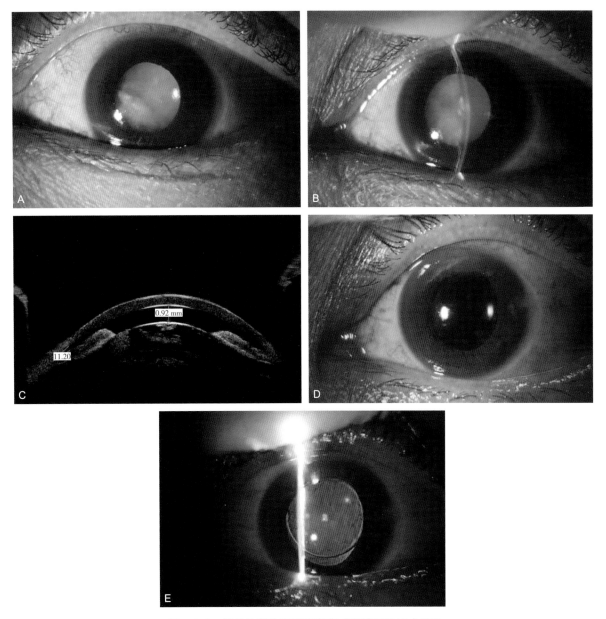

图 7-3-3　晶状体脱位继发浅前房术前情况及手术效果

A. 晶状体脱位患者术前照片；B. 晶状体脱位患者术前浅前房；C. 术前超声生物显微镜(UBM)提示前房深度 0.92mm；D. 术后第一天眼前段照片可见角膜透明，前房反应轻，人工晶状体居中；E. 术后第三天散瞳后眼前段照片可见人工晶状体位置基本居中。

4. 术中见晶状体脱位侧玻璃体疝出，可以劈核器抵压相应点位囊袋赤道部，减少玻璃体溢出对超声乳化过程的影响。

（梁先军　林英杰　张洪涛）

五、玻切术后无晶状体和无晶状体囊膜眼的人工晶状体固定手术技巧

(一)小切口折叠人工晶状体睫状沟缝线固定手术技巧

1. **概述**　玻切术后的无晶状体眼的特点大多为眼外伤或严重玻璃体视网膜疾病玻切术后，眼内晶状体缺失而前后房沟通，且缺乏玻璃体的支撑，术中眼压不易维持。这里探讨玻切术后无晶状体眼的小切口折叠人工晶状体植入技术的技巧。

2. 手术方法

（1）常规内眼手术准备,包括散瞳及麻醉。

（2）颞下方15°穿刺刀做一角膜缘内切口进前房,25G 3.5 mm灌注管置于前房持续灌注,灌注高度位于患者上方40～45 cm,术中眼压维持在20～30 mmHg。

（3）分别在3点位和9点位自角膜缘用隧道刀做一基底朝向穹窿宽约2.0 mm、长约2.0 mm的板层巩膜隧道(图7-3-4),10-0聚丙烯双针缝线的直长针从一侧巩膜隧道外角膜缘后1.5 mm处穿入眼内,从相对应的一侧相同位置用1 ml注射针头穿入巩膜到后房,双针推进在瞳孔中央区相接,将长针插入1 ml针头针管内引出,于上方11点位做一3.0 mm角膜缘切口,自角膜缘切口进入前房用调位钩钩出后房的10-0聚丙烯缝线,置于眼外,将其于中间位置剪断分为左右两个断端。

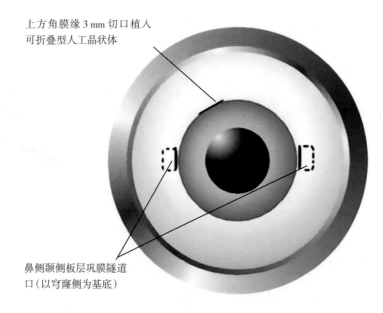

上方角膜缘3 mm切口植入
可折叠型人工晶状体

鼻侧颞侧板层巩膜隧道
口(以穹窿侧为基底)

图7-3-4　3点位、9点位基底朝向穹窿的板层巩膜隧道

（4）将三片式折叠型人工晶状体放入相应推注器,缓慢推出前端"C"型襻,将缝线其中一个断端牢固结扎前襻弧形顶部,然后将折叠型人工晶状体自上方3.0 mm切口缓慢注入眼内达瞳孔区,同时稍收紧缝线,缓慢退出推注器的同时推注人工晶状体,保留后端C型襻外露于角膜缘切口外,同样方法将缝线另一个断端结扎于尾襻,人工晶状体调位钩送该襻入后房,调整收紧两端缝线,调整人工晶状体位置居中。

（5）将短针穿入巩膜隧道并缝合固定于巩膜隧道内,长针剪下用调位钩自隧道下钩出缝线,再用短针在该隧道内缝合,与缝线断端结扎固定,并将线结埋藏入板层巩膜的隧道切口内。

（6）取出角膜侧切口的25G灌注管,角膜切口水密。

3. 关键点

（1）透明角膜辅助切口采用25G后节灌注液,可获得稳定的眼压。

（2）固定人工晶状体襻线结的位置避免过度靠内侧,以免人工晶状体襻长度不够。

（3）在推注器植入人工晶状体入前房时应在人工晶状体光学区进入前房后慢慢退出推注器再推注,并将后襻留在切口外。

（4）鼻、颞侧的板层巩膜切口以1/2厚度为宜,避免深层巩膜过薄而导致缝线固定不可靠。采用隧道刀做此切口时尽量平行于切口处的巩膜平面,可以用有齿镊来帮助轻度转动和固定眼球,这样比较容易得到深度一致的板层隧道切口。

（杨 艳 梁 军）

（二）三片式人工晶状体巩膜层间固定手术技巧

视频 7-3-4

三片式人工晶状体巩膜层间固定手术

1. 概述 各种原因导致无晶状体和无晶状体囊膜时，人工晶状体无法正常植入，特别是玻切术后无硅油填充眼状态下人工晶状体的固定更加困难，除睫状沟缝合固定人工晶状体外，笔者采用 27G 玻切手术器械行三片式人工晶状体巩膜层间固定手术。

2. 手术方法

（1）一般在角膜的内外侧做以穹窿为基底的球结膜切开，在角膜缘后 2 mm 处做长 1.5 mm、深 0.5 mm 的两侧对称的巩膜预切口。

（2）常规放置 27G 灌注套管针或三通道的玻切套管（如需玻切）。

（3）用 27G 穿刺刀在左侧巩膜预切口下缘和右侧巩膜预切口的上缘处穿刺进入眼内，两个穿入口要在经角膜中心 180° 直线上，可用眼球固定器标记切口，两穿刺口多选择在 10 点位和 4 点位。

（4）角膜缘上方做 3.0 mm 的切口，将 1 ml 普通注射器针头根部弯折成近直角后自 4 点位的巩膜穿刺口进入眼内，从虹膜后经瞳孔区进入前房出角膜切口外，术者用人工晶状体推注器将三片式折叠人工晶状体前襻推出后插入 1 ml 针头空心内，一边后退 1 ml 注射器针头一边将人工晶状体从推注器中推入前房，并将人工晶状体的后襻留到角膜切口外，用两把 27G 眼内镊将人工晶状体后襻送入前房并从 10 点位巩膜预切口将人工晶状体后襻导出眼外。

（5）用 29 号半的 BD 针头沿内外侧巩膜预切口逆时针方向做长 2 ～ 3 mm 的巩膜层间隧道。

（6）用 27G 眼内镊分别将两个人工晶状体襻送进巩膜隧道内，调整前后襻使人工晶状体位置居中后再缝合球结膜。

3. 关键点

（1）残留的晶状体囊膜和玻璃体要处理干净，以免影响手术操作和人工晶状体位置。

（2）将人工晶状体装入推注器时要使人工晶状体前后襻笔直，不要弯曲，这样推出人工晶状体前襻时容易放入 1 ml 注射器针心内，后襻也可以留在眼外。

（3）眼内镊一定要抓住襻的末端，否则襻的末端容易断在眼内，另外拉出穿刺口时不能松手。

（4）两侧巩膜切口要对称，距角膜缘距离要相等，巩膜隧道入口与巩膜穿刺口间要有 1.5 ～ 2.0 mm 距离，为将人工晶状体襻送入隧道时留有一定的操作距离。

（彭绍民 孙 青 唐仕波）

📖 **推荐阅读资料**

LIU J，FAN W，LU X，et al. Sutureless intrascleral posterior chamber intraocular lens fixation：analysis of clinical outcomes and postoperative complications. Journal of ophthalmology，2021：8857715.

（三）针头引导的人工晶状体巩膜层间固定手术技巧

视频 7-3-5

针头引导的人工晶状体巩膜间固定手术

1. 概述 玻切后无晶状体和无晶状体囊膜状态人工晶状体植入和固定手术难度大，操作较为复杂。除上述两种人工晶状体固定方法外，笔者还采用 29G×1/2 胰岛素注射针头引导三片式折叠人工晶状体巩膜层间固定手术。

2. 手术方法

（1）常规放置 27G 灌注套管针或三通道的玻切套管（如需玻切）。

（2）不做任何结膜和巩膜瓣，只做 12 点位 3 mm 角膜缘切口和两侧 1 mm 辅助角膜缘切口。

（3）术者用人工晶状体推注器将三片式折叠人工晶状体推入前房。

（4）将 29Gx1/2 胰岛素注射针头弯成 100° 角分别自 3 点位和 9 点位角膜缘外 2 mm 处斜形穿过球结膜和巩膜进入眼内；用 27G 眼内镊将人工晶状体前后襻分别送入 29Gx1/2 针头的针心内，然后同时平行退出针头将人工晶状体襻拉出眼外。

（5）将人工晶状体襻末端电烧后送入巩膜隧道内。

3. 关键点

（1）注射器针头一定要斜行穿过球结膜和巩膜进入眼内，以便形成巩膜隧道。

（2）将人工晶状体装入推注器时不要弯曲人工晶状体襻。

（3）针头一定要反向平行同时拉出眼外。

（彭绍民　范文学　唐仕波）

第四节　不同眼底病的玻璃体手术中的技巧

一、化脓性眼内炎玻璃体切除的手术技巧

（一）概述

因为细菌毒素的作用，大部分化脓性眼内炎病例会有视网膜血管闭塞、视网膜组织坏死，在行玻切时很容易出现医源性视网膜裂孔及锯齿缘离断。此外周边玻璃体残留过多的话，可影响术后眼内炎控制的程度及增加术后前部增生性玻璃体视网膜病变（PVR）的风险。为了减少上述并发症，尽可能多清除玻璃体而又保护视网膜不发生医源性裂孔和锯齿缘离断，对于患者的预后至关重要。

视频 7-4-1

眼内炎玻切手术

（二）手术方法

1. 眼内炎玻切首先要清除前部玻璃体，在广角镜下由助手顶压锯齿缘处，先行睫状体平坦部的脓性玻璃体切除（图 7-4-1A）。无晶状体眼可直接在手术显微镜下术者顶压直视进行切割，这时可以用较大的负压切割而不用担心会发生锯齿缘离断（图 7-4-1B）。

2. 周边部的脓性玻璃体清除干净后再从视神经盘处高负压进行玻璃体后脱离。玻璃体后脱离只需要做到赤道部并切除（图 7-4-1C）。

3. 赤道前的玻璃体需要低负压高切速切割，玻切头要背向视网膜，锯齿缘附近不需要追求彻底切割（图 7-4-1D）。

（三）关键点

1. 开始切割睫状体平坦部的玻璃体时要尽可能地清除脓性的玻璃体，切割削薄锯齿缘附近的玻璃体，这样在最终完成玻璃体后脱离后再切割玻璃体时锯齿缘处玻璃体残留较少，可避免后脱离完成后切割周边部导致的锯齿缘离断。

2. 从视神经盘处进行玻璃体后脱离时要注意负压，后脱离只做到赤道部不需要再往前部做。

3. 最后切锯齿缘处注意低负压，避免玻璃体牵引造成锯齿缘离断，可保留部分玻璃体而无须彻底切除。

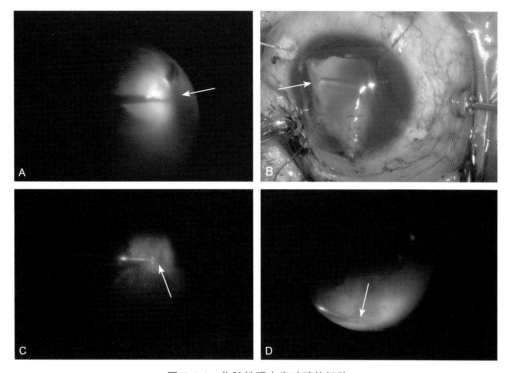

图 7-4-1 化脓性眼内炎玻璃体切除

A. 广角镜下顶压行睫状体平坦部切割；B. 无晶状体眼直视顶压下切割；C. 后脱离至赤道部进行切割；
D. 锯齿缘附近玻璃体保留少许。

（梁　军　张　伟）

二、巨大裂孔性视网膜脱离的手术技巧

（一）概述

巨大裂孔视网膜脱离是指视网膜裂孔的范围超过 90° 的一类特殊类型的视网膜脱离，因其暴露的色素上皮范围广泛导致色素游离，术后发生增殖性反应常见且严重，是引起视网膜脱离复发的最重要的因素。玻璃体手术作为最主要的治疗措施，术中常规进行气体 - 液体交换的过程中容易发生视网膜裂孔后瓣向后极方向滑脱，造成术中、术后视网膜复位不良，裂孔越靠近周边部防止视网膜向后滑脱难度越大。采用气体 - 液体、硅油 - 液体双交换技术，可很好地解决这一问题。

视频 7-4-2

巨大裂孔性视网膜脱离气 - 液交换联合油 - 液交换技术

（二）手术方法

1. 常规进行玻切手术，在重水的辅助下实现脱离的视网膜复位。

2. 眼内注入足够量的重水，保障视网膜在重水辅助下完全复位。

3. 在广角镜下行气体 - 液体交换，笛针应从裂孔的最高位开始吸引，逐渐向下至裂孔的最低位，避免视网膜早期下滑。此时开始降低眼内气体的压力，完成眼内气 - 液交换的第一阶段。

4. 然后眼内开始注入硅油，并同步降低眼内气体的压力，直至停止向眼内供气，维持眼压稳定，拔出原灌注管，在助手的辅助下，经原灌注切口向眼内注入硅油。术者在广角镜直视下，将笛针置于重水内，同步移除眼内的重水。

5. 同时密切注视神经盘血供的情况，一旦发现因为眼压过高引起视神经盘血管变细、苍白，就要停止注油。启动移液程序，主动吸引眼内的重水。多次重复，直至彻底完成硅油 - 液体交换。

6. 在硅油充填状态下完成眼内光凝。若裂孔的边缘仍积有少量液体，影响激光的反应，可使用笛针

在裂孔的边缘进行吸引,彻底移除残留的视网膜下液体,完成激光光凝,必要时也可进行巩膜外冷凝。

7.拔除套管前常需要向眼内补充硅油,调整眼压至正常水平。

(三)关键点

1.本方法充分利用了硅油表面张力大的优势,能够成功阻止视网膜裂孔的后瓣向后极方向滑脱的趋势,但术中及术后要达到视网膜的最终复位,还需要彻底解除裂孔两端残留的玻璃体皮质及增殖膜的牵引。若裂孔边缘卷曲、僵硬,可以行视网膜纵向切开松解,甚至行局部视网膜切除,达到视网膜的彻底松解复位。

2.重水要足量,但要避免重水进入视网膜下形成重水残留。因此,在注入过程中要避免形成重水小泡,在注入的后期阶段,要降低液体灌注的压力,同时也可以调整灌注头的方向,避免形成重水小泡。一旦出现重水小泡,要及时移出。

3.在硅油-液体交换的最后阶段,尤其要注意识别后极部视网膜表面残留的重水,往往需要较大的负压才能将其吸除,要避免损伤视网膜组织。

4.由于硅油注入的过程中会有一部分小气泡存在,有可能影响激光光凝的进行,此时术者可用光纤将气泡移位。

(吴建华)

三、严重 PVR 视网膜脱离复位的相关手术技巧

(一)处理视网膜星状皱褶的手术技巧

1.**概述**　大多数严重 PVR 视网膜脱离会有视网膜星状皱褶的形成,所以清除星状皱褶是手术成功的关键步骤。星状皱褶很难找到膜的边缘,可直接抓住星状皱褶中心部的前膜,皱褶通常可打开。

2.**手术方法**

(1)用直的显微膜镊抓取星状皱褶的中心部前膜(图 7-4-2A),轻轻提拉,方向一般是从后往前,个别的也可能需要从前往后,如果前膜松动那么直接拉起就可把前膜去除,星状皱褶马上就会展开(图 7-4-2B)。

(2)如果前膜与视网膜粘连紧密,抓取时容易同时抓住视网膜,造成医源性裂孔,此时需要在拉动前膜时注意观察,如果视网膜明显有被一起抓住的迹象,需要先松开镊子,重新抓取。有时需重复此动

视频 7-4-3

视网膜星状皱褶的处理

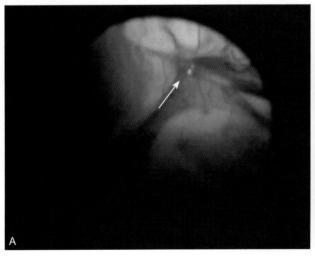
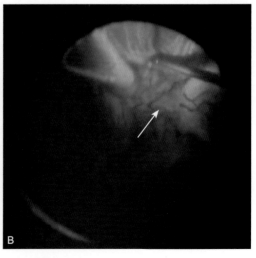

图 7-4-2　镊子抓住星状皱褶的中心（A）；星状皱褶打开（B）

作才能把星状皱褶中央部的前膜抓松,从而顺利剥除不损伤视网膜。

3. 关键点

(1)直接抓取星状皱褶中心,有的皱褶刚刚形成,只是略微向中心部聚拢,看不到前膜,此时也要抓取,通常可以把前膜抓取出来。

(2)抓取前膜时要注意是否同时抓住了视网膜,要试探着撕除前膜,如果有抓住视网膜的迹象,一定要放开重新抓取。

(3)前膜清除的标志是星状皱褶展开。

(梁　军　张　伟)

(二)广泛视网膜下增生膜的处理技巧

1. 概述　很多严重 PVR 的视网膜脱离主要表现为广泛的视网膜下增生,有条索也有大片的视网膜下膜,清除干净是视网膜能否复位的关键。大面积的多发的条索和下膜不适宜通过造孔的方法取出,而是需要行视网膜周边部切开,翻转视网膜取出条索及下膜。严重者需要双手操作。

视频 7-4-4

广泛视网膜下
增生膜的处理

2. 手术方法

(1)处理完玻璃体和视网膜前膜后,沿锯齿缘切开视网膜周边部,切开范围根据下膜所在位置确定,如果下膜位置四个象限均有,则需 360° 切开锯齿缘(图 7-4-3A、B)。

(2)于鼻下部放置吊顶灯,左右手分别持眼内的直膜镊,一只手先把视网膜下增生膜抓住,另一只手的直膜镊开始撕除条索或是广泛的前膜,双手交替撕除(图 7-4-3C),这样操作效率高,而且膜清除比较彻底。

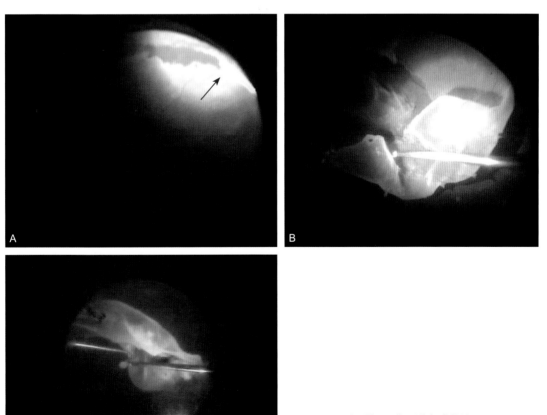

图 7-4-3　广泛视网膜下增生膜的处理

A. 沿锯齿缘 360° 切开视网膜;B. 助手辅助顶压下视网膜切开;C. 吊顶灯下双手剥膜。

3. 关键点

（1）一定要在玻璃体和视网膜前膜处理完毕后再切开视网膜周边部。

（2）纵行的条索一般不需要双手操作，只有环形的条索和大面积的下膜才需要双手操作。

（3）剥除视网膜下的条索时注意不要抓伤视网膜。

（梁　军　张　伟）

（三）视网膜前部增生膜的手术技巧

1. 概述　有的严重 PVR 不单纯有视网膜前膜和视网膜下膜，还常常伴有前部 PVR，甚至有些患者因为前部 PVR 导致长期低眼压，清除并且松解视网膜前部 PVR 对手术的成功至关重要。在广角镜下由助手顶压清除前部 PVR，无晶状体眼可在显微镜直视下术者自己顶压操作。

视频 7-4-5

视网膜前部增生膜的处理

2. 手术方法　对于前部 PVR 主要以玻切头切割为主，切除前部增生膜（图 7-4-4A），睫状体部的前膜有时形成环形收缩，那么就需要一手持显微膜镊抓住前增生的条索，另一手持眼内膜剪沿睫状体环形剪下条索。对于视网膜前移位的需要视网膜切开松解（图 7-4-4B）。

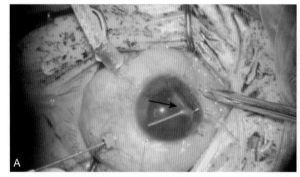
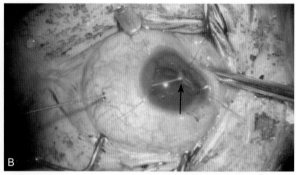

图 7-4-4　前部增生性玻璃体视网膜病变（PVR）处理以玻切头切割为主（A）；视网膜前移位需要切开松解（B）

3. 关键点

（1）前部的 PVR 不能用膜镊撕除，因为此处膜较硬，与睫状体通常粘连紧密，强行撕除容易引起睫状上皮的损伤或睫状体的脱离。

（2）不要只清除睫状体平坦部，一定要连睫状突处的条索一起处理掉，这样可以有效减少术后低眼压的发生率。

（3）对于锯齿缘处较硬的卷边一定要做切开。

（梁　军　张　伟）

（四）清除视网膜下膜的视网膜切开手术技巧

1. 概述　视网膜下膜形成后，视网膜常呈灰白色或半透明状，取出视网膜下膜时不能直接观察到器械在视网膜下的操作，有一定的盲目性和难度，易造成视网膜下膜难以取出、医源性视网膜损伤或脉络膜损伤出血等。通过在视网膜下膜抬起最高处的视网膜造口开窗，可以直视下用镊子夹住视网膜下膜，慢慢加力往外抽拉，就比较容易取出视网膜下膜。

视频 7-4-6

清除视网膜下膜的视网膜切开术

2. 手术方法

（1）少量集中的树枝状视网膜下膜取出的视网膜切开：首先观察视网膜下膜的走行，确定易于完整取出的位置，用电凝器在视网膜下膜抬起视网膜最高处旁电凝视网膜出现瓷白色，直径约 1/5PD 大小

（图 7-4-5A），用眼内镊从中央刺破电凝区形成开窗口，扩大开窗口，即可发现暴露的视网膜下膜，用眼内镊夹取视网膜下膜（图 7-4-5B），慢慢用力抽拉完成视网膜下膜取出（图 7-4-5C）。附：术后 4 个月眼底照片，见图 7-4-5D。

（2）多发、分散的树枝状或弥漫膜状视网膜下膜取出可采取周边视网膜切开，翻转视网膜直视下取出的方式，详见下文"（五）松解性视网膜切开及切除的手术技巧"。

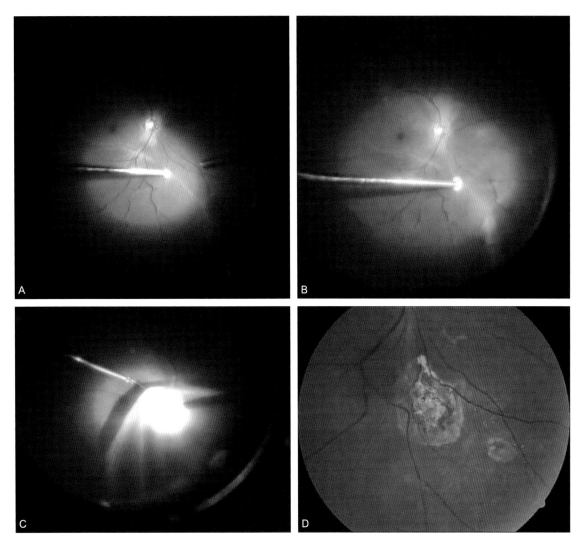

图 7-4-5　清除视网膜下膜
A. 电凝器在视网膜下膜抬起视网膜最高处旁电凝视网膜出现瓷白色；B. 眼内镊从中央刺破电凝区形成开窗，
扩大开窗口；C. 眼内镊经开窗口抽取下膜，慢慢加力往外抽拉；D. 术后 4 个月眼底照片。

3. 关键点

（1）视网膜切开前要仔细观察视网膜下膜走行、位置、粗细和周围血管的关系，确定开窗口的位置。

（2）视网膜切开要避开大的血管，远离黄斑和视神经盘，选取靠近视网膜下膜的隆起最高处。

（3）视网膜切开位置尽可能靠近后极部。

（4）取出视网膜下膜时要慢慢用力，防止下膜断裂。

（5）借助光导纤维作为支点，减少镊子移动行程。

（高小明）

推荐阅读资料

LEWIS H, AABERG T M, ABRAMS G W, et al. Subretinal membranes in proliferative vitreoretinopathy. Ophthalmology, 1989, 96(9): 1403-1415.

（五）松解性视网膜切开及切除的手术技巧

1. 概述　手术治疗增生性玻璃体视网膜病变时，视网膜常因挛缩变短而难以复位。减张性视网膜切开及切除术可解除视网膜的张力、促进视网膜解剖复位，但有一定的难度和风险。视网膜切开的时机把握不当时，视网膜常会挛缩呈荷包状，重水也难以展开和固定，影响后续操作。

视频 7-4-7

松解性视网膜切开

2. 手术方法

（1）彻底切除基底部玻璃体至锯齿缘（图 7-4-6A），完全清除视网膜前膜，注入适量重水或进行气 - 液交换，判断需要进行减张性视网膜切开的位置与范围（图 7-4-6B）。

（2）暴露玻璃体基底部和锯齿缘，用眼内电凝器（图 7-4-6C）或玻切头尽可能靠近锯齿缘，平行锯齿缘环形切开及切除视网膜（图 7-4-6D），切开两端各超越病变区域 1～2 个点位。

（3）缓慢注入重水并仔细观察切开区域视网膜能否被展开压平及未展开区是否还存在增殖膜，否则须清除干净视网膜增生膜（图 7-4-6E）直至视网膜能被重水压平和展开（图 7-4-6F）。

（4）激光光凝视网膜切开后缘 3～4 排，切开两端光凝范围要跨越锯齿缘，通过巩膜外顶压或气 - 液交换后光凝视网膜切开前缘（图 7-4-6G、H）

3. 关键点

（1）视网膜切开前要尽可能切除基底部玻璃体皮质和视网膜前膜。

（2）注入重水要慢，防止进入视网膜下。

（3）切开的两端要超越健康区域 1～2 个点位，达到完全松解。

（4）视网膜难以被重水展平复位时，要分析查找原因，可能需要清除残存视网膜增生膜或扩大松解范围。

（5）光凝视网膜切开前缘，减少术后低眼压的发生。

（6）试验性视网膜张力测试有助于判断是否需要减张性视网膜切开及视网膜切开的范围、大小，减少视网膜损伤，提高视网膜复位成功率。

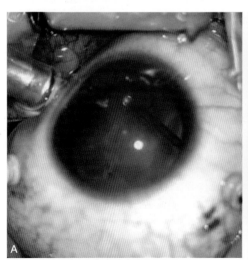
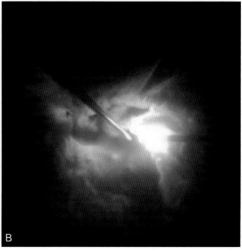

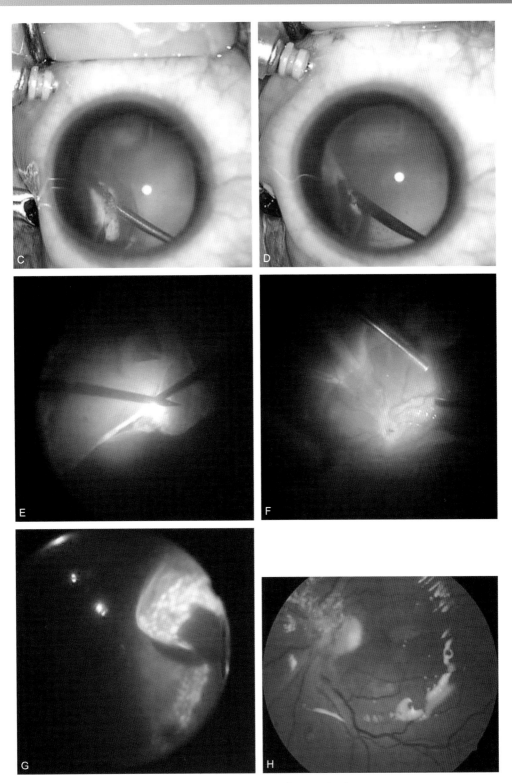

图 7-4-6 松解性视网膜切开及切除

A. 切除基底部至锯齿缘玻璃体;B. 判断需要视网膜切开的范围;C. 眼内电凝器靠近锯齿缘电凝拟行视网膜切开区;D. 玻切头切开 / 切除视网膜;E. 翻转视网膜清除视网膜下增生膜;F. 注入重水压平和展开视网膜;G. 光凝视网膜切开边缘;H. 术后 7 个月眼底照片。

（高小明）

📖 • 推荐阅读资料 •

[1] BOVEY E H, DEANOCS E, GONVERS M. Retinotomies of 180 degrees or more. Retina, 1995, 15(5): 394-398.

[2] FEDERMAN J L, EAGLE R C Jr. Extensive peripheral retinectomy combined with posterior 360 degrees retinotomy for retinal reattachment in advanced proliferative vitreoretinopathy cases. Ophthalmology, 1990, 97 (10): 1305-1320.

[3] MACHEMER R, MCCUEN B W, JUAN E D. Relaxing retinotomies and retinectomies. American journal of ophthalmology, 1986, 102(1): 7-12.

[4] TSUI I, SCHUBERT H D. Retinotomy and silicone oil for detachments complicated by anterior inferior proliferative vitreoretinopathy. British journal of ophthalmology, 2009, 93(9): 1228-1233.

四、增殖性糖尿病性视网膜病变玻璃体手术中的技巧

（一）增殖性糖尿病性视网膜病变玻璃体后脱离的手术技巧

1. **概述**　增殖性糖尿病性视网膜病变（proliferative diabetic retinopathy, PDR）的玻璃体由于膜的收缩，很多存在部分的玻璃体后脱离，而有些则完全没有玻璃体后脱离。玻璃体彻底清除是手术成功的基础，部分增殖性糖尿病性视网膜病变的患者玻璃体后脱离困难，如果强行玻璃体后脱离容易造成医源性裂孔及出血，以下介绍相关手术技巧。

视频 7-4-8

增殖性糖尿病性视网膜病变玻切手术：玻璃体后脱离

2. **手术方法**

（1）对于完全没有玻璃体后脱离的患者首先要做的就是要寻找能尽快做出玻璃体后脱离的位置，这样的位置通常在较大的增殖膜前端，或是切除血池后出现，已经有玻璃体部分后脱离的患者通常可以在玻璃体后脱离的位置进行高负压及高切速的玻切（图 7-4-7A）。

（2）一般这种玻璃体后脱离的起始点通常在赤道部附近（图 7-4-7B），由于 PDR 的患者很多处玻璃体与血管粘连紧密，所以做后脱离的时候负压不能太大，要做沿赤道部的环形吸引，当看到一些玻璃体与视网膜粘连紧密的点时要贴近视网膜把粘连点切断后再继续用负压吸引（图 7-4-7C）。

（3）很多增殖膜随着玻璃体后脱离的出现自然和视网膜分开，而且不容易出血，这样可以大大缩短剥膜的时间，提高手术效率。

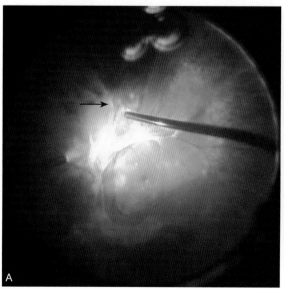
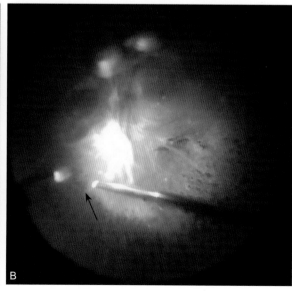

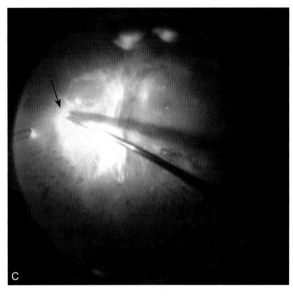

图 7-4-7　增殖性糖尿病性视网膜病变玻璃体后脱离手术技巧

A. 有玻璃体后脱离的术眼可进行高负压高切速直接切割;B. 无玻璃体后脱离的术眼可从赤道部进行玻璃体后脱离;
C. 玻璃体粘连紧密点先进行切除再行玻璃体后脱离。

3. 关键点

(1)大多数能迅速做出局部玻璃体后脱离的部位在赤道部附近。

(2)当有了局部玻璃体后脱离时,需要沿赤道部进行环形的玻璃体后脱离扩大,而不是纵向的操作。

(3)后脱离通常不能一步完成,要注意贴近粘连点切除,否则可能导致出血及医源性视网膜裂孔。

（梁　军　张　伟）

(二)增殖性糖尿病性视网膜病变的剥膜技巧

1. 概述　增殖性糖尿病性视网膜病变的增生膜通常与血管粘连紧密,剥离不当容易出现出血及医源性裂孔,所以熟悉增生膜的特点并采取相应的措施可以减少并发症的出现。寻找增生膜边缘至关重要,以下介绍相关手术技巧。

视频 7-4-9

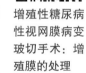

增殖性糖尿病性视网膜病变玻切手术：增殖膜的处理

2. 手术方法

(1)大面积增生膜尽量先寻找缝隙用切割头把增生膜切割成小片的区域,然后再逐一剥除(图 7-4-8A)。

(2)对于粘连很紧密的膜,一般从前端寻找边缘,有些看似很厚的膜似乎边缘很明显,但是往往在剥除时发现粘连很紧,可能并没有真正找到边缘,边缘还在更前端的地方(图 7-4-8B)。这种情况可沿着这个膜的前端 2 个角的地方用膜镊试着往前剥除透明的膜,找到前端的边缘后粘连紧密的边缘就会出现缝隙,再抓住边缘较厚的地方往视网膜后部进行试探性剥除(图 7-4-8C),这时往往会从原来整个面的粘连变成只有局部点的粘连比较紧,粘连较紧密的点用玻切头切断即可,这样操作很少出现医源性裂孔,出血也少。

3. 关键点

(1)不要把看似比较明显的膜边缘当作真正的边缘,大面积的增生膜往往在前端有透明的边缘。

(2)剥离出边缘后不要直接大面积剥除前膜,仍需小心谨慎,因为可能存在局部的粘连点。

(3)碰到沿着血管走行的膜一般都无法剥除,需要切除。

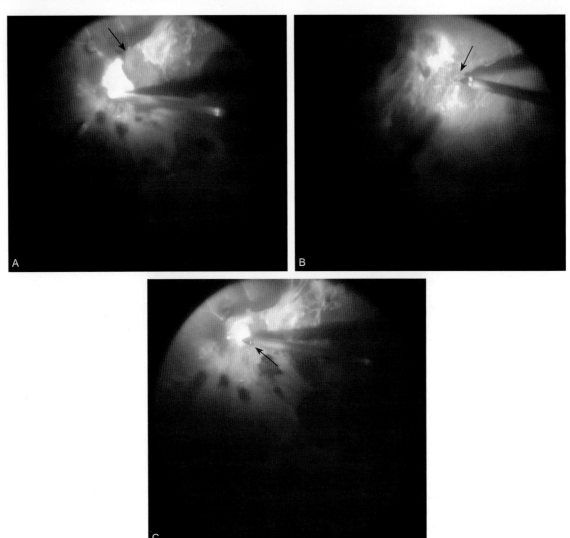

图 7-4-8　增殖性糖尿病性视网膜病变的剥膜

A. 大面积增生膜分割后逐一剥除；B. 寻找增生膜真正的边缘；C. 增生膜边缘掀开后抓住较厚部分进行剥膜。

（梁　军　张　伟）

（三）25G 玻切系统处理增殖性糖尿病性视网膜病变增生膜手术技巧

1. 概述　增殖性糖尿病性视网膜病变临床表现复杂，增生膜沿主干血管分布，通常伴牵拉视网膜脱离，视网膜脆弱、弹性差，常规玻切、剥膜处理方式难度大、易出血、医源性裂孔发生率高。充分利用 25G 玻切头特点处理增生膜简单、微创、易控、安全。

2. 手术方法

（1）固定眼球，25G 穿刺套管于预定位置以 30° 斜行穿刺，平行于角膜缘在巩膜中潜行，然后垂直插入眼内（图 7-4-9A）。

（2）沿着已脱离的玻璃体后界膜切除玻璃体，解除玻璃体对视网膜的牵拉，寻找玻璃体后界膜与视网膜粘连较松弛区域，将玻切头伸入轻轻荡起玻璃体后界膜，将与视网膜粘连松散区域做后脱离并切除（图 7-4-9B），切除与增殖膜相融合的玻璃体后界膜，解除增殖膜前后和切线方向的牵拉（图 7-4-9C）。

（3）将 25G 玻切头沿着增殖膜与视网膜之间缝隙伸入增殖膜下，沿着放射方向做钝性往复分离，待

视频 7-4-10

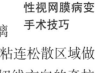

增殖性糖尿病性视网膜病变手术技巧

分离充分后切断增殖膜,遇到阻力切忌粗暴,沿阻力部位周围切割,解除牵拉孤立即可,如此分割再各个切除(图 7-4-9D、E)。

(4)主干血管出血时用玻切头轻压出血部位同时低负压吸引走新鲜出血,可清晰直视下压迫止血(图 7-4-9F、G),避免电凝所致医源性主干血管闭塞。

(5)多点的不凶险出血在不影响术野的前提下可以暂不理睬,提高灌注压,待其自凝,最后再一并处理,以提高手术效率,位于黄斑区的陈旧积血可稍后处理,利于保护黄斑避免光损伤。

(6)清理视网膜表面积血。笛针吹散积血、玻切头吸除凝血膜(图 7-4-9H),最后全视网膜激光光凝。

3. 关键点

(1)玻璃体后脱离时要轻,切忌强行脱离,遇到与视网膜粘连部位可于其周围切割,切断粘连,以免出血或形成医源性视网膜裂孔,松散的粘连在玻切头切割的震荡下可以自行分离。

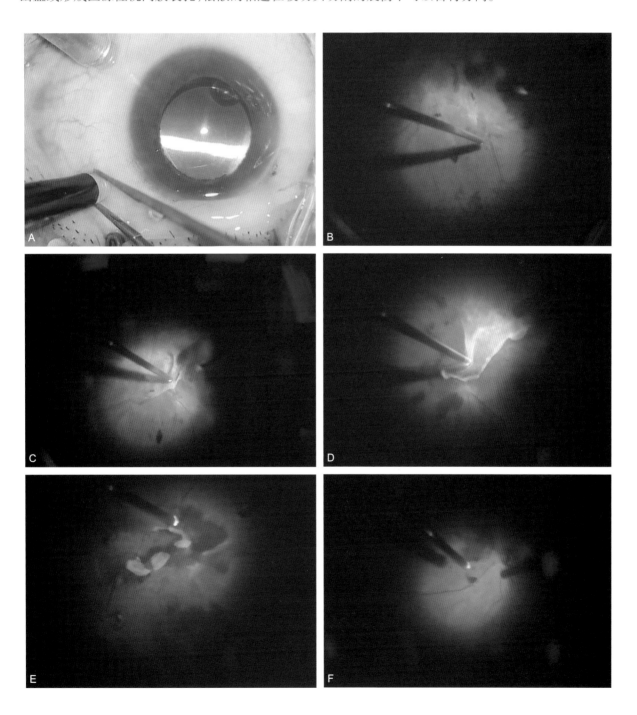

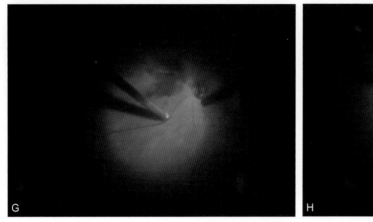
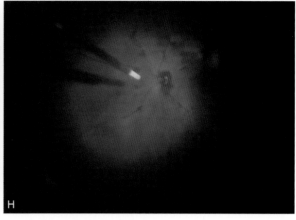

图 7-4-9　25G 玻切处理增殖性糖尿病性视网膜病变增生膜

A. 放置 25G 穿刺套管；B. 将与视网膜粘连松散区域做后脱离并切除；C. 解除增生膜前后和切线方向的牵拉；
D、E. 分割增生膜；F、G. 清除新生血管残端出血并压迫止血；H. 清理视网膜表面积血。

（2）玻切头在增生膜下要沿神经纤维走行方向钝性分离，即放射方向，沿该方向视网膜韧性好，不易产生医源性裂孔，分离不开时换成切除，分割游离的增生膜只要不形成局部牵拉即可，不必强求切干净，以免造成副损伤。

（3）压迫止血时要轻压，同时低负压吸走新鲜出血，以保证术野清晰，易于掌握压迫程度。

（4）充分利用 25G 玻切头特点，可以起到剪子、镊子、膜钩等多重器械的效用（抽吸 = 镊子，切割 = 剪子，更靠近顶端的切割凹槽 = 钝性膜钩），还可用于止血。

（5）高切率、低负压利于玻切头伸入视网膜与增殖膜间隙切除增生膜且不伤害视网膜。

（马利波）

五、黄斑裂孔性视网膜脱离手术技巧

（一）带蒂内界膜翻转填塞联合新鲜自体全血治疗黄斑裂孔性视网膜脱离手术技巧

1. 概述　黄斑裂孔性视网膜脱离是一种特殊类型的孔源性视网膜脱离（图 7-4-10），往往合并有高度近视等并发症，尽管目前公认的玻切联合内界膜剥离术是治疗特发性黄斑裂孔最有效的方法，但对黄斑裂孔性视网膜脱离的治疗目前报道中尚无特别有效的方法。采用带蒂内界膜翻转填塞联合自体全血治疗黄斑裂孔性视网膜脱离，可取得相对满意的效果。

视频 7-4-11

带蒂内界膜翻转填塞联合新鲜自体全血治疗黄斑裂孔性视网膜脱离

2. 手术方法

（1）23G 或 25G 玻切系统下操作，内界膜染色，剥除时暂时保留黄斑区裂孔周围部分内界膜不游离（图 7-4-11A）。

（2）剥离黄斑区裂孔周围内界膜时，保留孔缘不离断，形成带蒂游离的内界膜瓣（图 7-4-11B）。

（3）将带蒂游离的内界膜瓣翻转，经过黄斑裂孔填塞于视网膜下（图 7-4-11C）。

（4）取患者新鲜静脉血，滴入黄斑裂孔表面 1 ～ 2 滴（10 ～ 30 μl）或至覆盖裂孔即可，笛针或玻璃体切割头清除多余血迹（图 7-4-11D）。

（5）气 - 液交换，关闭切口，眼内注入全氟丙烷（C_3F_8）气体 1.0 ～ 1.2 ml。

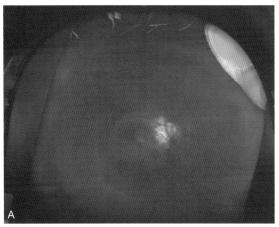

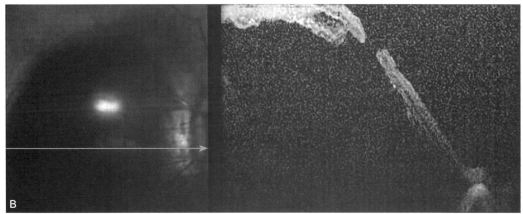

图 7-4-10　黄斑裂孔性视网膜脱离检查
A. 术前眼底照相;B. 术前光学相干断层扫描。

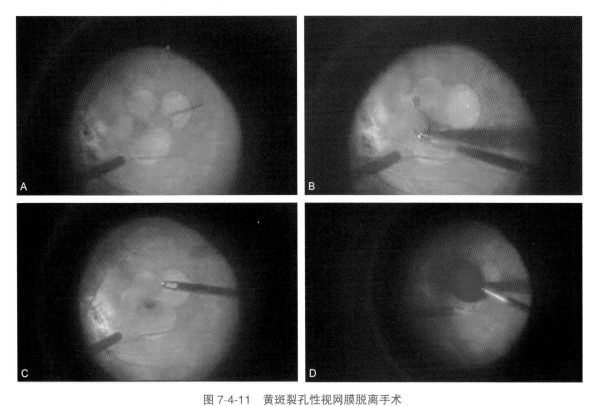

图 7-4-11　黄斑裂孔性视网膜脱离手术
A. 术中内界膜染色后剥除时保留裂孔周围内界膜;B、C. 将带蒂游离的内界膜瓣翻转,经过黄斑裂孔填塞于视网膜下;
D. 滴入患者新鲜静脉血。

3. 关键点

（1）视网膜脱离状态下剥除内界膜相较于无脱离状态下难以控制，需要小范围多点剥除。

（2）带蒂游离内界膜瓣经过黄斑裂孔翻转填塞于视网膜下，较完全游离的内界膜更易固定在黄斑裂孔周围而不漂动，但要注意深度，避免对黄斑区视网膜色素上皮层过多扰动，影响术后视功能恢复。

（3）各环节要紧密配合，特别要注意避免抽取静脉血静置时间过长导致血液凝固影响眼内操作。

（4）注入眼内的新鲜自体静脉血对植入黄斑裂孔的内界膜有一定的固定作用，若注入血量过多，可用笛针适量取出，避免术后眼内残留过多继发其他并发症。

（5）气 - 液交换时笛针对准视神经盘将视网膜表面液体清除干净即可（图 7-4-12A），少量视网膜下液不影响术后解剖复位，避免过度操作影响黄斑裂孔内填塞的内界膜的固定。

（6）该方式适用于黄斑区后极部局限脱离的病例（图 7-4-12B、C），脱离范围较大等其他形式的脱离则不易操作。

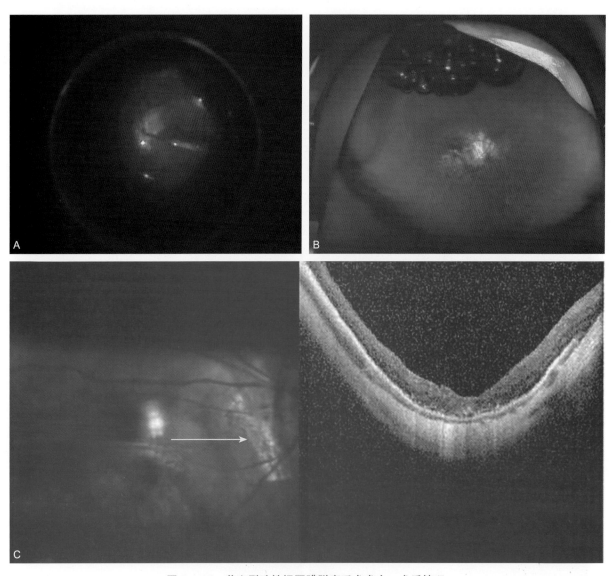

图 7-4-12 黄斑裂孔性视网膜脱离手术术中、术后情况
A. 气 - 液交换时笛针对准视神经盘将视网膜表面液体清除干净即可；B. 术后眼底照相；C. 光学相干断层扫描（OCT）。

（张洪涛）

（二）重水辅助下单层内界膜瓣翻转覆盖黄斑裂孔性视网膜脱离的手术技巧

1. 概述　黄斑裂孔性视网膜脱离多见于高度近视人群，玻璃体手术是治疗黄斑裂孔 视频 7-4-12
性视网膜脱离使视网膜复位的有效方式，但黄斑裂孔的完美闭合率仍然较低。内界膜瓣
的覆盖与填塞都可以提高裂孔的闭合率，但从术后观察发现，单层内界膜覆盖后，经光学
相干断层扫描（OCT）证实，重建的视网膜组织结构紊乱程度比内界膜填塞后明显减轻。
但是，在视网膜脱离状态下完成单层内界膜瓣的制备、翻转覆盖非常困难，因此，利用重

水的辅助作用，可以实现类似于特发性黄斑裂孔手术的操作过程。

重水辅助下单层内界膜瓣翻转覆盖黄斑裂孔性视网膜脱离的手术技巧

2. 手术方法

（1）常规进行玻璃体手术，尽可能地切除所有的玻璃体，彻底地剥除视网膜前增
殖膜。

（2）后极部注入曲安奈德混悬液，静置数秒后观察黄斑区视网膜表面是否有残留的玻璃体皮质，若
有皮质留存，需要彻底清除。

（3）使用亮蓝或吲哚菁绿稀释液进行黄斑区内界膜染色，3～5 秒钟后移除多余的染色剂。如果存
在视网膜脱离，染色剂经黄斑裂孔进入视网膜下，必须小心将其移除以减少对视网膜色素上皮细胞的毒
性反应。

（4）合并视网膜脱离的术眼内注入少量重水，保障后极部视网膜复位，在重水下制备内界膜覆盖裂
孔的瓣膜，为了避免内界膜瓣完全游离，瓣膜近黄斑裂孔边缘一侧适当保留一定距离无须剥除，其他区
域的内界膜全部剥除，剥除的范围不超过血管弓。

（5）在重水下小心翻转内界膜瓣，将其平整地覆盖在裂孔的表面（图 7-4-13）。

（6）眼内补充重水，尽量将视网膜下液挤压到周边部，必要时在周边视网膜上造孔，以便于引流视
网膜下液。

（7）行气 - 液交换，尽可能吸尽视网膜下液，然后根据眼部情况，对周边部的视网膜病变进行光凝或
冷凝，最后眼内充填气体或硅油。

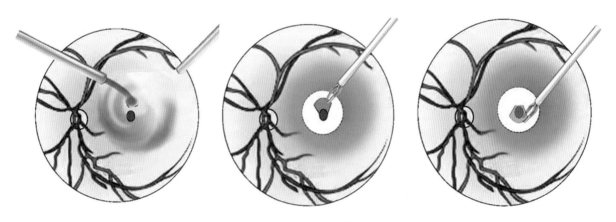

图 7-4-13　单层内界膜瓣翻转覆盖示意图

3. 关键点

（1）内界膜的染色是关键之一，要保障内界膜能被有效染色，需要先清除内界膜表面的玻璃体皮质
及纤维增生膜。如果清除内界膜表面的附着物后仍无明显着色痕迹，表明内界膜有可能已经随增生膜
被剥除了，要放弃进一步操作，减少对神经纤维层的损伤。

（2）在重水下行内界膜的剥离与翻转覆盖与在 BSS 环境下比较相对容易，但仍然需要学习重水环
境下的手术技巧。

（3）为了提高内界膜瓣覆盖的成功率、减少因瓣膜游离造成的失败，内界膜瓣在裂孔边缘一侧要有一定距离的内界膜与视网膜保持结合状态。在进行气-液交换的过程中，笛针要置于瓣膜游离端的一侧，缓慢吸引，避免与瓣膜过近造成误吸的后果。

（4）要缓慢从视网膜周边部的裂孔内将视网膜的下液排尽，减少因液体下滑至后极部造成已覆盖的内界膜瓣移位。

（吴建华）

六、微创玻璃体手术取眼内异物的手术技巧

（一）概述

以下介绍微创玻切手术取出眼内异物的相关手术技巧。

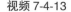
视频 7-4-13

（二）手术方法

微创玻切手术眼内异物取出

1. 对于无晶状体眼，玻璃体切除后于角膜缘鼻上或颞上用 15° 角膜穿刺刀切口（图 7-4-14A）。对于较小的异物，直接用 25G 眼内膜镊夹住后送到前房，然后由角膜缘穿刺口直接送出。较大的异物角膜缘预置切口后，从角膜缘进异物镊抓取异物直接拿出，如果有磁性则可以用磁石接力取出（图 7-4-14B）。

2. 对于有晶状体眼，小的异物无法找到原进入口的可以在 12 点位角膜缘后 4 mm 开口取出（图 7-4-14C），取出前 12 点位睫状体平坦部玻璃体在广角镜下顶压着切除干净，这样可以防止因取异物时

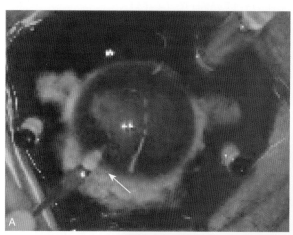
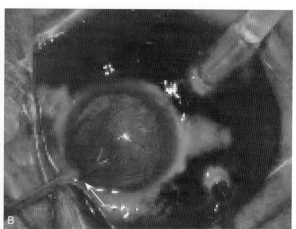
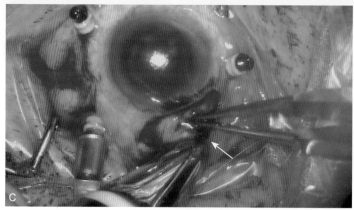

图 7-4-14 眼内异物取出

A.制作角膜切口；B.无晶状体眼磁石接力取出异物；C.睫状体平坦部取出异物。

带出玻璃体而出现锯齿缘离断,取出异物后缝合此伤口,不再用这个伤口做操作,这样可以防止锯齿缘离断。对于异物较大从巩膜穿入、晶状体未受损伤的患者,把玻璃体清除后将原来的入口稍扩大一些即可取出异物,伤口周围玻璃体可以得到充分处理,这样比扩大玻璃体手术切口取异物创伤小,并发症出现概率低。

（三）关键点

1. 尽可能应用角膜缘切口,角膜缘的切口通常不用缝合。

2. 尽量避免扩大玻璃体手术切口取异物,因为玻璃体手术切口处的玻璃体很难完全清除,容易产生并发症。

（梁　军　姜　剑　胡建斌）

七、玻璃体手术切除眼内肿瘤的手术技巧

（一）概述

视频 7-4-14

玻璃体手术切除眼内肿瘤

以往眼内恶性肿瘤最常见的治疗手段为眼球摘除和放射治疗。眼球摘除虽可以在一定程度上根治肿瘤,并有可能降低复发率,但患者永久失去眼球和视力丧失严重影响生活质量,尤其对于肿瘤良恶性不明确或恶性度不高的病例,眼球摘除术往往导致过度治疗。放射治疗的毒性综合征也很严重。对于眼内肿瘤诊断不明确的患者,可局部切除肿瘤,病理予以鉴别,部分已经明确的恶性肿瘤,也可采取玻切手术摘除肿瘤或眼外肿瘤切除术,避免摘除眼球及放射治疗引起的损伤。以下介绍玻切手术切除眼内肿瘤的手术方法。

（二）手术方法

1. 采用闭合式玻切手术,根据肿瘤位置、大小、性质,考虑采用 20G、23G 或 25G 玻切手术。

2. 术中尽量彻底切除玻璃体,在肿瘤边缘充分电凝或激光充分止血后切开视网膜、脉络膜（图 7-4-15A）。

3. 小心分离肿瘤组织,使肿瘤完全游离（图 7-4-15B）。

4. 注入重水压平视网膜并浮起游离肿瘤（图 7-4-15C）。

5. 角巩膜缘隧道切口娩出瘤体（图 7-4-15D）。

6. 缝合关闭切口,眼内光凝（图 7-4-15E）。

7. 眼内充填惰性气体或硅油。

（三）关键点

1. 正确选取手术适应证是手术成功的关键,肿瘤基底范围前部不要超过睫状体、后部不要侵及视神经盘。

2. 如果肿瘤组织较大并需尽量完整取出瘤体,应先切除晶状体。

3. 术中视网膜和脉络膜充分止血很关键,否则很可能导致手术无法进行而失败,甚至眼球摘除。

4. 术中应用重水很必要,可以减少出血、利于视网膜复位、浮起肿瘤组织。

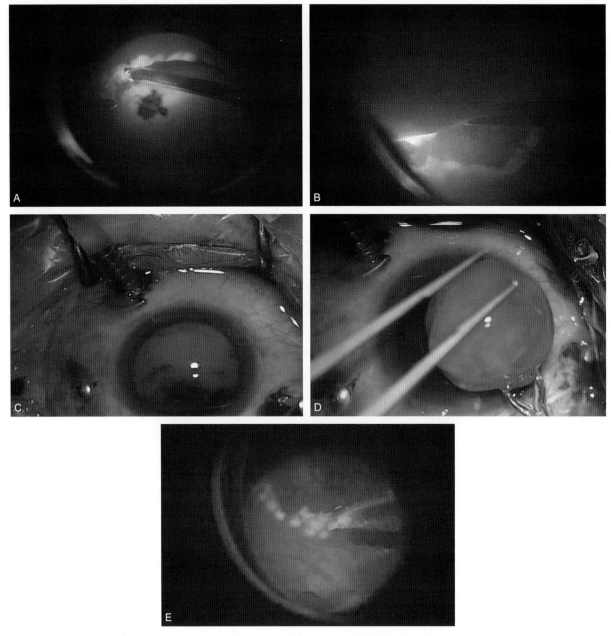

图 7-4-15　玻切手术切除眼内肿瘤

A. 切开视网膜;B. 分离肿瘤组织;C. 重水浮起肿瘤;D. 完整娩出肿瘤;E. 激光封闭视网膜缺损区。

（孙大卫）

八、脉络膜脱离型视网膜脱离避免术后眼内充填不足的手术技巧

（一）概述

　　脉络膜脱离型视网膜脱离患者在术前及术中均可合并存在不同程度的脉络膜上腔积液及脉络膜组织的水肿,这些改变会在不同程度上影响玻璃体腔的容积,并且这些改变在术前及术中难以准确定量,因此一部分患者术后出现不同程度的眼内容充填不足导致手术失败。以下介绍相关手术技巧。

视频 7-4-15

脉络膜脱离型视
网膜脱离避免术
后眼内充填不足
的手术技巧

（二）手术方法

1. 常规进行玻切手术,直至完成气-液交换、视网膜光凝或/和冷凝。

2. 对于拟行 C_3F_8 气体充填的患者,将气体的浓度提升至 20%,术毕时保证切口密闭状态,调整眼压 20 mmHg 水平即可。

3. 拟行硅油充填的患者,在硅油充填的过程中要观察脉络膜隆起的范围,选择隆起的最高点,利用切口,穿刺针经巩膜外穿刺放液,同时向眼内补充硅油,提升眼压,促进脉络膜上腔的积液外排,引流成功时可以看到穿刺点周围的球结膜下有淡黄色液体或暗红色液体积聚。术中可在广角镜下观察脉络膜的复位情况,可选择多个区域穿刺,力争将脉络膜上腔的积液全部引流排除。

4. 术毕调整眼压在 25 mmHg 左右水平,过量的硅油可以弥补术后脉络膜水肿消退后增加的眼内容积。

（三）关键点

1. 在硅油充填的过程中,已经下移到赤道后部的脉络膜上腔积液会逐步向前部转移到赤道前,因此,穿刺的部位不必太深,过于向后反而无法引流成功。

2. 穿刺的深度应熟练掌握,避免损伤脉络膜及视网膜。

3. 因为穿刺针的直径很细,每一个穿刺点的引流效果有限,需要多点重复穿刺。

4. 气体充填眼的眼内容积的改变不必刻意校正,因为气体的膨胀性可以补足。

（吴建华）

第五节　其他玻璃体相关手术技巧

一、YAG 激光玻璃体消融术的技巧

（一）定位漂浮物的技巧

1. 概述　快速准确定位玻璃体漂浮物(vitreous floater,VF),精准实施 YAG(钇铝石榴石)激光玻璃体消融术,缩短操作时间,减轻患者长时间治疗带来的痛苦。以下介绍规范 VF 定位的技巧。

视频 7-5-1

YAG 激光玻璃体消融术：定位玻璃体漂浮物

2. 手术方法

（1）术前 B 超测量 VF 的大小/形状、与晶状体后囊及视网膜的距离及其方位(图 7-5-1A)。

（2）术前散瞳三面镜或者 90D 间接眼底镜下明确定位 VF 并记录于眼底图,以视神经盘(D)为标记(大部分 VF 位于视神经盘周围,嘱患者向鼻侧注视直接观察视神经盘周围 VF),记录为:DTA、DTM、DTP、DNA、DNM 及 DNP(T 表示颞侧,N 表示鼻侧,A 表示前部,M 表示中部,P 表示后部)(图 7-5-1B)。

（3）患者根据视野中 VF 的形态大小手绘一眼底图作为参考(图 7-5-1C)。

（4）利用接触镜的斜面,必要时倾斜接触镜辅助或者嘱患者向 VF 的方向转动眼球,更好地定位聚焦 VF。

（5）根据已确定的方位、大小、形态选择合适的接触镜迅速定位(图 7-5-1D)。

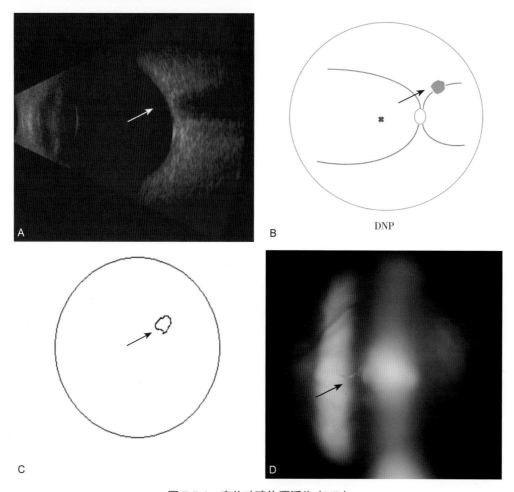

图 7-5-1　定位玻璃体漂浮物（VF）

A. 眼 B 超定位 VF；B. 定位 VF 并记录于眼底图，DNP 表示视神经盘鼻侧后部；C. 患者手绘眼底漂浮物；
D. 玻璃体消融术中定位 VF。

3. 关键点

（1）术前详细检查并准确记录定位 VF。

（2）选择合适的接触镜。

（3）参考术者与患者所绘图像。

（二）避免损伤晶状体后囊的技巧

1. 概述　处理靠前的 VF，避免损伤晶状体后囊。

2. 手术方法

（1）反复确定晶状体后囊与 VF 的距离关系，精准聚焦。

（2）距离晶状体后囊 2 mm 之内的 VF 不治疗。

（3）治疗靠近后囊的 VF 时先选择 1 ～ 2 mJ 的能量，主要目的不是爆破而是利用小的冲击波使 VF 远离后囊，然后再提高能量彻底气化（图 7-5-2）。

3. 关键点

（1）仔细确认 VF 与晶状体后囊的关系。

（2）距离晶状体后囊 2 mm 之内的 VF 慎行消融术。

（3）低能量推离，高能量消融。

视频 7-5-2

YAG 激光玻璃体消融术：靠近晶状体后囊的漂浮物处理

（三）视网膜附近漂浮物的处理技巧

1. 概述　处理靠后极的 VF,避免损伤视网膜。

视频 7-5-3

2. 手术方法

（1）反复确定 VF 与视网膜的距离关系。

（2）距离视网膜 2 mm 之内的 VF 不治疗,尤其是黄斑附近的 VF。

YAG 激光玻璃
体消融术

（3）操作时精确对焦于 VF,禁忌盲目激发激光。

（4）可嘱患者迅速上下左右转动眼球数次或面向下数分钟,有利于 VF 暂时远离视网膜后,重复多次完成消融。

（5）分次治疗（可以先将 VF 距离视网膜稍远的部分松解,等待玻璃体重塑、前移后再彻底处理）（图 7-5-3）。

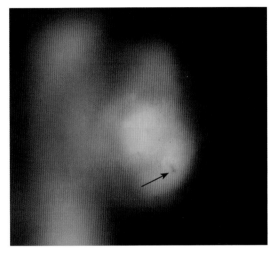

图 7-5-2　玻璃体消融术中靠近晶状体后囊的玻璃体漂浮物

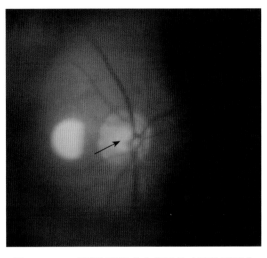

图 7-5-3　玻璃体消融术中靠后的玻璃体漂浮物

3. 关键点

（1）精准聚焦。

（2）忌盲目操作。

（3）分次治疗。

（谷　威　张　伟）

二、玻璃体腔注药术的手术技巧

（一）概述

视频 7-5-4

玻璃体腔注药可以治疗许多眼底疾病,与其他眼部给药途径相比,直接作用于治疗部位,起效快,浓度高,易操作,降低全身毒副反应,具有显著的优越性。以下介绍规范的玻璃体腔注药方法。

玻璃体腔注药术

（二）手术方法

1. 表面麻醉药滴术眼 3 次,10% 聚维酮碘消毒眼睑皮肤及睫毛,铺无菌洞巾,术眼贴膜,开睑器撑开眼睑,结膜囊滴入 5% 聚维酮碘约 30 秒,然后用生理盐水冲洗结膜囊。

2. 嘱患者向上方翻转眼球,于下方角膜缘后 3.5 ～ 4.0 mm 垂直眼球壁进针,轻轻推注药液,拔出针头,无菌棉签按压注射部位防止药液反流（图 7-5-4）。

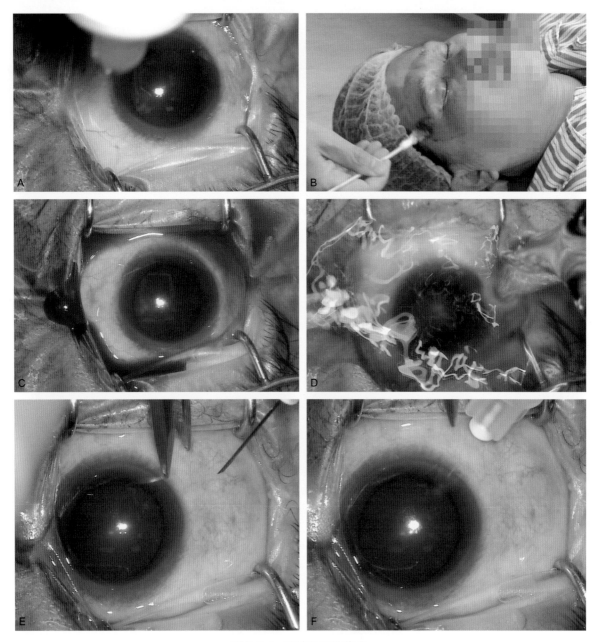

图 7-5-4　玻璃体腔注药术

A. 结膜囊滴入表面麻醉药;B. 10% 聚维酮碘消毒眼睑;C. 结膜囊滴入 5% 聚维酮碘;
D. 生理盐水冲洗结膜囊;E. 角膜缘后 3.5 ～ 4 mm 垂直进针;F. 轻轻推注药液。

（三）关键点

1. 术前复方托吡卡胺滴眼液散瞳,一方面可以收缩结膜血管,减少球结膜下出血风险,另一方面便于观察眼底变化。

2. 注射时针尖避免接触睑缘及睫毛,防止污染。

3. 5% 聚维酮碘冲洗结膜囊后不再做任何压迫睑缘动作以防止睑板腺分泌物再次流出。

4. 如注射药液为混悬液,术后嘱患者头保持直立位 4 小时,防止眼前过多漂浮物影响视功能。

（谷　威　李　静　姜　剑）

第八章　屈光手术技巧

第一节　LASIK 术后角膜上皮植入低渗清除法

上皮植入是 LASIK 术后并发症之一，在微型角膜刀制瓣手术中较多见，多数飞秒激光辅助的 LASIK 手术改变了角膜瓣边缘的切口结构，因而降低了 LASIK 上皮植入的发生率，但仍未完全杜绝。术中过度冲洗、揉眼和外伤导致的角膜瓣掀开和移位是上皮植入的危险因素，上皮植入常引起视力下降、眩光、畏光和疼痛，因为干扰了正常角膜生理过程，甚至可能引起角膜瓣溶解，对于存在于视轴区、活动性的上皮植入需要及时处理。

（一）概述

常规的植入上皮处理方法可能存在上皮细胞清理不彻底因此导致复发，采用低渗法来处理上皮植入可以取得比较满意的效果，其机制是低渗液体可以让植入层间的角膜上皮细胞肿胀，甚至破裂，使之容易从角膜基质床脱离，从而达到彻底清除的效果。

（二）手术方法

视频 8-1-1

LASIK 术后角膜
上皮低渗清除法

1. 消毒铺巾，表面麻醉后，开睑器开睑。

2. 显微镜下，掀瓣，以 5 ～ 10 ml 灭菌注射用水冲洗角膜层间，用角膜上皮铲清除基质层间肿胀的上皮细胞，沿角膜瓣切口边缘向外环形去除部分正常角膜上皮，暴露切缘周围角膜前弹力层 0.5 mm。

3. 若存在角膜瓣皱纹，去除皱纹区域的角膜上皮层，使角膜瓣易于舒展而去除皱纹。

4. 用 10 ～ 15 ml 平衡液冲洗角膜基质面，将水肿的角膜瓣脱水、均匀复位，晾干 1 分钟左右。

5. 戴角膜绷带镜（图 8-1-1）。

角膜上皮完整覆盖角膜瓣需要 3 ～ 5 天，随着角膜上皮的生长，患者的视力表现为从清楚到模糊到清楚的过程，术后早期使用氧氟沙星滴眼液、重组牛碱性成纤维细胞生长因子滴眼液、人工泪液等，角膜上皮完整愈合后去除角膜绷带镜，继续使用重组牛碱性成纤维细胞生长因子滴眼液、人工泪液，同时需加用氟米龙滴眼液 4 ～ 8 周。

（三）关键点

1. 注射用水冲洗角膜层间 15 ～ 30 秒，角膜上皮铲清除之后再冲洗一次。

2. 角膜瓣的背面、角膜瓣蒂部和基质床之间的夹缝容易残留上皮细胞，需要在这些部位予以清理。

3. 低渗环境下，水肿的角膜瓣厚度增加，但面积缩小，复位基质床后边缘存在裂隙，需要等渗的平衡液脱水，帮助恢复角膜瓣厚度。

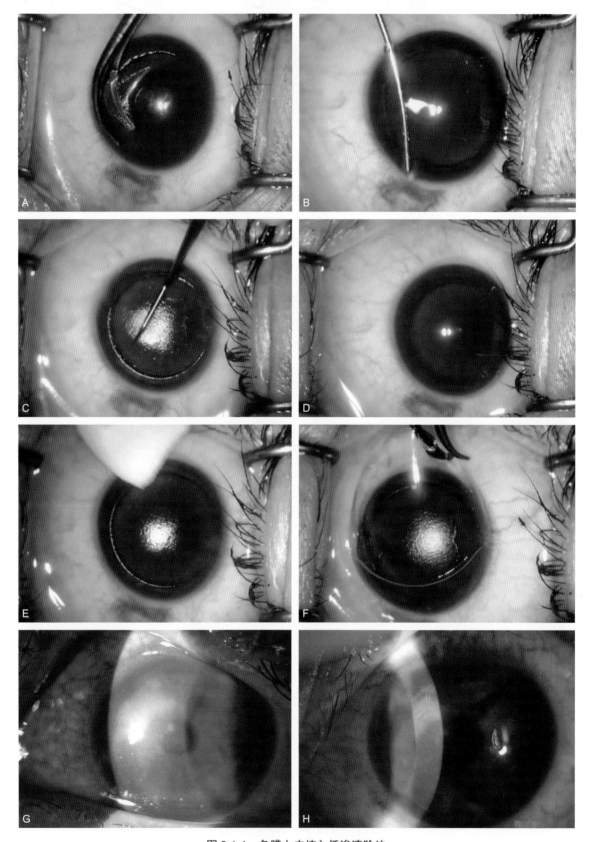

图 8-1-1 角膜上皮植入低渗清除法

A.掀开角膜瓣;B.灭菌注射用水冲洗角膜层间,角膜瓣水肿变厚,呈现灰白色;C.角膜上皮铲清除层间上皮细胞层后,去除切口边缘的上皮,再去除角膜瓣皱褶区域的角膜上皮;D.用平衡液冲洗角膜层间后,角膜瓣脱水,部分恢复透明性;E.角膜瓣复位后,用海绵轻轻吸出层间的液体,再晾干1分钟左右;F.戴角膜绷带镜;G.LASIK术后因感染而反复冲洗致角膜上皮层间植入;H.低渗清除法处理后的角膜。

4.均匀暴露切缘周围的角膜前弹力层,意在阻止上皮细胞在术后立即再次长入与角膜瓣粘连不紧密的基质床。

5.均匀恢复角膜瓣后,晾干角膜瓣至少1分钟,可以增加角膜瓣和基质床的黏附力,使之黏合更紧密,减少角膜上皮细胞长入和角膜瓣移动的机会。

6.角膜绷带镜可以减少眼部刺激症状,极大减少眼睑运动及对角膜瓣位置和形态的影响,在角膜上皮层尚未完全愈合前需要佩戴。

(周激波　李绍伟)

📖 推荐阅读资料

KUO I C,JABBUR N S,O'BRIEN T P. Photorefractive keratectomy for refractory laser in situ keratomileusis flap striae. Journal of cataract and refractive surgery,2008,34(2):330-333.

第二节　飞秒激光小切口角膜基质透镜取出术(SMILE)操作技巧

透镜"边缘反光法"分辨透镜前后表面

(一)概述

顺利找到透镜前后表面。

(二)手术方法

视频 8-2-1

透镜"边缘反光法"分辨透镜前后表面

1.在显微镜下看清角膜帽边切、基质透镜边缘位置的扫描印记。

2.用分离钩先分离帽的边切。分离钩尖端呈45°角一次性轻轻划开边切部位(图8-2-1A),再将分离钩转向与角膜平面平行略微上提,向中央方向潜行分离帽,至越过透镜边缘1~2mm,长度为全部边切的2mm(图8-2-1B)。

3.退回分离器尖端至扫描印记的透镜边缘,呈45°适当用力下压角膜基质床,可见透镜"边缘反光线",提示进入了透镜后表面(图8-2-1C),透镜边缘分离后,因角膜组织软,分离开的局部透镜张力较为松弛,受张力作用向瞳孔区出现卷曲,可呈现"半月板"征(图8-2-1D)。

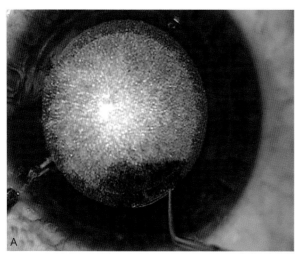

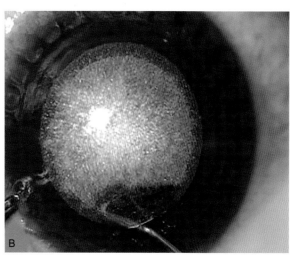

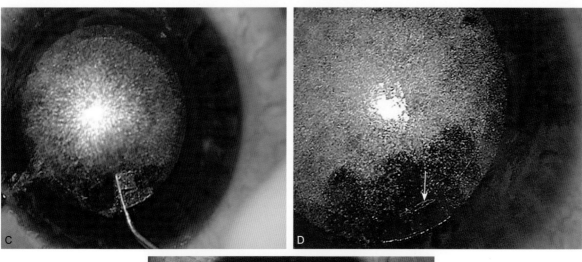

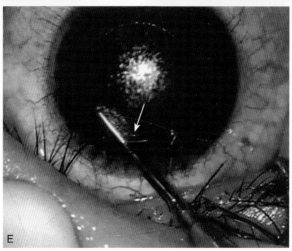

图 8-2-1　透镜"边缘反光法"分辨透镜前后表面

A.分离钩分离帽的边切;B.分离钩分离帽;C.分离透镜边缘;D."半月板"征;E.误入下层"细线"征。

(三)关键点

分离上层时分离钩与角膜平面平行略微上提,分离下层时显微镜下看清基质透镜边缘位置的扫描印记,分离钩沿透镜扫描印记呈 45° 适当用力下压角膜基质床。

提示:分离钩分离边切越过透镜边缘时,若发现隐约可见且与透镜边缘位置弧度一致的"细线"样的体征,则大概率提示分离钩误入透镜下层,需要仔细确认(图 8-2-1E)。

(王文娟　李绍伟)

推荐阅读资料

中华医学会眼科学分会眼视光学组.我国飞秒激光小切口角膜基质透镜取出手术规范专家共识(2018 年).
中华眼科杂志,2018,54(10):729-736.

第三节　可植入眼内接触镜手术技巧

一、散光可植入眼内接触镜一步定位植入法

（一）概述

视频 8-3-1

散光可植入眼内接触镜（toric implantable collamer lensTICL）植入前，通常是先标记术眼的 180° 位，植入 TICL 后，再根据所用的 TICL 散光轴位转动相应度数，达到准确定位。这样做比较复杂。笔者改良了手术方法，一步可以完成定位。

散光可植入眼内接触镜（TICL）简易定位法

（二）手术方法

1. 术前根据患者散光轴，结合所要植入的 TICL 的散光轴向，在角膜上标记散光晶状体实际放置位置。如患者散光轴在 171°，通常术前要标记术眼的 180° 位置，在 TICL 植入后，再逆时针旋转 9°，到达 171° 轴位置（图 8-3-1A）。笔者简化了标记方法，直接在术前标记术眼的 171°（图 8-3-1B）。

2. 术中植入 TICL 后直接将 TICL 的标志对准角膜散光标记位置即可（图 8-3-1C）。

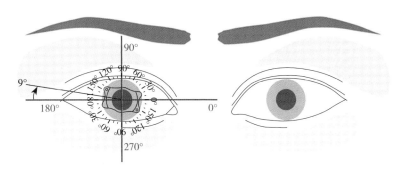

将晶状体水平植入后顺时针旋转 9°
晶状体对准 171°

A

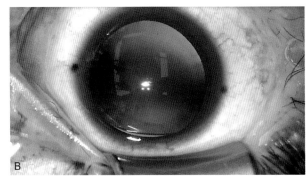

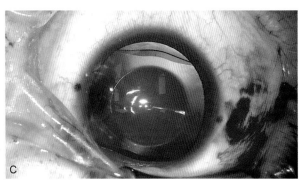

图 8-3-1　散光可植入眼内接触镜（TICL）一步定位植入法
A. TICL 旋转图；B. 术眼标记；C. TICL 植入。

（三）关键点

注意头位，确保双眼外眦连线与裂隙灯水平线平行。

二、后压旋转法植入可植入眼内接触镜晶状体襻

（一）概述

提高可植入眼内接触镜（implantable collamer lens，ICL）植入效率。

（二）手术方法

1. 前房注入黏弹剂，ICL 植入前房。

2. 将调位钩先置于 ICL 左下角部位，往后、往晶状体中心方向压和拨 ICL，这样 ICL 的左下角很容易就会进到虹膜后。

3. 以同样方法压左上角，在往后往中央方向压的同时，向左下方（逆时针）旋转，左上角也很容易顺势滑入虹膜后。

4. 对侧两个角也用同样方法可以压到虹膜后（图 8-3-2）。

视频 8-3-2

下压旋转法植入可植入眼内接触镜（ICL）

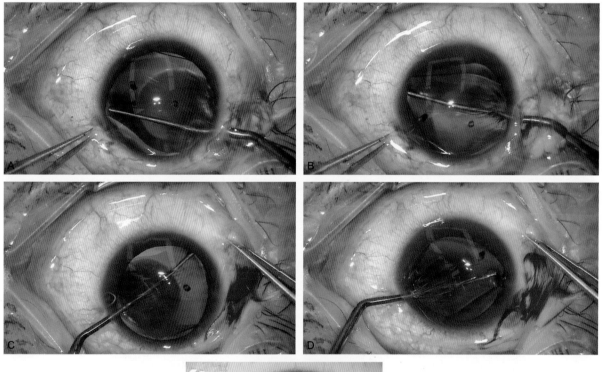

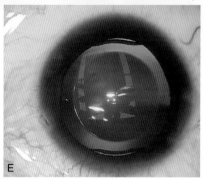

图 8-3-2 后压旋转法植入可植入眼内接触镜晶状体襻

A. 将左下角晶状体襻脚向下、向中央压，使襻进入虹膜下；B. 将左上角晶状体襻脚向下、向中央压并逆时针旋转滑入虹膜后；C、D. 同样方法将对侧襻脚植入虹膜下；E. 晶状体植入后位置居中。

（三）关键点

1. 瞳孔要散大到 8 mm 以上，但不需要太大。

2. 一定要注入黏弹剂。

3. 用力方向是向下压、向中心拨，但不需要把 ICL 角的边缘完全拉到瞳孔缘。拨的幅度太大会损伤对侧组织或悬韧带。要适当往中心拨同时下压。

4. 处理同侧另一个角时，在下压、中心方向拨的同时，要向另一只已经植入的角的方向旋转，ICL 会很容易植入。

三、可植入眼内接触镜取出技巧

（一）概述

视频 8-3-3

由于 ICL 只有四个长度可选择，而人眼的睫状沟长度不能准确测量，只能通过角膜直径及前房深度计算推测。即使 WTW（white-to-white）、STS（sulcus-to-sulcus）和 ACD（anterior chamber depth）测量方法很准确，也会有大约 2.6% 的患者需要再次调位或置换。ICL 的取出需要技巧，防止损伤角膜和晶状体及虹膜组织等。

可植入眼内接触
镜（ICL）置换术

（二）手术方法

1. 散瞳，常规麻醉消毒。

2. 从主切口注入黏弹剂，然后从 ICL 侧缘将黏弹剂注入 ICL 下方，并将邻近主切口的一角挑起，并顺势将该角转到主切口部附近。

3. 用晶状体镊夹住 ICL 光学区与周边交界处，将 ICL 从主切口拉出（图 8-3-3）。

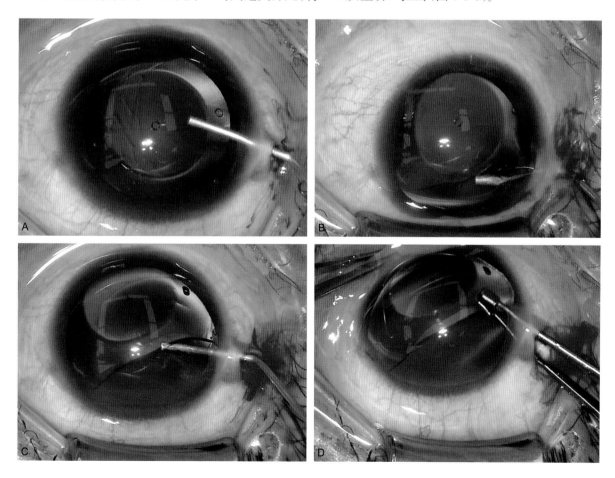

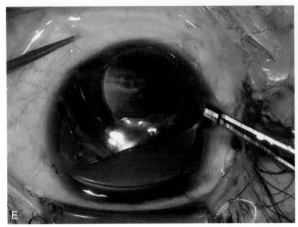 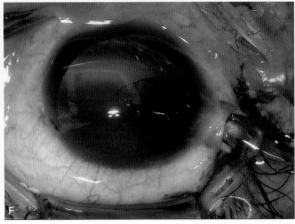

图 8-3-3 可植入眼内接触镜取出

A. 前房注入黏弹剂；B. 从 ICL 边缘向 ICL 后注入黏弹剂；C. 挑起 ICL 一角，并转到主切口附近；
D. 用晶状体镊夹住 ICL 光学区和晶状体脚之间的过渡区；E、F. 从主切口拉出 ICL。

(三)关键点

1. ICL 下方要注入黏弹剂。

2. 要把晶状体一角转到主切口附近。

3. 一定要夹住晶状体中央与周边的过渡区，此处不容易撕裂，同时不影响周边不折叠。

(李绍伟)

📖 推荐阅读资料

[1] FERNANDES P, GONZÁLEZ-MÉIJOME J M, MADRID-COSTA D, et al. Implantable collamer posterior chamber intraocular lenses: a review of potential complications. Journal of refractive surgery, 2011, 27(10): 765-776.

[2] LEE D H, CHOI S H, CHUNG E S, et al. Correlation between preoperative biometry and posterior chamber phakic visian implantable collamer lens vaulting. Ophthalmology, 2012, 119(2): 272-277.

[3] PESANDO P M, GHIRINGHELLO M P, DI MEGLIO G, et al. Posterior chamber phakic intraocular lens(ICL) for hyperopia: ten-year follow-up. Journal of cataract and refractive surgery, 2007, 33(9): 1579-1584.

[4] RAYNER S A, BHIKOO R, GRAY T. Spherical implantable collamer lenses for myopia and hyperopia: 126 eyes with 1-year follow up. Clinical and experimental ophthalmology, 2010, 38(1): 21-26.

[5] ZENG Q Y, XIE X L, CHEN Q. Prevention and management of collagen copolymer phakic intraocular lens exchange: causes and surgical techniques. Journal of cataract and refractive surgery, 2015, 41(3): 576-584.

第四节 灌注无黏弹剂可植入眼内接触镜植入法

(一)概述

常规可植入眼内接触镜(ICL)植入需要在植入前和植入后都注入黏弹剂，目的是保持前房稳定，维持前房操作空间，保护角膜内皮和晶状体囊膜，增加手术操作的安全性。但是，黏弹剂的使用有可能带来术后高眼压，也增加手术操作的时间。因此有人提出灌注无黏弹剂 ICL 植入法，笔者在其基础之上又进一步做了改良,由三切口改为两切口,减少黏弹剂的使用,减少术后高眼压的概率,减少手术操作步骤,提高手术的安全性和工作效率。

视频 8-4-1

灌注无黏弹剂可植入眼内接触镜(ICL)植入法

（二）手术方法

1. 常规消毒铺巾,表面麻醉后开睑器开睑。

2. 将 ICL 装载入植入舱。

3. 在 3 点位角膜缘完成侧切口,宽度约 1 mm,按需选择在 9～12 点位完成主切口。

4. 从侧切口插入灌注针,瓶高约 90 cm;主切口植入 ICL,调整到睫状沟并旋转到预定方向。

5. 前房注入抗生素(头孢呋辛 1 mg/0.1 ml),水密切口,指测眼压,确认光感。

6. 戴角膜绷带镜(图 8-4-1)。

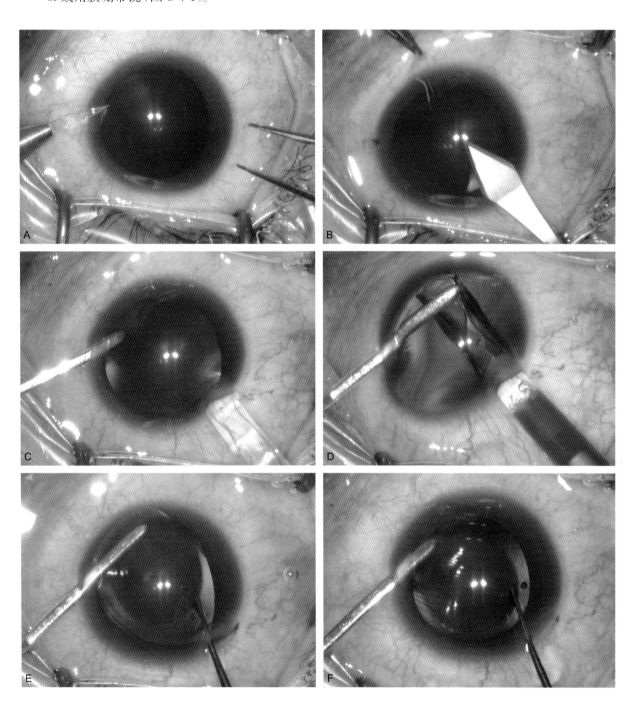

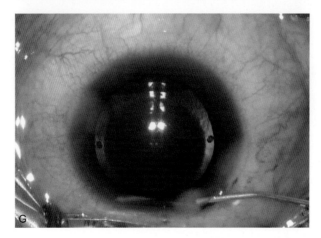

图 8-4-1 灌注无黏弹剂可植入眼内接触镜（ICL）植入法

A. 制作灌注口，约 1mm，比白内障的侧切口略大；B. 制作 3.0mm 主切口；C. 植入舱的头部迅速封堵主切口，形成密闭植入通道；D. ICL 进入前后，灌注针可以协助控制 ICL 展开的姿势，防止翻转；E. 调位钩调整襻进入睫状沟，F. ICL 四襻调整到位后，调整至预定的轴向；G. 用灌注针尖顶住角膜切口侧壁，水密切口。

（三）关键点

1. 植入舱内滴加水，有助于 ICL 在舱内滑动，也有助于后续植入过程中迅速封闭植入管道，形成密闭稳定的前房。

2. 侧切口宽度要和灌注针口径配套，笔者设计的专利灌注针，内径约为 0.573mm，约 23G。若切口偏小，灌注针无法插入，若切口偏大，可在切口内偏斜灌注针，利用针体封堵多余的切口空间，维持前房。

3. 插入灌注针的同时即准备主切口植入 ICL，如果前房偏浅，可以稍作等待。

4. 植入的关键是迅速用植入舱的头轻轻封堵主切口，减少前房内液体流出，维持足够的前房深度，以求安全的操作空间。

5. 推注 ICL 进入前房时，密切注意 ICL 展开的姿势和角度，如果发现角度异常，可以旋转植入舱来微调 ICL 在眼内的舒展姿势。

6. ICL 进入前房时，灌注头可以深入到前房中间下压 ICL 前襻，辅助其进入虹膜后方，ICL 全部进入前房后，用调位钩辅助襻调整到位，在此过程中尽量不要压迫主切口，如果前房偏浅，可以稍作等待，待前房深度加深后，再行调整操作。

7. 水密切口时，用针尖顶住切口的侧壁打水进入角膜基质层，但仍可能导致眼压偏高，要注意通过控制前房的液体量来控制眼压。手术结束时要保持眼压适中。

（俞阿勇）

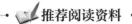 **推荐阅读资料**

PAN A P, WEN L J, SHAO X, et al. A novel ophthalmic viscosurgical device-free phakic intraocular lens implantation makes myopic surgery safer. Eye and vision, 2020, 7:18.